D. Nowak, U. Ochmann

ELSEVIER ESSENTIALS

Arbeitsmedizin

In der Reihe ELSEVIER ESSENTIALS sind bis jetzt folgende Titel erschienen:

Geriatrie (978-3-437-22841-4)
Onkologie (978-3-437-21431-8)
Parkinson (978-3-437-21023-5)
Rheumatologie (978-3-437-21401-1)
Sexualität (978-3-437-21461-5)

Dennis Nowak, Uta Ochmann

ELSEVIER ESSENTIALS Arbeitsmedizin

Das Wichtigste für Ärzte aller Fachrichtungen

Unter fachlicher Begutachtung von:

Christine Allwang, München; Christa Bongarth, Bernried; Kai Bötzel, München; Annelie Burk, Bielefeld; Caroline Chmelar, München; Nicolas Chmelar, München; Martin Dreyling, München; Thomas Gottfried, Bernried; Moritz Gröger, München; Ulrich Hoffmann, München; Kristin Hupfer, Ludwigshafen; Anne-Marie Kirsten, Großhansdorf; Sonja Molin, München; Kurt Rinnert, Köln; Ulrich Seybold, München; Stefanie Weber, Augsburg; Gerhard Andreas Wiesmüller, Köln; Ulrike Zwergel, Idar-Oberstein

ELSEVIER

ELSEVIER
Hackerbrücke 6, 80335 München, Deutschland
Wir freuen uns über Ihr Feedback und Ihre Anregungen an books.cs.muc@elsevier.com

ISBN 978-3-437-21571-1
eISBN 978-3-437-18337-9

1. Auflage 2018

Wichtiger Hinweis für den Benutzer
Ärzte/Praktiker und Forscher müssen sich bei der Bewertung und Anwendung aller hier beschriebenen Informationen, Methoden, Wirkstoffe oder Experimente stets auf ihre eigenen Erfahrungen und Kenntnisse verlassen. Bedingt durch den schnellen Wissenszuwachs insbesondere in den medizinischen Wissenschaften sollte eine unabhängige Überprüfung von Diagnosen und Arzneimitteldosierungen erfolgen. Im größtmöglichen Umfang des Gesetzes wird von Elsevier, den Autoren, Redakteuren oder Beitragenden keinerlei Haftung in Bezug auf die Übersetzung oder für jegliche Verletzung und/oder Schäden an Personen oder Eigentum, im Rahmen von Produkthaftung, Fahrlässigkeit oder anderweitig, übernommen. Dies gilt gleichermaßen für jegliche Anwendung oder Bedienung der in diesem Werk aufgeführten Methoden, Produkte, Anweisungen oder Konzepte.

Für die Vollständigkeit und Auswahl der aufgeführten Medikamente übernimmt der Verlag keine Gewähr.
Geschützte Warennamen (Warenzeichen) werden in der Regel besonders kenntlich gemacht (®). Aus dem Fehlen eines solchen Hinweises kann jedoch nicht automatisch geschlossen werden, dass es sich um einen freien Warennamen handelt.

Bibliografische Information der Deutschen Nationalbibliothek
Die Deutsche Nationalbibliothek verzeichnet diese Publikation in der Deutschen Nationalbibliografie;
detaillierte bibliografische Daten sind im Internet über http://www.d-nb.de/ abrufbar.

21 22 23 24 5 4 3 2

Um den Textfluss nicht zu stören, wurde bei Patienten und Berufsbezeichnungen die grammatikalisch maskuline Form gewählt.
Selbstverständlich sind in diesen Fällen immer Frauen und Männer gemeint.

Planung: Inga Schickerling
Projektmanagement: Ulrike Schmidt
Redaktion: Dr. Nikola Schmidt, Berlin
Satz: abavo GmbH, Buchloe
Druck und Bindung: Rodona Industria Gráfica, S.L., Pamplona/Spanien
Umschlaggestaltung: SpieszDesign, Neu-Ulm
Titelfotografie: © AdobeStock.com/Mopic

Aktuelle Informationen finden Sie im Internet unter **www.elsevier.de.**

Vorwort

„Arbeitsmedizin für Nicht-Arbeitsmediziner" – warum und worüber wollen Autoren eines „kleinen Fachs" die anderen gut 99% der berufstätigen Ärzteschaft informieren?

- Die meisten Studierenden der Medizin halten die Arbeitsmedizin nicht für besonders wichtig – und das fällt zunächst meist nicht auf. Den Arbeitsmedizin-Schein bekommt man oft auch mit dem Lernen von Altklausuren. Und man kann es sich auch beim 2. Abschnitt der Ärztlichen Prüfung oft leisten, auf das Lernen in einigen kleinen Fächern zu verzichten, wenn man in den großen Fächern einigermaßen gut ausgebildet ist.
- Die Folgen fehlender arbeitsmedizinischer Kenntnisse trägt meist der Patient allein. Dies sei am Beispiel von Attesten illustriert, die den Arbeitsplatz kosten, wenn Arbeitsplatzverhältnisse gefordert werden, die realistischerweise im jeweiligen Betrieb nicht vorhanden sind. Ein weiteres verbreitetes Beispiel sind wiederholte Krankschreibungen, die nicht zur Diagnostik beispielsweise berufsbedingter Haut- und Atemwegserkrankungen genutzt werden, wobei gerade in diesem Bereich die Reaktion der Haut bzw. Atemwege auf Karenz und Re-Exposition wichtige Angaben zur Kausalität und damit Sekundärprävention der Erkrankung erlaubt.
- Der attributable Anteil arbeitsbedingter Kausalfaktoren für die häufigsten Krankheiten liegt seriösen Schätzungen zufolge bei etwa einem Drittel – bei Hauterkrankungen, Erkrankungen des Bewegungsapparats, einschließlich chronischer unspezifischer Kreuzschmerzen sogar eher höher. Man liegt also ziemlich oft daneben, wenn dieses Drittel nicht bekannt ist, sodass es auch nicht kausal angegangen werden kann!
- Die Überschätzung wie auch die Unterschätzung psychischer Faktoren mit Arbeitsplatzbezug sind nicht selten. Beispiel Überschätzung: Bei einer Lehrerin, die immer nur in einer bestimmten Klasse keine Luft bekommt, wird leichtfertig eine „Somatisierungsstörung" diagnostiziert, weil nicht bekannt ist, dass Katzenallergene von Schülern in die Schule verschleppt werden können, sodass diese Exposition bei der sensibilisierten Lehrerin zu massiven Symptomen führt. Und umgekehrt – Beispiel Unterschätzung: Bei der Bibliothekarin, die unter Niveau bezahlt wird, der alle Entscheidungsspielräume genommen werden und die neuerdings noch zwei Außenstellen mit betreuen soll, worunter es zu Rückenschmerzen kommt, hilft nicht der höhenverstellbare Stuhl, helfen schon gar nicht Bettruhe und Spritzen (entgegen der Leitlinie). Hier muss der psychosoziale Kontext gesehen werden, und es müssen Bewältigungsstrategien im psychosomatischen Bereich vermittelt werden. Krankmachende Arbeitsbedingungen können zu Organbeschwerden führen, bei denen eine Therapie des Organs nichts bringen kann.
- Nach wie vor werden in großem Stil Berufskrankheiten übersehen. Das hat zwei Folgen:
  - Die Erkrankten werden um ihre ihnen gesetzlich zustehende Umschulung, Prävention und ggf. Rente gebracht und
  - in Bezug auf weitere Personen im Betrieb und in derselben Branche kommt es nicht zum Erkenntnisfortschritt wegen der fehlenden Dokumentation von Zusammenhängen zwischen beruflicher Einwirkung und diesen Erkrankungen. Also können – vereinfacht gesagt – durch Unkenntnis der behandelnden Ärzte noch mehr Exponierte in Zukunft durch ihre Arbeit krank werden, was vermeidbar gewesen wäre.

Für nicht wenige Berufe ist die krankheitsbedingte Frühverrentung der „Normalfall". Auch hier zeigt sich ein Gradient zwischen verschiedenen Berufsgruppen, zu dessen Erklärung (neben arbeitsmarktpolitischen und rentenrechtlichen Aspekten) die Arbeitsbedingungen mitherangezogen werden müssen. Hier liegt ein großes Präventionspotenzial.

Nur wenige junge Ärzte können sich vorstellen, in die Arbeitsmedizin zu gehen. Dies gilt nicht weniger für die Verfasser dieses Buchs in ihrer eigenen Historie. Arbeitsmedizin ist meist „Liebe auf den zweiten Blick": Wenn eine gewisse Routiniertheit im klinischen „Reparaturbetrieb" eingetreten ist, stellt sich das Bedürfnis ein, stärker präventiv zu arbeiten. So möchten wir mit diesem Beitrag in der Reihe Elsevier Essentials auch für das Fach werben. Es macht einfach Spaß, als Arzt präventiv zu arbeiten. Und der Betrieb ist ein Setting, in dem man etwa 40 Millionen Erwerbstätige in Deutschland erreichen kann – auch diejenigen, die selbst nicht spontan zum Arzt gehen.

Dieses Buch verfolgt entsprechend der Zielrichtung der Essentials-Reihe einen neuen und für Autoren durchaus herausfordernden Ansatz: Man nähert sich dem Fach Arbeitsmedizin gewissermaßen „von außen". Es wird komplementär zum eigenen Fach, aus dem man kommt, nur das dargestellt, was in der Arbeitsmedizin wichtig ist. Das bedeutet auch, dass differenzialdiagnostische und therapeutische Aspekte konsequent weggelassen werden. Und es bedeutet darüber hinaus, dass man nach dem Studieren dieses Büchleins keine arbeitsmedizinische Facharztprüfung bestehen wird, denn es geht bewusst nicht um Arbeitsmedizin für Arbeitsmediziner, sondern für Nicht-Arbeitsmediziner.

Der erste Teil des Buchs enthält generelle Informationen – eigentlich arbeitsmedizinisches Grundwissen für jeden Arzt, der arbeitende Patienten betreut. Im zweiten Teil sind in alphabetischer Reihenfolge die arbeitsmedizinischen Essentials der einzelnen medizinischen Fachgebiete abgehandelt. Das Grundprinzip besteht darin, zunächst Einflüsse des Arbeitsplatzes auf die Gesundheit darzustellen, gefolgt von Hinweisen zur beruflichen Einsatzfähigkeit Erkrankter dieses Gebiets. Die Kapitel sind dabei recht unterschiedlich gewichtet und mögen heterogen wirken. Dies ist schlicht dem Umstand geschuldet, dass es für einige Krankheiten nur begrenzt arbeitsmedizinische Ursachen gibt (z. B. Diabetes), für andere sehr viele (z. B. HNO-Krankheiten, Atemwegs- und Lungenkrankheiten).

Ganz besonders herzlicher Dank geht an die Gutachter der Kapitel, die ausgewiesene Experten der jeweiligen Fachgebiete sind und die jeweils spezielle Außensicht auf die Arbeitsmedizin repräsentieren.

Besonderer Dank geht auch an Frau Schickerling und Frau Schmidt vom Elsevier-Verlag sowie Frau Dr. Schmidt in Berlin, die unser Vorhaben steuernd, belastbar, elastisch, humorvoll und jederzeit unterstützend begleitet haben.

Es darf nicht unerwähnt bleiben, dass ein Teil der Themen, die hier der nicht-arbeitsmedizinischen Fachwelt präsentiert werden, Bezüge zu einer Buchserie des Ecomed-Verlags (Landsberg) hat, die vorrangig auf Leser der Arbeitsmedizin fokussiert. Dies war vielfach Anregung, das herausgeberisch für die Innensicht Konzipierte jetzt auch einmal für die nicht-arbeitsmedizinische Welt umzubauen. Dies zeigt sich auch im Literaturverzeichnis. Daher herzlichen Dank an Frau Czech und Frau Dr. Herold von Ecomed.

Gern freuen wir uns auf Anregungen und Korrekturvorschläge für die nächste Auflage.

München, im Frühjahr 2018
Dennis Nowak, Uta Ochmann

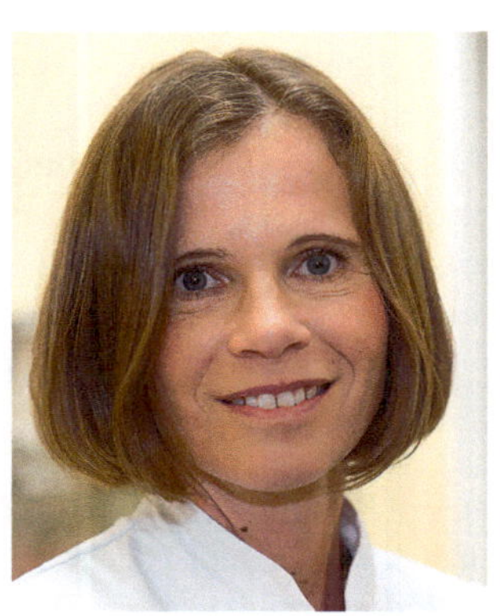

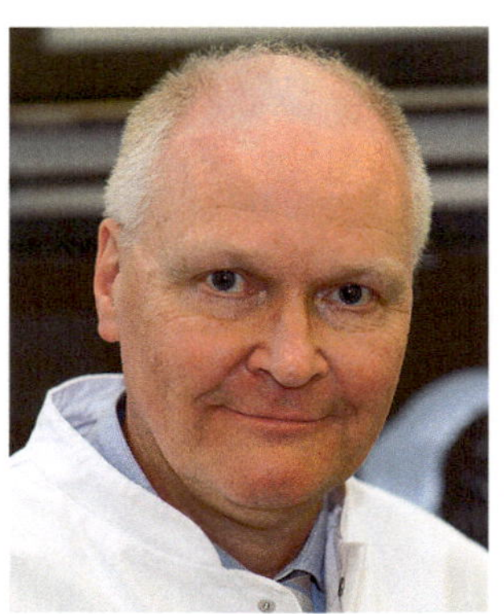

Benutzerhinweise

Kernaussagen
Das Wichtigste zu jedem Kapitel in Stichworten

PATIENTENINFO
Tipps für Patienten

EVIDENZ
Studien und wissenschaftliche Fakten zum Thema

CAVE
Warnhinweise und Wichtiges

INTERPROFESSIONELLES TEAM
Hinweise für Spezialisten aus den verschiedenen Fachrichtungen

DEFINITION
Begriffserläuterungen

Beispiel
Patientenfälle aus der Praxis

Abkürzungen

ABPA	allergische bronchopulmonale Aspergillose
AIT	arbeitsplatzsimulierender Inhalationstest
ArbmedVV	arbeitsmedizinische Vorsorgeverordnung
ASiG	Arbeitssicherheitsgesetz
AU	Arbeitsunfähigkeit
BAR	Bundesarbeitsgemeinschaft für Rehabilitation
BEM	Betriebliches Eingliederungsmanagement
BGF	Betriebliche Gesundheitsförderung
BKV	Berufskrankheitenverordnung
BRI	Building-Related Illness
BV	Beschäftigungsverbot
CDT	Carbohydrate-Deficient-Transferrin
CGM	kontinuierliche Glukosemessung
CLL	chronisch-lymphathische Leukämie
CML	chronisch-myeloische Leukämie
DGUV	Deutsche Gesetzliche Unfallversicherung
EtG	Ethylglucuronid
FeV	Fahrerlaubnisverordnung
HBM	Human-Biomonitoring
HHS	Hypothenar-Hammer-Syndrom
ICF	Internationale Klassifikation der Funktionsfähigkeit
IFD	Integrationsfachdienste
MCS	multiple Chemikalienüberempfindlichkeit
PAK	polyzyklische aromatische Kohlenwasserstoffe
PCB	polychlorierte Biphenyle
PEP	Postexpositionsprophylaxe
PTBS	posttraumatische Belastungsstörung
PTS	Permanent Threshold Shift
RSI	Repetitive Strain Injury
SBS	Sick-Building-Syndrom
SISI	Short-Increment-Sensitivity-Index
THS	Thenar-Hammer-Syndrom
TTS	Temporary Threshold Shift
VDGF	vapour, dust, gas, fumes
VVS	vibrationsbedingtes vasospastisches Syndrom

Abbildungsnachweis

Der Verweis auf die jeweilige Abbildungsquelle befindet sich bei allen Abbildungen im Werk am Ende des Legendentextes in eckigen Klammern. Alle nicht besonders gekennzeichneten Grafiken und Abbildungen © Elsevier GmbH, München.

L143	Heike Hübner, Berlin
L231	Stefan Dangl, München
G733	Schmitz/Spanke/Nesseler/Letzel/Nowak (Hrsg.): Umweltmedizin. Neue Erkenntnisse aus Wissenschaft und Praxis, 2017. ecomed-Storck GmbH, Landsberg am Lech
G734	Letzel S, Nowak D (Hrsg.), Handbuch der Arbeitsmedizin, 21. Erg. Lfg. 6/2011, ecomed-Storck GmbH, Landsberg am Lech
G735	Angerer/Glaser/Gündel/Henningsen/Lahmann/Letzel/Nowak (Hrsg.): Psychische und psychosomatische Gesundheit in der Arbeit. Wissenschaft, Erfahrungen, Lösungen aus Arbeitsmedizin, Arbeitspsychologie und Psychosomatischer Medizin, 2014. Ecomed-Storck GmbH, Landsberg am Lech
M911	Prof. Dr. Johannes Siegrist, Düsseldorf
W221	Berufsgenossenschaft für Gesundheitsdienst und Wohlfahrtspflege (BGW), Hamburg

Inhaltsverzeichnis

KAPITEL

1 Zusammenarbeit von Betriebsarzt und behandelnden Ärzten/ Reha-Ärzten

Uta Ochmann, Dennis Nowak

Kernaussagen

Eine ärztliche Kooperation ist sowohl bei der **Prävention** von Erkrankungen als auch bei der **Rehabilitation** zum Abgleich von Leistungsanforderungen des Arbeitsplatzes und individuellen gesundheitlichen Einschränkungen sinnvoll.

1.1 Zusammenarbeit bei der Prävention

44 Millionen Erwerbstätige gibt es in Deutschland. Gut 70 % davon sind sozialversicherungspflichtig beschäftigt und sollten nach Arbeitsschutzgesetzgebung eine betriebsärztliche Betreuung haben. Damit stellt der Betrieb einen sehr breiten Zugangsweg zur Bevölkerungsgruppe der Arbeitnehmer dar. Jedoch ist der Betriebsarzt in kleinen Betrieben oft nicht bekannt oder nicht existent, hier besteht Verbesserungsbedarf. Im Auftrag der Unternehmen hat der Betriebsarzt die Aufgabe, Gefährdungen der Beschäftigten durch den Arbeitsplatz zu vermeiden. Betriebsärzte erreichen dabei auch diejenigen, die von sich aus selbst nicht den Hausarzt aufsuchen – also auch die Menschen mit geringem Gesundheitsbewusstsein, niedrigem Bildungsstand, ungesünderem Lebensstil, höherer Morbidität und kürzerer Lebenserwartung.

Im Rahmen von **Gesundheitsförderungsmaßnahmen am Arbeitsplatz** kann der Betriebsarzt:

- auf gesundheitserhaltende Maßnahmen wie Raucherentwöhnung, Bewegung, gesunde Ernährung, Impfungen etc. hinweisen und Mitarbeitern empfehlen (Primärprävention), sich ggf. an ihre Hausärzte zu wenden.
- evidenzbasierte Screeninguntersuchungen (Sekundärprävention) anbieten und bei Auffälligkeiten gleichfalls eine hausärztliche Abklärung empfehlen.

Entsprechend Indikation und Höhe des Risikos wird der Mitarbeiter je nach Präventions- und Behandlungsbedarf dem Gesundheitssystem zugewiesen. Die **Auswahl** geeigneter **Evidenz-basierter Präventionsprogramme** ist Aufgabe des Betriebsarztes. Diese Aufgabe ist anspruchsvoll, da die Vortestwahrscheinlichkeit pathologischer Befunde ein wichtiger Prädiktor der Sinnhaftigkeit des Programms ist. Je nach Art der Maßnahme kann sie vom Betriebsarzt, von anderen betrieblichen Akteuren oder von externen Anbietern organisiert und durchgeführt werden. Wichtig ist, dass der Betriebsarzt ein gutes **Vertrauensverhältnis** zu den von ihm betreuten Mitarbeitern aufbaut. Dabei sollte auf jeden Fall die vollständige Schweigepflicht, insbesondere auch gegenüber Arbeitgeber und dessen Vertretern und die Neutralität betont werden. Ansonsten könnten Mitarbeiter die Sorge haben, ihr Betriebsarzt „stecke mit dem Arbeitgeber unter einer Decke".

Auch bei den gesetzlich vorgesehenen **arbeitsmedizinischen Vorsorgen** können unabhängig von der beruflichen Tätigkeit gesundheitsrelevante Befunde erhoben werden, die hausärztlich abgeklärt werden sollten.

Auf der anderen Seite können Haus-/Fachärzte von Patienten Informationen zu arbeitsplatzrelevanten gesundheitlichen Einschränkungen haben, für die durch eine Mitbeteiligung des Betriebsarztes (wenn Einverständnis des Patienten vorliegt) eine Lösung gefunden werden kann, ohne dass der Arbeitsplatz gefährdet wird.

CAVE

Das alleinige **Ausstellen von Attesten** (➤ Kap. 5) ist oftmals nicht zielführend oder gar kontraproduktiv.

Durch eine **Zusammenarbeit zwischen Betriebsärzten und Allgemeinärzten** sowie anderen **Fachärzten** können sowohl die Kenntnisse über die Belastungen am Arbeitsplatz als auch allgemeinmedizinisches Wissen, wie Krankheiten vermieden und behandelt werden, zusammengebracht werden.

Derzeit mangelt es noch an strukturierten Kooperationswegen. Regelmäßige Treffen von Betriebsärzten und niedergelassenen Ärzten, vielleicht in Kooperation mit Krankenversicherern, können sinnvoll sein. Dabei sollten wiederkehrende institutionalisierte und möglichst formalisierte Kontakte zwischen Haus- und Facharzt und Betriebsarzt vorgesehen werden. Abläufe, Zuständigkeiten und Dokumentationspflichten sollten jederzeit klar geregelt sein.

1.2 Zusammenarbeit bei der stufenweisen Wiedereingliederung

Die stufenweise Wiedereingliederung dient dazu, den arbeitsunfähigen Arbeitnehmer nach länger andauernder, schwerer Krankheit schrittweise an die volle Arbeitsbelastung am bisherigen Arbeitsplatz heranzuführen und so den **Übergang zur vollen Berufstätigkeit** zu erreichen (➤ Kap. 4.5.2).

1.3 Zusammenarbeit bei der betrieblichen Wiedereingliederung

Der Arbeitgeber ist gesetzlich verpflichtet, ein **betriebliches Eingliederungsmanagement (BEM)** anzubieten, wenn ein Mitarbeiter im Laufe von 12 Monaten mehr als 6 Wochen arbeitsunfähig war (§ 84 Absatz 2 SGB IX). Hierbei kann auf Wunsch des Mitarbeiters auch der Betriebsarzt beteiligt werden (➤ Kap. 2.4).

1.4 Zusammenarbeit bei der Rehabilitation

Der Betriebsarzt hat durch niederschwellige Kontaktmöglichkeiten zu den Mitarbeitern ggf. auch die Gelegenheit, einen Rehabilitationsbedarf frühzeitig zu erkennen und somit längere Arbeitsunfähigkeitszeiten und einen drohenden Arbeitsplatzverlust zu vermeiden.

Der Erfolg medizinischer und beruflicher Rehabilitation, nämlich der Erhalt oder das Wiedererlangen der Beschäftigungsfähigkeit, hängt wesentlich davon ab, dass die **konkrete Arbeitsplatzsituation** berücksichtigt wird. Die Bundesarbeitsgemeinschaft für Rehabilitation (BAR) hat eine „Gemeinsame Empfehlung zur Verbesserung der gegenseitigen Information und Kooperation aller beteiligten Akteure nach § 26 Abs. 2 Nr. 8 SGB IX herausgegeben, in der sich die Träger der Rehabilitation verpflichten, die Haus-, Fach-, Werks- und Betriebsärzte frühzeitig in die Entscheidungsprozesse einzubinden.

CAVE

Leider ist oftmals die Situation noch so, dass der Betriebsarzt keine Kenntnis erlangt über eine erfolgte Rehabilitation bei von ihm betriebsärztlich betreuten Mitarbeitern und dass der Reha-Arzt keine Informationen über die Arbeitsplatzsituation bekommt.

Je detailliertere Kenntnisse der Reha-Arzt vor Beginn der Reha von den **Arbeitsanforderungen und Arbeitsplatzverhältnissen** hat, desto präziser kann er die Rehabilitationsinhalte an die Anforderungen anpassen und das Leistungsvermögen des Rehabilitanden am bisherigen Arbeitsplatz beurteilen. Die Einschätzung des Leistungsvermögens zum Abschluss der Rehabilitation ermöglicht danach dem Betriebsarzt eine individuelle Beratung, ob die Wiederaufnahme der Tätigkeit am ursprünglichen Arbeitsplatz sinnvoll ist, ein behindertengerechter Arbeitsplatz notwendig ist oder ob eine betriebsinterne Umsetzung angestrebt werden sollte. Auf diesem Weg können zumindest zum Teil **kostenintensive Umschulungen** oder **vorzeitige Berentungen vermieden** werden.

Unter der Überschrift **„WeB-Reha"** (WeB für Werks- und Betriebsärzte) existiert ein Kooperationsprojekt, bei dem Betriebsärzte, Reha-Leistungsträger, stationäre und ambulante Reha-Einrichtungen sowie Hausärzte sektorübergreifend vernetzt werden. Ziel ist es, den Reha-Bedarf frühzeitig zu erkennen und allen Beschäftigten den notwendigen Zugang zur Reha zu vereinfachen. Der Erhalt der Gesundheit sowie des Arbeitsplatzes soll unterstützt werden und leistungsgeminderten/-gewandelten Personen soll eine möglichst dauerhafte Teilhabe am Arbeitsleben ermöglicht werden.

Voraussetzungen hierfür sind:

- Feststellung von Reha-Bedürftigkeit
- Zustimmung der/des Versicherten zum Verfahren
- Antragstellung beim zuständigen Reha-Träger (Deutsche Rentenversicherung)

Ablauf des Verfahrens:

- Identifizierung des Reha-Bedarfs durch Betriebsarzt
- Einleitung des Antragsverfahrens mit betriebsärztlicher Unterstützung (u. a. Erstellung von Befundbericht und Arbeitsplatz-Anforderungsprofil)
- Prüfung der Zuständigkeit durch die Deutsche Rentenversicherung und
- Entscheidung, ggf. Auswahl einer geeigneten Reha-Einrichtung
- Durchführung der arbeitsplatzbezogenen medizinischen Reha unter Berücksichtigung der Arbeitsplatzanforderungen, der beruflichen Leistungsfähigkeit, des betrieblichen Umfelds, der individuellen Situation (beruflich und privat), der Nachsorgemöglichkeiten und -notwendigkeiten
- Betriebliche Wiedereingliederung nach Abschluss der medizinischen Reha (ggf. durch stufenweise Wiedereingliederung, Beschäftigung an einem alternativen Arbeitsplatz, Inanspruchnahme weiterer Leistungen zur Teilhabe am Arbeitsleben)
- Prüfung und Stellungnahme zur Nachhaltigkeit durch den Betriebsarzt (ca. 6 Monate nach Beendigung der Maßnahme)

1.5 Stellenwert der ICF (Internationale Klassifikation der Funktionsfähigkeit, Behinderung und Gesundheit)

Die **ICD** als internationale Klassifikation von Krankheiten ist gut etabliert. Für die **ICF** als Klassifikation der Funktionsfähigkeit trifft dies weitaus weniger zu. Die ICF ist die wissenschaftliche Grundlage für das Verstehen und das Studium des Gesundheitszustands und der mit der Gesundheit zusammenhängenden Zustände. Sie bietet eine **gemeinsame Sprache** für die Kommunikation zwischen Fachleuten im Gesundheits- und Sozialwesen, insbesondere in der **Rehabilitation,** und den Menschen mit Beeinträchtigungen ihrer Funktionsfähigkeit. Die Anwendung der ICF soll dem Abbau von Hemmnissen in der Gesellschaft und materiellen Umwelt dienen, die die Teilhabe erschweren oder unmöglich machen.

Die **Wiederherstellung** oder **wesentliche Besserung der Funktionsfähigkeit** insbesondere auf den Ebenen der Aktivität (Durchführung einer Aufgabe oder Handlung durch eine Person) und der Partizipation (Teilhabe: das Einbezogensein in eine Lebenssituation) einer Person, ist eine zentrale Aufgabe und Ziel der Rehabilitation. Die der ICF zugrunde liegende Philosophie, nämlich das biopsychosoziale Modell, wird aus ➤ Abb. 1.1 ersichtlich.

Die ICF ist in der Rehabilitationsmedizin etabliert, jedoch an der Schnittstelle zur Arbeitsmedizin bislang nur wenig genutzt. Ob die Kommunikation zwischen Betriebsärzten und Reha-Ärzten mit stärkerer Verwendung der ICF Nutzen für die Patienten/Mitarbeiter bringt, wird die Zukunft zeigen.

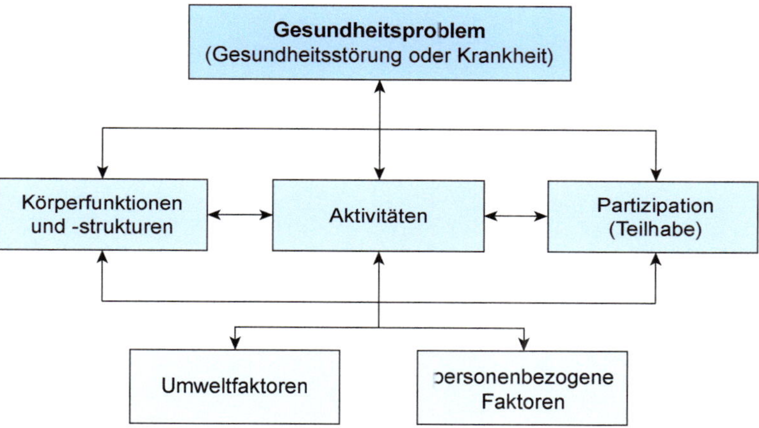

Abb. 1.1 Das biopsychosoziale Modell der ICF [L143]

KAPITEL

2

Uta Ochmann, Dennis Nowak

Aufgaben des Betriebsarztes

Kernaussagen

- Der Arbeitgeber ist nach Arbeitsschutzgesetz für den Arbeitsschutz in seinem Unternehmen verantwortlich.
- Als fachlicher Berater muss der Arbeitgeber nach Arbeitssicherheitsgesetz eine Fachkraft für Arbeitssicherheit und einen Betriebsarzt bestellen.
- Für den Betriebsarzt ist als notwendige Qualifikation die Zusatzbezeichnung „Betriebsmedizin" oder der Facharzt für Arbeitsmedizin gefordert.
- Betriebsärzte können im Unternehmen fest angestellt sein, zu einem überbetrieblichen Dienst gehören oder als externe Ärzte tätig werden.

2.1 Arbeitsschutz

Arbeitsschutzmaßnahmen dienen der Prävention von arbeitsplatzbedingten Erkrankungen und können nur auf Grundlage einer **Gefährdungsbeurteilung,** also in Kenntnis der Gefährdungssituation und der technischen Gegebenheiten, festgelegt werden. Der Betriebsarzt ist Mitglied einer Gruppe von Mitarbeitern des Unternehmens, die gemeinsam das **Thema Arbeitsschutz im Unternehmen** bearbeiten. Zu dieser Gruppe gehören:

- 1 Vertreter des Arbeitgebers: trägt die Verantwortung für den Arbeitsschutz
- Sicherheitsfachkräfte und Sicherheitsbeauftragte
- 2 Vertreter des Betriebsrats

DEFINITION

Die Anfangsbuchstaben der **Reihenfolge der Arbeitsschutzmaßnahmen** ergeben das Merkwort **„STOP":**

- **S**ubstitution der zur Gefährdung führenden Maschine/Arbeitsstoffe
- **T**echnische Maßnahmen (z. B. Absaugung)
- **O**rganisatorische Maßnahmen (z. B. Änderung der Schichtzeiten)
- **P**ersönlicher Arbeitsschutz (z. B. Handschuhe, Atemschutz)

2.2 Betriebsärztliche Aufgaben im Arbeitsschutz

Im **Arbeitssicherheitsgesetz (ASiG)** sind folgende Aufgaben des Betriebsarztes niedergelegt:

- Beratung des Arbeitgebers beim Arbeitsschutz und bei der Unfallverhütung in allen Fragen des Gesundheitsschutzes
- Teilnahme an Arbeitsplatzbegehungen
- Unterstützung bei der Gefährdungsbeurteilung und Entscheidung über notwendige arbeitsmedizinische Pflicht- und Angebotsvorsorgen nach Verordnung zur Arbeitsmedizinischen Vorsorge (ArbmedVV)
- Durchführung von arbeitsmedizinischen Vorsorgen
- Teilnahme an Unterweisungen (Hautschutz etc.)
- Mitarbeit bei der beruflichen Wiedereingliederung (BEM)
- Unterstützung bei der Organisation der Ersten Hilfe im Betrieb

Als Grundvoraussetzung für eine wirksame arbeitsmedizinische Betreuung muss der Betriebsarzt detaillierte **Kenntnisse** sowohl von den **Arbeitsplätzen** als auch von den **internen Strukturen** und **Abläufen im Unternehmen** haben.

Die fachspezifische Expertise des Betriebsarztes liegt in der Zusammenführung von medizinischem Fachwissen und Kenntnissen über das Gefährdungsprofil der Arbeitsplätze in Form einer individuellen Gefährdungsbeurteilung für den einzelnen Mitarbeiter. Hierbei muss der Betriebsarzt auch spezielle Kenntnisse über besonders **schutzbedürftige Mitarbeitergruppen** (Jugendliche, Schwangere, Schwerbehinderte) haben.

Vor diesem Hintergrund kann der Betriebsarzt **Beratungen** mit zwei Schwerpunkten durchführen:

1. Durch die Kenntnisse, welche Gefährdungen zu welchen Auswirkungen auf die Gesundheit führen können, können gezielt Arbeitsschutzmaßnahmen empfohlen werden, um arbeitsplatzassoziierte Erkrankungen zu verhindern.
2. Durch medizinisches Wissen können bei Mitarbeitern vorliegende gesundheitliche Einschränkungen bezüglich ihrer Relevanz für die berufliche Tätigkeit eingeschätzt und der Arbeitgeber auf dieser Basis bezüglich notwendiger Anpassungen/Veränderungen des Arbeitsplatzes beraten werden.

DEFINITION

Aufgaben des Betriebsarztes im Arbeitsschutz sind die **Prävention von arbeitsbedingten Erkrankungen** und der **Erhalt von Arbeitsfähigkeit** trotz gesundheitlicher Einschränkungen.

2.3 Arbeitsmedizinische Vorsorge

Die von dem Betriebsarzt durchzuführenden arbeitsmedizinischen Vorsorgen nach der Verordnung zur arbeitsmedizinischen Vorsorge (ArbmedVV) ergeben sich aus der Gefährdungsbeurteilung und haben das Ziel, die Mitarbeiter zum Gefährdungsprofil ihrer beruflichen Tätigkeiten und zu sinnvollen Arbeitsschutzmaßnahmen zu beraten. In Abhängigkeit vom Gefährdungsumfang gibt es folgende Vorsorgen:

- **Pflichtvorsorgen:** Der Mitarbeiter muss sie wahrnehmen, damit ihn der Arbeitgeber auf dem Arbeitsplatz weiter beschäftigen darf.
- **Angebotsvorsorgen:** Sie werden vom Arbeitgeber angeboten, der Mitarbeiter muss sie aber nicht wahrnehmen.
- **Wunschvorsorge:** Diese kann jeder Mitarbeiter zu jedem Zeitpunkt wahrnehmen, wenn er den Eindruck hat, durch seinen Arbeitsplatz gesundheitlich beeinträchtigt zu werden. Im Betrieb sollte jedem Mitarbeiter die Möglichkeit gegeben werden, hierfür den Betriebsarzt auch ohne Information des Vorgesetzten zu kontaktieren.

Im Rahmen der Vorsorge kann der Betriebsarzt Untersuchungen anbieten, die entweder der Früherkennung von arbeitsplatzassoziierten gesundheitlichen Einschränkungen dienen oder Erkenntnisse zur Einschätzung des individuellen Gefährdungsprofils geben können. Hierzu kann u. a. auch die Veranlassung eines **Biomonitorings,** also die Bestimmung von Gefahrstoffen oder deren Stoffwechselprodukten in Blut oder Urin, gehören. In einigen Fällen ist auch eine anlassbezogene Begehung des Arbeitsplatzes sinnvoll. Aus den arbeitsmedizinischen Vorsorgen kann der Betriebsarzt Erkenntnisse über den tatsächlich im Unternehmen umgesetzten Arbeitsschutz gewinnen und ggf. Maßnahmen für eine Verbesserung des Arbeitsschutzes in die Wege leiten.

Beispiel

Arbeitsmedizinische Vorsorge

Herr M., Edelstahlschweißer im mittelständischen Unternehmen L., kommt zur arbeitsmedizinischen Vorsorge.

Betriebsarzt T. fragt nach Arbeitsbedingungen und gesundheitlichen Beschwerden. Herr M. berichtet, dass die Absaugung an seinem Schweißarbeitsplatz seit mehreren Monaten nicht mehr funktioniere. Seitdem habe er verstärkt Husten.

Betriebsarzt T. erklärt Herrn M., dass er den Arbeitsplatz zusammen mit der Sicherheitsfachkraft R. anschauen und über Maßnahmen beraten werde. Er bietet Herrn M. die Auskultation der Lunge und die Durchführung einer Lungenfunktionsprüfung an. Nachdem beides unauffällig ist, empfiehlt er Herrn M. sich zur weiteren Abklärung des Hustens hausärztlich vorzustellen und bietet bei langjährigem Nikotinkonsum die Vermittlung einer Raucherentwöhnung an.

Betriebsarzt T., Sicherheitsfachkraft R. und Herr M. beraten sich am Folgetag am Arbeitsplatz von Herrn M.: Der Ausfall der Absaugung bestätigt sich. Als **Sofortmaßnahme** wird dem bereichszuständigen Vorgesetzten die Anforderung eines Technikers zur Reparatur empfohlen. Bis zur Reparatur gilt als **arbeitsorganisatorische Maßnahme:** An diesem Arbeitsplatz darf jeder Mitarbeiter nur 2 h pro Tag mit Tragen eines Atemschutzes arbeiten.

Betriebsarzt T. und Sicherheitsfachkraft R. sprechen das Management der Wartung von Absaugungen im Betrieb bei der nächsten Sitzung des Ausschusses für Arbeitsschutz an.

2.4 Betriebsärztliche Aufgaben bei der betrieblichen Wiedereingliederung

Der Arbeitgeber ist gesetzlich verpflichtet, ein **betriebliches Eingliederungsmanagement (BEM)** anzubieten, wenn ein Mitarbeiter im Laufe von 12 Monaten mehr als 6 Wochen (zusammenhängend oder kumuliert) arbeitsunfähig war (§ 167 Absatz 2 SGB IX). Hierbei kann auf Wunsch des Mitarbeiters auch der Betriebsarzt beteiligt werden. Der Betriebsarzt sollte in diesem Fall ein vertrauliches Vorgespräch mit dem Mitarbeiter führen und Einsicht in möglichst alle relevanten ärztlichen Befunde des Mitarbeiters bekommen. Auf dieser Basis kann der Betriebsarzt den Mitarbeiter zum einen beraten, welche therapeutischen Optionen zur Verbesserung der gesundheitlichen Einschränkungen noch möglich sind, zum anderen beurteilen, welche dauerhaften gesundheitlichen Einschränkungen vorliegen, die ein Missmatch zu den

Anforderungen am Arbeitsplatz darstellen. Zusammen wird besprochen, welche Daten zur Gesundheit im anstehenden BEM-Gespräch mit dem Vorgesetzten thematisiert werden sollen und welche vertraulich bleiben. Gemeinsam wird eruiert, ob Veränderungen am Arbeitsplatz notwendig sind. Folgende Wege sind denkbar:

1. Ein Wiedererreichen der für den Arbeitsplatz erforderlichen Leistungsfähigkeit scheint möglich durch weitere therapeutische Maßnahmen, ggf. verbunden mit einer stufenweisen Wiedereingliederung am Arbeitsplatz (➤ Kap. 4.5.2).
2. Es liegen dauerhafte gesundheitliche Einschränkungen vor, der Mitarbeiter kann aber durch arbeitsorganisatorische Maßnahmen oder spezielle technische Hilfsmittel am bisherigen Arbeitsplatz verbleiben.
3. Es liegen dauerhafte gesundheitliche Einschränkungen vor, die Anforderungen des bisherigen Arbeitsplatzes können nicht mehr erfüllt werden, es muss ein anderer dem Leistungsbild des Mitarbeiters angepasster Arbeitsplatz im Unternehmen gesucht werden.

Beispiel

Betriebliche Wiedereingliederung

Frau B., im Lager des mittelständigen Unternehmens L. tätig, ist seit 6 Wochen arbeitsunfähig. Die Personalabteilung bietet Frau B. schriftlich ein BEM-Gespräch an und die Möglichkeit, vorab bei dem Betriebsarzt T. einen Beratungstermin zu vereinbaren.

Frau B. nimmt das Angebot an und vereinbart einen Termin bei Betriebsarzt T. Dieser fragt nach gesundheitlichen Beschwerden und Anforderungen am bisherigen Arbeitsplatz.

Frau B. berichtet einen Bandscheibenvorfall, trotz Medikamenten und Physiotherapie könne sie sich kaum bücken, ein Heben schwererer Waren auf Kommissionierungswägen sei ihr nicht möglich.

Betriebsarzt T. unterstützt Frau B. in der Beantragung einer stationären Rehabilitation bei der zuständigen Rentenversicherung zur Wiederherstellung der Arbeitskraft und empfiehlt dem Arbeitgeber, das BEM-Verfahren bis dahin auszusetzen.

Frau B. stellt sich nach 12 Wochen erneut beim Betriebsarzt T. vor. Zu Beginn der Reha trat eine progrediente Symptomatik mit beginnender Parese des Fußhebers linksseitig auf, es wurde eine operative Intervention notwendig. Nach der Anschlussheilbehandlung wurde als Leistungsbild angegeben: „Ausschließlich geringe körperliche Belastungen mit regelmäßigem Wechsel zwischen Gehen, Stehen und Sitzen vollschichtig möglich".

Betriebsarzt T. empfiehlt Frau B., einen Antrag auf Schwerbehinderung zu stellen. Im BEM-Hauptgespräch werden arbeitsorganisatorische Veränderungen am Arbeitsplatz im Lager beschlossen: Frau B. werde nun in der Ein- und Ausgangsbearbeitung am PC mit elektrisch höhenverstellbarem Schreibtisch im Wechsel mit Kommissionierung von Kleinaufträgen beschäftigt.

2.5 Weitere betriebsärztliche Aufgaben

Falls der Betriebsarzt im Unternehmen nach gegenseitiger Absprache Aufgaben außerhalb des ASiG, wie z. B. die Durchführung von **Einstellungsuntersuchungen oder anderen Eignungsuntersuchungen** übernimmt, so muss er dieses gegenüber dem Mitarbeiter verdeutlichen. Das Durchführen von Eignungsuntersuchungen durch den Betriebsarzt hat den Vorteil, dass dieser das spezifische Anforderungsprofil des diskutierten Arbeitsplatzes kennt und daher die Eignungsanforderungen entsprechend einer Verhältnismäßigkeit anpassen kann. Der Betriebsarzt muss jedoch darauf achten, dass es für die von ihm durchgeführten Eignungsuntersuchungen Rechtsgrundlagen gibt. Anlasslose Eignungsuntersuchungen im bestehenden Beschäftigungsverhältnis sind abzulehnen. Der Arbeitgeber kann sich seiner **Fürsorgepflicht** für die Mitarbeiter nicht durch die Vereinbarung von Eignungsuntersuchungen entziehen. Er muss seine Mitarbeiter regelmäßig zu Gefährdungen am Arbeitsplatz unterweisen, sich vergewissern, dass seine Mitarbeiter in der Lage sind, die vertraglich vereinbarte Arbeitsleistung zu erbringen und auch darauf hinweisen, welche gesundheitlichen Einschränkungen zu einer erhöhten Gefährdung an den jeweiligen Arbeitsplätzen führen können. Kommt der Mitarbeiter in Kenntnis solcher gesundheitlichen Einschränkungen, so kann sich hieraus eine **nebenvertragliche Offenbarungspflicht** gegenüber dem Arbeitgeber ergeben. In solchen Situationen kann sich der Betroffene auch bei dem Betriebsarzt im Rahmen einer Wunschvorsorge beraten lassen.

Auch bei Fragen des Arbeitgebers bezüglich des **Drittschutzes,** also einer Gefährdung von Kollegen, Produkten, Kunden oder Patienten, kann der Betriebsarzt beratend tätig werden. Hierbei sollte sich der Betriebsarzt auf die aktuelle Gesetzgebung beziehen und ggf. auf juristische Expertise verweisen.

In größeren Betrieben, in denen täglich mehrere Betriebsärzte anwesend sind, übernimmt der betriebsärztliche Dienst häufig auch die **Erstversorgung von Mitarbeitern bei Unfällen und Akuterkrankungen.** Hierzu sind dann eine notfallmedizinische Qualifikation der Betriebsärzte und die Beschäftigung von Rettungsassistenten sinnvoll.

Betriebliche Gesundheitsförderung (BGF) dient der Gesunderhaltung von Mitarbeitern und wird vom Arbeitgeber auf freiwilliger Basis finanziert. Der Nutzen für den Arbeitgeber kann in geringeren Arbeitsunfähigkeitszahlen, in höherer Arbeitszufriedenheit und Motivation der Mitarbeiter, Verbesserung der internen Führungsprozesse und Zusammenarbeit liegen. Der Nutzen für die Mitarbeiter kann neben der Gesunderhaltung eine Verbesserung von externen und internen Ressourcen und der Arbeitszufriedenheit sein. Im Präventionsgesetz wird das Setting „Arbeitsplatz" ausdrücklich als Leistungsfeld der Krankenkassen zur Prävention und Gesundheitsförderung genannt.

Die Hauptaufgabe des Betriebsarztes bei der betrieblichen Gesundheitsförderung ist die Beratung des Arbeitgebers über sinnvolle Maßnahmen. In Abgleich von wissenschaftlichen Erkenntnissen und spezifischen Bedürfnissen und Problemen im Unternehmen können passende Interventionen ausgesucht und ggf. geeignete Anbieter von Maßnahmen empfohlen werden. Hierzu zählen sowohl verhältnispräventive Maßnahmen wie „rauchfreier Betrieb" und „gesundes Kantinenessen" als auch Verhaltensprävention durch Schulungen zu „Zeitmanagement", „gesundes Führen im Betrieb" oder „Firmenfitness". Grundsätzlich kann auch der Betriebsarzt BGF-Maßnahmen im Betrieb anbieten.

In größeren Betrieben ist die betriebliche Gesundheitsförderung in eine firmeninterne Struktur, genannt „Betriebliches Gesundheitsmanagement (BGM)", eingebunden.

2.6 Grenzen der betriebsärztlichen Aufgaben

Wenngleich der Betriebsarzt als Berater des Arbeitgebers fungiert und von diesem bezahlt wird, ist er in der Ausübung seiner fachlichen Aufgaben weisungsfrei und unterliegt wie alle Ärzte der **vollständigen ärztlichen Schweigepflicht.** Aus diesem Spannungsfeld können jedoch folgende Missverständnisse resultieren, denen der Betriebsarzt nur mit regelmäßiger Aufklärung von Arbeitgeber und Mitarbeitern über seine Aufgaben, aber auch über die Grenzen begegnen kann:

- Arbeitgeber sehen im Betriebsarzt eine **Kontroll- und Überwachungsfunktion** und ordnen bei aus ihrer Sicht problematischem Verhalten eines Mitarbeiters (wiederholte Arbeitsunfähigkeit, vermindertes Leistungsvermögen, zwischenmenschliche Schwierigkeiten) eine Vorstellung beim Betriebsarzt an.
  → Hier muss der Betriebsarzt klarstellen, dass er keinerlei Aufgaben eines Amtsarztes oder des medizinischen Dienstes der Krankenkassen übernimmt wie z. B. die Beurteilung von Arbeitsfähigkeit oder Überprüfung der Arbeitsunfähigkeit. Eine Vorstellung beim Betriebsarzt zur Beratung bei arbeitsplatzbezogenen Problemen (Wunschvorsorge nach ArbmedVV) kann vom Arbeitgeber empfohlen werden, aber sie erfolgt immer freiwillig und dem Mitarbeiter dürfen keine Nachteile davon erwachsen, wenn er das Angebot nicht wahrnimmt. Den Termin für eine Wunschvorsorge muss der Mitarbeiter immer selbst vereinbaren. Das Ergebnis dieser Wunschvorsorge wird, so wie auch die Ergebnisse aller anderen arbeitsmedizinischen Vorsorgen, nur dem Mitarbeiter mitgeteilt.
- Mitarbeiter befürchten, dass sie durch eine Offenbarung von gesundheitlichen oder zwischenmenschlichen Problemen gegenüber dem Betriebsarzt **am Arbeitsplatz Nachteile** bis hin zum **Arbeitsplatzverlust** erfahren könnten.
  → Hier sollte der Betriebsarzt die **ärztliche Schweigepflicht** immer wieder betonen. Kommt er während seiner Tätigkeit in Kenntnis von gesundheitlichen Einschränkungen, die zu einer Drittgefährdung führen können, so muss er wie jeder andere Arzt auch eine Rechtsgüterabwägung zwischen Selbstbestimmungsrecht des Mitarbeiters und Ausmaß der drohenden Gefahr vornehmen und darauf nach § 203 Abs. 1 des Strafgesetzbuches (StGB) seine Entscheidung über eine Weitergabe von Befunden begründen. Geht es allein um Gesundheitsaspekte des Mitarbeiters selbst, so ist meist eine eingehende Aufklärung über mögliche Folgen einer Fortsetzung der Tätigkeit hinreichend. Der Betriebsarzt ist nicht verpflichtet, den Mitarbeiter gegen dessen Willen vor Schaden zu bewahren.
- Mitarbeiter wünschen sich vom Betriebsarzt die **Übernahme hausärztlicher Tätigkeiten** wie z. B. die Verlaufskontrolle bei chronischen schicksalhaften Erkrankungen.
  → Hier sollte die Abgrenzung von betriebsärztlichen und hausärztlichen Aufgaben im Unternehmen thematisiert werden. Grundsätzlich begrenzen sich die Aufgaben des Betriebsarztes auf die Primär- und Sekundärprävention von arbeitsplatzassoziierten Erkrankungen. In Absprache mit dem Arbeitgeber können über den Betriebsarzt im Rahmen der betrieblichen Gesundheitsförderung (s. o.) **evidenzbasierte Check-up-Untersuchungen** angeboten werden. Die weitergehende Diagnostik und Therapie von gesundheitlichen Beschwerden soll hausärztlich oder fachärztlich erfolgen.

2.7 Probleme bei der betriebsärztlichen Betreuung

Die nach ASiG erforderlichen **Einsatzzeiten** sind nach der Vorschrift 2 der Deutschen Gesetzlichen Unfallversicherung (DGUV V2) zu ermitteln und richten sich nach Gefährdungsprofil und Mitarbeiteranzahl des Unternehmens. In kleinen Unternehmen ist ein Betriebsarzt deshalb meist kaum präsent, bei den Mitarbeitern nicht bekannt und hat dadurch wenig Einfluss auf die Gestaltung des Arbeitsschutzes.

Arbeitgeber kleiner Unternehmen sind fälschlicherweise oft der Meinung, dass sie keinen Betriebsarzt brauchen. Jeder Arbeitgeber kann weitergehende Informationen über die arbeitsmedizinischen Betreuungsmöglichkeiten bei der zuständigen Unfallversicherung (Berufsgenossenschaft) bekommen.

Weitere Aufgaben außerhalb des ASiG benötigen zusätzliche Einsatzzeiten des Betriebsarztes, deren Finanzierung durch den Arbeitgeber auf freiwilliger Basis erfolgt und unter anderem auch von den Kenntnissen des Arbeitgebers über Sinnhaftigkeit und Nachhaltigkeit sowie über ökonomische Gesichtspunkte (return on investment) von Gesundheitsförderungsmaßnahmen abhängt.

CAVE

Die Betreuung der **Schnittstellen zwischen Betriebsarzt und behandelnden Ärzten** ist oftmals noch nicht optimal. Gerade in Fragen des Mutterschutzes, beim Management längerer Arbeitsunfähigkeitszeiten sowie bei der Einschätzung der Leistungsanforderungen des Arbeitsplatzes bei der sozialmedizinischen Erstellung eines positiven und negativen Leistungsbildes im Rahmen einer Rehabilitationsmaßnahme ist eine bessere Zusammenarbeit wünschenswert.

KAPITEL

3 Eignungsuntersuchungen

Caroline Chmelar, Dennis Nowak

Kernaussagen

- Eignungsuntersuchungen bedürfen immer einer Rechtsgrundlage und sind insofern vorrangig ein arbeitsrechtliches Thema, als Nicht-Eignung zur Nicht-Einstellung bzw. zur Beendigung des Beschäftigungsverhältnisses führen kann.
- Die Verordnung zur arbeitsmedizinischen Vorsorge (ArbMedVV) verlangt grundsätzlich die Trennung von arbeitsmedizinischer Vorsorge und Eignungsuntersuchungen.

3.1 Unterschiede Eignungsuntersuchung und arbeitsmedizinische Vorsorge

> Tab. 3.1

Natürlich können Fragen der gesundheitlichen Eignung auch bei der arbeitsmedizinischen Vorsorge angesprochen werden und zur Aufklärung und Beratung der Beschäftigten beitragen. Kommt der die arbeitsmedizinische Vorsorge durchführende Arzt in Kenntnis von gesundheitlichen Einschränkungen, die zu einer Drittgefährdung führen können, so muss er eine Rechtsgüterabwägung vornehmen bei seiner Entscheidung über die Weitergabe von Untersuchungsergebnissen. In Einzelfällen sollte eine Rechtsberatung durch die zuständige Landesärztekammer in Anspruch genommen werden.

Ebenso werden Ärzte bei einer Eignungsuntersuchung Vorsorgeaspekte nicht außer Acht lassen – insbesondere, wenn Befunde mit Relevanz für die Prävention erhoben werden.

Eignungsuntersuchungen vor Tätigkeitsaufnahme (= Einstellungsuntersuchungen) und Eignungsuntersuchungen im bestehenden Beschäftigungsverhältnis sind zu differenzieren.

Tab. 3.1 Unterschiede zwischen Eignungsuntersuchung und arbeitsmedizinischer Vorsorge

	Eignungsuntersuchung	Arbeitsmedizinische Vorsorge
Fragestellung	Geht von dem Individuum eine Gefahr für Beschäftigte/Kunden/Sachmittel der Firma aus?	Geht von der Tätigkeit eine Gefahr für die Gesundheit von Beschäftigten aus?
Im Interesse von	Arbeitgeber	Beschäftigten
Ziel	Klärung, ob Beschäftigte die gesundheitlichen Anforderungen an die jeweilige Tätigkeit erfüllen	Verhüten bzw. frühzeitiges Erkennen von arbeitsbedingten Erkrankungen
Schutzziel	Fremd-(Dritt)-Schutz	Selbstschutz
Ergebnis	Eignungsbeurteilung schriftlich an Beschäftigte, bei Entbindung des Arztes von der Schweigepflicht durch Beschäftigten auch Weitergabe an Arbeitgeber möglich	Vorsorgebescheinigung (nur Bestätigung, dass Vorsorge erfolgte) an Beschäftigen und Arbeitgeber
Anlass/Rechtsgrundlage	Verschiedene Verordnungen (z. B. Fahrerlaubnisverordnung, Feuerwehrdienstvorschrift) Fürsorgepflicht von Arbeitgebern (§ 618 BGB) unter Wahrung der Verhältnismäßigkeit in Verbindung mit Mitwirkungspflicht von Beschäftigten und arbeitsvertraglichen Nebenpflichten wie der allgemeinen Treuepflicht (§ 241 BGB)	Arbeitsschutzgesetz, Verordnung zur arbeitsmedizinischen Vorsorge (ArbmedVV)

3.2 Einstellungsuntersuchungen

Der Arbeitgeber darf von einem Bewerber vor Abschluss des Arbeitsvertrags nur dann eine gesundheitliche Untersuchung verlangen, wenn:

- diese in einer Rechtsvorschrift angeordnet ist (z. B. bei Piloten von Flugzeugen),
- die Untersuchung zur Feststellung erforderlich ist, dass der Stellenbewerber für die vom Arbeitgeber beschriebene Tätigkeit geeignet ist (§ 32 Absatz 1 Satz 1 BDSG). Das kann z. B. der Fall sein, wenn der Arbeitsplatz besondere gesundheitliche Anforderungen stellt, über deren Vorliegen beim Bewerber die Untersuchung Aufschluss gibt, oder wenn der Arbeitgeber begründete Zweifel an der gesundheitlichen Eignung eines Bewerbers im Hinblick auf die Anforderungen des Arbeitsplatzes hat. Die erhobenen Gesundheitsdaten müssen in direktem Zusammenhang mit dem einzugehenden Arbeitsverhältnis stehen.

DEFINITION

Fragerecht des Arbeitgebers (nach Empfehlungen des Nationalen Ethikrats)

- Liegt eine Erkrankung vor, durch die die Eignung für die angestrebte Tätigkeit auf Dauer oder in periodisch wiederkehrenden Abständen eingeschränkt ist?
- Liegen ansteckende Krankheiten vor, die zwar nicht die Leistungsfähigkeit, jedoch die zukünftigen Kollegen oder Kunden gefährden?
- Ist zum Zeitpunkt des Dienstantritts bzw. in absehbarer Zeit (ca. 6 Monate) mit einer Arbeitsunfähigkeit zu rechnen?

3.3 Eignungsuntersuchungen im bestehenden Beschäftigungsverhältnis

Im bestehenden Beschäftigungsverhältnis darf der Arbeitgeber den **Nachweis der gesundheitlichen Eignung** nur aus folgenden Gründen verlangen:

- Der (regelmäßige) Nachweis ist durch Rechtsvorschriften vorgeschrieben (z. B. in § 48 der Fahrerlaubnisverordnung, in der Feuerwehrdienstvorschrift oder in § 10 der Druckluftverordnung).
- Der Nachweis ist im Einzelfall aufgrund eines konkreten Anlasses erforderlich. Dieser konkrete Anlass kann sich insbesondere in zwei Konstellationen ergeben:
  - Aufgrund konkreter Anhaltspunkte bestehen Zweifel am (Fort-)Bestehen der Eignung des Beschäftigten (Fürsorgepflicht des Arbeitgebers).
  - Geplanter Wechsel der Tätigkeit oder des Arbeitsplatzes
- Die Ausführung der Tätigkeit im Falle nicht (mehr) vorliegender Eignung des Beschäftigten würde andere Personen oder Sachen von erheblichem Wert gefährden. Wenn eine Verhältnismäßigkeit vorliegt, kann dann durch eine tarifvertragliche Regelung oder durch eine Betriebsvereinbarung eine Rechtsgrundlage für die Durchführung einer Eignungsuntersuchung geschaffen werden.

Die Vereinbarung von Eignungsuntersuchungen ohne konkreten Anlass oder berechtigtes Interesse des Arbeitgebers ist unzulässig. Dies schließt insbesondere eine Durchführung von Untersuchungen aus, die allein an die Zuordnung an eine bestimmte Berufsgruppe ohne konkrete und realistische Gefährdung von Rechtsgütern Dritter anknüpft.

CAVE

Ermächtigungen

Spezielle (staatliche) Ermächtigungen benötigt der durchführende Arzt für Eignungsuntersuchungen nach

- Druckluftverordnung
- Strahlenschutzverordnung
- Röntgenverordnung
- Gesundheitsschutz-Bergverordnung

3.4 Ergebnismitteilung an den Arbeitgeber

Bei Einstellungs- und Eignungsuntersuchungen erhält der Arbeitgeber eine Mitteilung über das Ergebnis der Untersuchung. Für Eignungsuntersuchungen im Arbeitsverhältnis muss der Beschäftigte der Weitergabe der Ergebnisse an den Arbeitgeber wirksam zugestimmt haben. Das Ergebnis beschränkt sich im Wesentlichen auf die Angaben „geeignet“, „geeignet unter bestimmten Voraussetzungen“ oder „nicht geeignet“. Nicht weitergegeben werden dürfen z. B. die zugrunde liegenden Laborbefunde.

3.5 Eignungsuntersuchungen im Gesundheitswesen

Nach Infektionsschutzgesetz §23a dürfen Arbeitgeber von Einrichtungen im Gesundheitswesen personenbezogene Daten eines Beschäftigten über dessen Impf- und Serostatus erheben, verarbeiten oder nutzen, um über die Begründung eines Beschäftigungsverhältnisses oder über die Art und Weise einer Beschäftigung zu entscheiden. Hieraus können sowohl Einstellungskriterien wie z. B. vorliegende Masernimmunität als auch Auflagen für Immunitäten für die Beschäftigung in sensitiven Bereichen (z. B. Neonatologie, Transplantationsbereiche) abgeleitet werden.

3.6 Eignungsuntersuchungen in der Feuerwehr

Feuerwehrleute sichern, bekämpfen und beseitigen Gefahrenquellen wie Brände oder ausströmende Chemikalien, leisten Hilfe bei Naturkatastrophen wie Überschwemmungen, bergen und schützen Personen, Tiere und Sachgüter. Bei vielen Aufgaben sind sie durch das Tragen von schwerem Atemschutz, speziellen Schutzanzügen und durch das teilweise gefährliche Arbeitsumfeld hohen Belastungen ausgesetzt. Dadurch verlangt die Tätigkeit bei der Feuerwehr ein sehr **hohes Maß an körperlichen Voraussetzungen.** Ob diese vorliegen, muss in regelmäßigen Eignungsuntersuchungen nach Feuerwehrdienstvorschrift 7 (FwDV 7) überprüft werden. Vergleichbares ergibt sich für Taucher aus der FwDV 8. Anhaltspunkte für Untersuchungsinhalte „Tauchtauglichkeit" finden sich im DGUV Grundsatz G31.

DEFINITION

Eignungsuntersuchung nach Feuerwehrdienstvorschrift (nähere Anhaltspunkte in DGUV Grundsatz G26.3)

- Allgemeine körperliche Untersuchung
- Hörtest inkl. Trommelfellinspektion
- Ruhe-EKG und Ergometrie
- Spirometrie
- Sehtest (Ferne)
- Labor
- Ggf. Röntgen-Thorax

3.7 Fahreignung

Mit Fahreignung (Syn. Fahrtauglichkeit) sind die Fähigkeiten und Fertigkeiten von Personen für eine möglichst gefahrlose Teilnahme am Straßenverkehr gemeint. Die Beurteilung der Fahreignung erfolgt nach der **Fahrerlaubnisverordnung (FeV).** Wenn ein Verkehrsteilnehmer plötzlich keine Gewalt mehr über sein Fahrzeug hat, bringt er sich und andere Verkehrsteilnehmer in Gefahr. Bewerber um eine Fahrerlaubnis müssen die notwendigen körperlichen und geistigen Anforderungen erfüllen.

3.7.1 Staplerfahrer

Grundsätzlich dürfen nach DGUV Vorschrift 68 Gabelstapler und andere Flurförderzeuge nur von geeigneten und unterwiesenen Personen gefahren werden. Das Mindestalter beträgt in der Regel 18 Jahre, Ausnahmen sind im Rahmen von Ausbildungen möglich. Die körperliche Eignung sollte durch eine ärztliche Untersuchung festgestellt werden, der Berufsgenossenschaftliche Grundsatz G25 „Fahr-, Steuer- und Überwachungstätigkeiten" kann dazu Anhaltspunkte geben.

Für den Erwerb des Staplerscheins ist es nicht relevant, ob eine Fahrerlaubnis für Pkw besteht, auch reicht ein Pkw-Führerschein nicht aus, um einen Stapler führen zu dürfen. Wer in einem gewerblichen Betrieb einen Frontstapler oder ein anderes angetriebenes Flurförderzeug fahren soll, muss seine Eignung und Ausbildung durch einen **Staplerschein** nachweisen. Der Staplerschein setzt eine Schulung voraus, die durch das Bestehen einer theoretischen und einer praktischen Prüfung nachgewiesen wird. Diese Regelung betrifft Mitgänger-Flurförderzeuge (Ameisen) bei Höchstgeschwindigkeit unter 6 km/h nicht.

Der Staplerschein gilt in Deutschland ein Leben lang, allerdings muss mindestens einmal im Jahr eine Unterweisung im Betrieb erfolgen. Wenn ein Staplerfahrer seinen Pkw-Führerschein wegen eines Fahrverbots abgeben muss, hat er dies dem Arbeitgeber unverzüglich mitteilen. Dieser kann den Führerscheinentzug zum Anlass nehmen, die gesundheitliche Eignung des Fahrers ärztlich überprüfen zu lassen. Anlasslose Eignungsüberprüfungen von Staplerfahrern sind jedoch nicht verhältnismäßig.

3.7.2 Berufskraftfahrer

Insbesondere Unfälle mit Beteiligung von Lkws können schwerwiegende Folgen haben. Lkw-Fahrer sind zwar nur in etwa 2 % aller Verkehrsunfälle verwickelt, diese machen aber etwa 7,2 % aller tödlichen Unfälle aus. Das Risiko, dass Unfälle durch gesundheitliche Einschränkungen des Fahrers verursacht werden, kann durch Eignungsuntersuchungen verringert werden. Für das Fahren von **Gefahrguttransporten** ist eine zusätzliche fachliche Qualifikation (Gefahrgutführerschein für Gefahrgutklassen 1–9, befristet 5 Jahre gültig) vorgeschrieben.

Bus- und Taxifahrer haben durch die Personenbeförderung eine weitere Verantwortung. Aus diesem Grund sind zusätzlich ein Führungszeugnis und eine psychometrische Leistungsuntersuchung gefordert (➤ Tab. 3.2). Diese Untersuchung darf jeder Betriebsarzt oder ein Arzt mit verkehrsmedizinischer Qualifikation nach §§11, 12 FeV durchführen. In Fällen, in denen in den psychometrischen Testverfahren Zweifel an der Eignung aufkommen, ist ein verkehrsmedizinisch qualifizierter Psychologe in die Begutachtung miteinzubeziehen. Gleiches gilt, wenn gesundheitliche Probleme eine konsiliarische Mitbegutachtung durch einen entsprechenden Facharzt, z. B. Kardiologen oder Diabetologen, erfordern.

Tab. 3.2 Anforderungen Fahrerlaubnis Berufskraftfahrer

	Pkw	Lkw	Bus	Taxi
Verlängerung	Nein	Alle 5 Jahre	Alle 5 Jahre	Alle 5 Jahre
Führerscheinklasse	B	C	D	B + Fahrgastbeförderung
Mindestalter	18 Jahre	18 Jahre	21 Jahre	21 Jahre
Führungszeugnis	Nein	Nein	Ja	Ja
Ärztliche Untersuchung	Nein	Bei Ersterteilung und Verlängerung	Bei Ersterteilung und Verlängerung	Bei Ersterteilung und Verlängerung
Untersuchung des Sehvermögens	Bei Ersterteilung	Bei Ersterteilung und Verlängerung	Bei Ersterteilung und Verlängerung	Bei Ersterteilung und Verlängerung
Psychometrisches Testverfahren	Nein	Nein	Bei Ersterteilung und Verlängerung ab 50. Lebensjahr	Bei Ersterteilung und Verlängerung ab 60. Lebensjahr

3.7.3 Medizinische Fahreignung

Der behandelnde Arzt ist verpflichtet, einen Patienten über eine fehlende Fahreignung durch eine Erkrankung in seinem Fachgebiet aufzuklären. Die Aufklärung muss dokumentiert werden.

Die erhobenen medizinischen Befunde aus ärztlicher Untersuchung einschließlich des Sehvermögens sind nach Anlagen 4 und 6 FeV zu beurteilen. Hier finden sich Aufstellungen von Diagnosen und Gesundheitsstörungen, bei denen ggf. verschiedene Fachärzte zu beteiligen sind und die zudem vorgeben, was bei der Begutachtung der einzelnen Fahrerlaubnisklassen zu berücksichtigen ist. Es dürfen darüber hinaus auch keine Hinweise gefunden werden, die für die nähere Zukunft Zweifel an der Fahreignung begründen könnten. Eine Präzisierung geben die Begutachtungsleitlinie zur Kraftfahreignung (BGL) der Bundesanstalt für Straßenwesen und der Kommentar zur BGL.

Laut Positionspapier der Deutschen Gesellschaft für Kardiologie zur Fahreignung bei **kardiovaskulären Erkrankungen** wird in Deutschland ein Risiko für einen plötzlichen kardiovaskulär bedingten Kontrollverlust mit schweren Unfallfolgen von 1:20 000 akzeptiert. Ergibt sich rechnerisch ein höheres Risiko, spricht dies gegen, liegt dagegen das Risiko niedriger, spricht dies eher für eine weitere Fahreignung.

Die Gefahr eines **plötzlichen Bewusstseinsverlusts mit nachfolgender Fahrunfähigkeit** ist insbesondere bei Epilepsien, Diabetes mellitus, erhöhter Tagesmüdigkeit durch Medikamente oder obstruktives Schlafapnoe-Syndrom und kardiovaskulären Erkrankungen erhöht. Oftmals bleibt die Ursache einer Synkope unklar. Synkopen unklarer Genese finden sich nicht in der Anlage 4 FEV, das oben erwähnte Positionspapier empfiehlt ein Fahrverbot für LKW-/Busfahrer 1 Jahr ohne Rezidiv und für Taxifahrer 6 Monate ohne Rezidiv.

Bei folgenden gesundheitlichen Einschränkungen/chronischen Erkrankungen kann die **Fahreignung eingeschränkt** sein, und **weitere Recherchen** in den Anlagen 4 und 6 der Fahrerlaubnisverordnung und ggf. in fachspezifischen Leitlinien sind für die Einzelfallbeurteilung notwendig:

- Mangelndes Sehvermögen
- Hochgradige Schwerhörigkeit
- Bewegungsbehinderungen
- Herz- und Gefäßkrankheiten
- Diabetes mellitus
- Krankheiten des Nervensystems
- Psychische Störungen
- Alkohol, Betäubungsmittel, andere psychoaktiv wirkende Stoffe und Arzneimittel
- Nierenerkrankungen
- Tagesschläfrigkeit
- Schwere Lungen-/Bronchialerkrankungen
- Störungen des Gleichgewichtssinns

Die jeweiligen Einschränkungen der Fahreignung sind im Speziellen Teil des Buches unter den Fachgebieten aufgeführt. In der ➤ Tab. 3.3 sind die in der Anlage 4 der FeV unter „Verschiedenes“ aufgeführten Erkrankungen zusammengefasst.

Tab. 3.3 Auszug aus Anlage 4 Fahrerlaubnisverordnung – Verschiedenes

	Fahrerlaubnis für „Privatfahrer": Klassen A, A1, A2, B, BE, AM, L, T (d. h. Pkw bis 3,5 t, Krafträder)	**Fahrerlaubnis für „Berufsfahrer": Klassen C, C1, CE, C1E, D, D1, DE, D1E, FzF (d. h. Kfz über 3,5 t und Fahrerlaubnis zur Fahrgastbeförderung)**
Messbare auffällige Tagesschläfrigkeit	Nein	Nein
Tagesschläfrigkeit: nach Behandlung	Ja, wenn keine messbare auffällige Tagesschläfrigkeit mehr vorliegt Auflage: ärztliche Begutachtung, regelmäßige ärztliche Kontrollen	
Obstruktives Schlafapnoe Syndrom (OSAS):		
mittelschwer/schwer (mittelschwer: Apnoe-Hypopnoe-Index zwischen 15 und 29 pro Stunde; schwer: Apnoe-Hypopnoe-Index von mind. 30 pro Stunde)	Ja, unter geeigneter Therapie und wenn keine messbare auffällige Tagesschläfrigkeit mehr vorliegt Auflage: ärztliche Begutachtung, regelmäßige ärztliche Kontrollen in Abständen von höchstens 3 Jahren	Ja, unter geeigneter Therapie und wenn keine messbare auffällige Tagesschläfrigkeit mehr vorliegt Auflage: ärztliche Begutachtung, regelmäßige ärztliche Kontrollen in Abständen von höchstens einem Jahr
Schwere Lungen- und Bronchialerkrankungen mit schweren Rückwirkungen auf die Herz-Kreislauf-Dynamik	Nein	Nein
Störung des Gleichgewichtssinns	In der Regel nein, Im Einzelfall entsprechend den Begutachtungsleitlinien zur Kraftfahreignung	

KAPITEL

4

Uta Ochmann

Einschränkungen der Arbeitsfähigkeit, Arbeitsunfähigkeit

Kernaussagen

- Ziel der Krankschreibung ist primär die Genesung des Erkrankten. Bei protrahiertem Krankheitsverlauf sind zeitnah weitere Maßnahmen (z. B. Hinzuziehung von weiteren Fachärzten, medizinische Rehabilitation) zur Wiederherstellung der Arbeitskraft zu initiieren.
- Bei der Entscheidung über Arbeitsunfähigkeit sind auch Drittgefährdungen (z. B. durch Infektionserkrankungen oder Leistungseinschränkungen) zu berücksichtigen.

4.1 Definition Arbeitsunfähigkeit (AU)

DEFINITION

Arbeitsunfähigkeit (AU) von Beschäftigten liegt vor, wenn der Versicherte aufgrund von Krankheit seine zuletzt vor der AU ausgeübte Tätigkeit nicht mehr oder nur unter der Gefahr der Verschlimmerung der Erkrankung ausführen kann.

Als wesentliches Kennzeichen der AU gilt, dass sie ein **Ergebnis aus dem Abgleich von krankheitsbedingter Leistungsminderung** und **Anforderung des Arbeitsplatzes** ist. Bei Beamten wird die AU oftmals auch als aktuelle oder vorübergehende Dienstunfähigkeit bezeichnet.

AU liegt auch vor, wenn aufgrund eines Krankheitszustands, der für sich allein noch keine AU bedingt, absehbar ist, dass aus der Ausübung der Tätigkeit für die Gesundheit oder die Gesundung abträgliche Folgen erwachsen, welche die AU unmittelbar hervorrufen.

Eine **befristete AU** ist auch zu erwägen, um einen berichteten Arbeitsplatzbezug von gesundheitlichen Beschwerden über die Dokumentation einer Befundbesserung ohne die Arbeitsplatzexposition verifizieren zu können.

Bei **Arbeitslosen** liegt eine AU vor, wenn sie krankheitsbedingt nicht mehr in der Lage sind, leichte Arbeiten in dem zeitlichen Umfang zu verrichten, für den sie sich der Arbeitsvermittlung zur Verfügung gestellt haben. Arbeitslose **Schwangere** gelten als arbeitsunfähig, wenn sie nicht in der Lage sind, ohne Gefährdung für sich oder das ungeborene Kind leichte Arbeiten in einem zeitlichen Umfang von mindestens 15 h wöchentlich auszuüben.

Bei Personen, die die Grundsicherung (Hartz IV) beziehen, besteht AU, wenn sie krankheitsbedingt nicht in der Lage sind, mindestens 3 h täglich zu arbeiten oder an einer Eingliederungsmaßnahme teilzunehmen.

4.2 Abgrenzungen des AU-Begriffs

Erwerbsminderung Kommt es durch Krankheit, Unfall oder Behinderung zu längeren oder dauerhaften Einschränkungen der Arbeitsfähigkeit, kann eine Erwerbsminderungsrente beantragt werden. Teilweise Erwerbsminderung liegt vor, wenn die täglich mögliche Arbeitszeit im eigenen oder einem anderen Beruf weniger als 6 h beträgt, volle Erwerbsminderung bei weniger als 3 h.

Berufsunfähigkeit Gesetzliche Berufsunfähigkeit besteht nur noch bei vor 1961 geborenen Versicherten, wenn Erwerbsfähigkeit im ausgeübten Beruf durch Krankheit oder Behinderung mindestens zur Hälfte vermindert ist und sie unter Berücksichtigung ihres Leistungsvermögens und der Qualität ihres bisherigen Berufs (Berufsschutz) nicht mehr auf eine zumutbare berufliche Tätigkeit verwiesen werden können. Anspruch auf eine Rente wegen teilweiser Erwerbsminderung bei Berufsunfähigkeit haben Versicherte, die zwar aus gesundheitlichen Gründen noch eine Tätigkeit von 6 h oder mehr (auf dem allgemeinen Arbeitsmarkt) ausüben könnten, aber nicht mehr in ihrem erlernten oder einem gleichwertigen Beruf. Die Rente wegen teilweiser Erwerbsminderung bei Berufsunfähigkeit ist halb so hoch wie die Rente wegen voller Erwerbsminderung. Hiervon abzugrenzen ist die private Berufsunfähigkeit aufgrund privat abgeschlossener Berufsunfähigkeitsversicherungen.

Dauerhafte Dienstunfähigkeit Ein Beamter kann als dauerhaft dienstunfähig angesehen werden, wenn er infolge einer Erkrankung innerhalb eines Zeitraums von 6 Monaten mehr als 3 Monate keinen Dienst verrichtet hat und keine Aussicht besteht, dass er innerhalb weiterer 6 Monate wieder voll dienstfähig wird.

4.3 Schwierigkeiten bei der AU-Beurteilung

Bei der Entscheidung über eine Arbeitsunfähigkeit sind nicht nur der Gesundheitszustand und damit die Selbstgefährdung durch Fortsetzung der beruflichen Tätigkeit, sondern auch eine mögliche **Drittgefährdung,** wie z. B. Infektionsgefährdung, aber auch Gefährdungen durch körperliche, psychische und/oder geistige Leistungseinschränkungen zu berücksichtigen.

Auch einige **Medikamente,** insbesondere bei Dosisänderungen von medikamentösen Therapien psychiatrischer Erkrankungen, aber auch bei Neueinstellungen von Diabetes oder Hypertonus, können zu (befristeten) Einschränkungen des Konzentrationsvermögens, des Vermögens zu Allein- oder Nachtarbeit oder der Fahrtüchtigkeit und damit zu Einschränkungen der beruflichen Einsetzbarkeit führen.

Besteht Arbeitsfähigkeit für einen wesentlichen Teil der arbeitsvertraglich geschuldeten Arbeitsaufgaben, sollte der Arzt mit Einverständnis des Betroffenen eine Bescheinigung über die Einschränkungen für den Arbeitgeber ausstellen, ansonsten ist zunächst von AU auszugehen (➤ Kap. 5).

Wenngleich zahlenmäßig nicht im Vordergrund, kann bei fehlender Krankheitseinsicht, insbesondere bei psychiatrischen Erkrankungen, eine vom behandelnden Arzt ausgestellte Arbeitsunfähigkeit vom Patienten missachtet werden und so zu einer Fremdgefährdung führen. Ergeben sich im Patientengespräch entsprechende Verdachtsmomente, ist der behandelnde Arzt gefordert, eine Rechtsgüterabwägung vorzunehmen und als Ultima Ratio seine Schweigepflicht im Interesse von gefährdeten Dritten zu brechen. Im Einzelfall ist eine Beratung bei der Rechtsabteilung der zuständigen Landesärztekammer zu empfehlen.

Die Abgrenzung zwischen AU und ärztlichem (vormals individuellem) Beschäftigungsverbot (BV) im Rahmen des **Mutterschutzes** kann schwierig sein. Bei einem BV muss der Arzt eine spezifische Ursache am Arbeitsplatz benennen können, die aus seiner Sicht zu einer individuellen Gefährdung von Mutter und/oder Kind führt. Eine AU liegt vor, wenn die gesundheitliche Beeinträchtigung auch ohne Einflüsse des Arbeitsplatzes vorhanden ist. Als Hilfsmittel für die Unterscheidung kann die Überlegung herangezogen werden, ob auch bei Hinwegdenken der Schwangerschaft Arbeitsunfähigkeit vorliegen würde. Gesundheitliche Einschränkungen durch die Schwangerschaft selbst (z. B. vorzeitige Wehen) führen zu einer AU, wenn sie auch bei normaler Alltagsbelastung in einem pathologischen Umfang auftreten (➤ Kap. 7).

4.4 AU-Bescheinigung

Arbeitnehmer müssen eine Arbeitsunfähigkeit und ihre voraussichtliche Dauer unverzüglich bei ihrem Vorgesetzten melden (Telefon, E-Mail, Fax). Die alleinige Information von Kollegen ist nicht ausreichend. Der Erkrankte muss eine Arbeitsunfähigkeitsbescheinigung sowohl der Krankenkasse (Original) als auch dem Arbeitgeber (1. Kopie) zuschicken. Dem Arbeitgeber muss sie spätestens am 4. Tag der AU vorliegen, arbeitsfreie Tage und das Wochenende zählen mit. Der Arbeitgeber kann in Einzelfällen einen früheren Zeitpunkt festlegen.

Eine „Gesundschreibung" ist in der Regel nicht gefordert, eine AU-Bescheinigung ist kein Arbeitsverbot. Die Bescheinigung ist lediglich eine Prognose des Arztes. Wenn die Arbeitsfähigkeit schon früher hergestellt ist, darf der Betroffene zum Arbeitsplatz zurückkehren. Hierbei sind Ausnahmen im Rahmen des Infektionsschutzgesetzes zu beachten (Wiederzulassung zu Gemeinschaftseinrichtungen) (➤ Kap. 17).

CAVE

Eine **Rückdatierung** des Beginns der AU auf einen vor dem Behandlungsbeginn liegenden Tag ist nur ausnahmsweise und nur nach gewissenhafter Prüfung und in der Regel nur bis zu 3 Tagen zulässig.

4.5 Maßnahmen bei längerer oder wiederholter AU

CAVE

Es gilt, einen Arbeitsplatzverlust zu verhindern oder eine Arbeitslosigkeit zu beenden. Daher ist die frühzeitige Prüfung seitens des behandelnden Arztes notwendig, ob Maßnahmen zur Wiederherstellung der Arbeitskraft eingeleitet werden können.

4.5.1 Krankheitsbedingte Kündigung

Trotz Kündigungsschutz, der jedoch nicht für Betriebe mit weniger als 10 Mitarbeitern gilt, ist auch in größeren Betrieben eine krankheitsbedingte Kündigung möglich, wenn:

- eine negative Prognose vorliegt. Bei Kurzerkrankungen muss zu befürchten sein, dass Wiedererkrankungen in er-

heblichem Umfang auftreten. Bei Langzeiterkrankungen darf keine Aussicht auf Wiederherstellung der Arbeitsfähigkeit in absehbarer Zeit bestehen,
- die betrieblichen Interessen erheblich beeinträchtigt sind. Dabei kann es sich z. B. um fehlende Planungssicherheit, Störungen des Betriebsablaufs oder die wirtschaftliche Belastung des Arbeitgebers durch Krankheitsvertretungen und außergewöhnlich hohe Entgeltfortzahlungskosten handeln,
- eine Interessenabwägung erfolgt ist. Es ist zu prüfen, ob die Weiterbeschäftigung dem Arbeitgeber zugemutet werden kann. Es müssen u. a. die ungestörte Dauer des Arbeitsverhältnisses, betriebliche Krankheitsursachen (z. B. Arbeitsunfall), Alter und Familienstand des Arbeitnehmers berücksichtigt werden.

4.5.2 Stufenweise Wiedereingliederung

Diese wird vom behandelnden Arzt initiiert. Ziel ist, Beschäftigte unter ärztlicher Aufsicht wieder an die volle Arbeitsbelastung zu gewöhnen. Die stufenweise Wiedereingliederung ist auch unter dem Begriff **„Hamburger Modell"** bekannt. Während der stufenweisen Wiedereingliederung liegt weiter Arbeitsunfähigkeit vor.

Indikationen können grundsätzlich alle schweren oder chronischen Erkrankungen sein, z. B.
- Krankheiten des Herzens und der Gefäße
- Rheumatische Erkrankungen und degenerative Muskel- und Skeletterkrankungen
- Zustand nach Operationen
- Stoffwechselkrankheiten, neurologische Krankheiten
- Krebserkrankungen
- Psychische Erkrankungen

Voraussetzungen für die stufenweise Wiedereingliederung:
- Bestehende Arbeitsunfähigkeit
- Ausreichende Belastbarkeit der Betroffenen
- Einsatz am vorhandenen Arbeitsplatz
- Erfolgsaussicht der beruflichen Eingliederung
- Ärztliche Verordnung und Aufstellung eines Stufenplans in Abstimmung mit allen Beteiligten
- Zustimmung und Zusammenarbeit von: Beschäftigten, Ärzten, Arbeitgebern und Leistungsträgern (Krankenkasse oder Rentenversicherung)

DEFINITION

Inhalte des ärztlichen Stufenplans

- Beginn und Ende der stufenweisen Wiedereingliederung
- Einzelheiten über die verschiedenen Schritte quantitativ (schrittweise Steigerung der täglichen Arbeitszeit) und/oder qualitativ (schrittweise Erweiterung des Tätigkeitsprofils)
- Rücktrittsrecht vor dem vereinbarten Ende und Abbruchgründe
- Ruhen von Bestimmungen im Arbeitsvertrag während der Maßnahme

Die stufenweise Wiedereingliederung erfolgt freiwillig und bedarf der **Zustimmung des betroffenen Beschäftigten** und des **Arbeitgebers.** Während der stufenweisen Wiedereingliederung ist der Beschäftigte weiterhin arbeitsunfähig. Durch die stufenweise Wiedereingliederung entstehen dem Versicherten keine versicherungsrechtlichen Nachteile im Hinblick auf Rente oder Arbeitslosengeld.

Arbeitgeber sind in der Regel verpflichtet, eine ärztlich empfohlene stufenweise Wiedereingliederung zu ermöglichen, für den Arbeitnehmer ist die Annahme des Angebots freiwillig. Die stufenweise Wiedereingliederung kann auch Maßnahme im Rahmen eines BEM-Verfahrens (Betriebliches Eingliederungsmanagement) sein.

Zur Wiedereingliederung wird vom behandelnden Arzt oder der Reha-Klinik ein **individueller Stufenplan** unter Berücksichtigung der Leistungseinschränkungen und der Arbeitsplatzanforderungen erarbeitet. Eine Zusammenarbeit mit dem Betriebsarzt bei der Festlegung des Stufenplans ist sinnvoll, da dieser die Arbeitsplatzanforderungen detailliert beurteilen kann.

Die Dauer der stufenweisen Wiedereingliederung beträgt in der Regel zwischen 2 Wochen und 6 Monaten. Die tägliche Arbeitszeit muss in der Wiedereingliederungsphase, wenn möglich im Ein- oder Zwei-Wochen-Rhythmus, gesteigert werden. Zum Einstieg ist eine Arbeitszeit von mindestens 3 h pro Tag erforderlich. Danach bietet sich eine tägliche Arbeitszeit von 4 oder 5 h an. Im Übrigen ist man in der Ausgestaltung der Wiedereingliederungspläne nicht an ein bestimmtes Schema gebunden. Eine Verlängerung, aber auch eine Verkürzung des im Stufenplan dokumentierten Zeitrahmens ist möglich, muss jedoch durch den behandelnden Arzt oder Betriebsarzt entschieden werden.

Es sind in Einzelfällen aber auch Blockmodelle möglich, z. B. eine tageweise Wiedereingliederung mit eingestreuten Frei-Tagen. Dies kann sinnvoll sein, wenn der Beschäftigte noch häufig ambulante Therapien in Anspruch nimmt.

Die Umsetzung des Stufenplans sollte durch regelmäßige ärztliche Vorstellungen begleitet werden, die einzelnen Schritte können im Verlauf angepasst werden. Bei Abbruch der Maßnahme müssen weitergehende medizinische oder berufliche Reha-Maßnahmen oder auch die Beantragung einer Erwerbsminderungsrente erwogen werden.

4.5.3 Betriebliche Wiedereingliederung (BEM, Betriebliches Eingliederungsmanagement)

Bei einer (auch kumulierten) AU-Zeit von 6 Wochen innerhalb von 12 Monaten muss der Arbeitgeber eine berufliche Wiedereingliederung anbieten (➤ Kap. 2.4).

4.5.4 Medizinische Rehabilitation

Leistungsträger können die gesetzliche Krankenversicherung, Träger der gesetzlichen Rentenversicherung oder die Unfallversicherungsträger sein.

DEFINITION

Voraussetzungen für medizinische Rehabilitation

- In der Regel Antragstellung durch die Versicherten beim Leistungsträger
- Ärztliche Stellungnahme
- Prüfung und Entscheidung durch den Reha-Träger vor Inanspruchnahme
- Abstand zwischen zwei Maßnahmen in der Regel 4 Jahre. Ausnahmen mit ärztlich begründeter Dringlichkeit, z. B. deutliche Verschlechterung aufgrund gleicher gesundheitlicher Ursachen, neue Krankheiten

Die Wahrscheinlichkeit der Bewilligung erhöht sich durch eine auf die Betroffenen und die Ziele des Leistungsträgers zugeschnittene ärztliche Begründung der Notwendigkeit der medizinischen Rehabilitation mit Angaben über den Bedarf wegen Einschränkungen im Beruf trotz ausgeschöpfter ambulanter Therapie. Hier kann auch eine zusätzliche Bestätigung des Betriebsarztes sinnvoll sein (➤ Kap. 1).

Checklisten für den behandelnden Arzt zur Feststellung des medizinischen Rehabilitationsbedarfs für somatische und psychische Erkrankungen finden sich auf den Webseiten der Deutschen Rentenversicherung.

Versicherte haben ein **Widerspruchsrecht** bei Ablehnung des Reha-Antrags (formlos; Frist: innerhalb eines Monats nach Erhalt des Bescheids).

4.5.5 Leistungen zur Teilhabe am Arbeitsleben (berufliche Rehabilitation)

Welcher **Rehabilitationsträger** zuständig ist, richtet sich u. a. nach der Ursache (z. B. Arbeitsunfall) und nach dem Umfang von zurückgelegten Versicherungszeiten in der gesetzlichen Rentenversicherung. Die Bundesagentur für Arbeit ist zuständiger Rehabilitationsträger, wenn kein anderer Rehabilitationsträger zuständig ist. Ziel ist die Förderung der Wiedereingliederung in das Erwerbsleben. Den Antrag muss der Betroffene selbst stellen. Eine Behinderung muss drohen, d. h. konkret absehbar sein (➤ Kap. 8).

DEFINITION

Leistungen zur Teilhabe am Arbeitsleben

- Diagnose- und Eignungsfeststellungsverfahren
- Berufliche Bildungsmaßnahmen (Aus- und Weiterbildung)
- Zuschüsse an Arbeitgeber
- Technische Arbeitshilfen
- Maßnahmen in einer Werkstatt für behinderte Menschen

KAPITEL

5 Atteste, Eignungs- und Vorsorgebescheinigungen

Dennis Nowak

Kernaussagen

- Gesundheitszeugnisse müssen stimmen, das Ausstellen unrichtiger Gesundheitszeugnisse ist strafbewehrt.
- Atteste – oftmals erbeten und gut gemeint – können in unbeabsichtigter Weise interpretiert werden und schlimmstenfalls den Arbeitsplatz kosten.
- Eignungs- und Vorsorgebescheinigungen sind etwas völlig Verschiedenes. Letztere darf nur der Arbeits- oder Betriebsmediziner ausstellen.

Befundberichte, Atteste und ärztliche Bescheinigungen müssen als Gesundheitszeugnisse nicht nur sorgfältig, sondern auch inhaltlich richtig ausgestellt werden. Das Ausstellen unrichtiger Gesundheitszeugnisse ist strafbewehrt. Die Straftat ist bereits vollendet mit der Ausstellung. Eine Verwendung durch den Empfänger oder die Weitergabe durch den Aussteller ist darüber hinaus nicht erforderlich.

DEFINITION

Ausstellen unrichtiger Gesundheitszeugnisse (§ 278 StGB)

Ärzte und andere approbierte Medizinalpersonen, welche ein unrichtiges Zeugnis über den Gesundheitszustand eines Menschen zum Gebrauch bei einer Behörde oder Versicherungsgesellschaft wider besseres Wissen ausstellen, werden mit Freiheitsstrafe bis zu 2 Jahren oder mit Geldstrafe bestraft.

Der beamtete Arzt als Täter wird nach dem vorrangigen § 348 StGB (Falschbeurkundung im Amt) verschärft bestraft. Zugleich kommt § 263 StGB (Betrug) in Betracht.

Also gilt: Als Arzt darf man nichts bescheinigen, was nicht stimmt. Was sind nun aber die arbeitsmedizinischen Besonderheiten dieser trivialen Feststellung?

5.1 Atteste

Atteste sind ärztliche Bescheinigungen oder Gesundheitszeugnisse, die als Grundlage für Entscheidungen Dritter dienen. Ärzte werden oft von Patienten gebeten, Atteste zur Vorlage beim Arbeitgeber auszustellen, dass diese oder jene Tätigkeit nicht mehr verrichtet werden kann, beispielsweise „kein Heben über 5 kg“, „keine Nachtschicht“, „keine Arbeit mit Stäuben/Dämpfen/Irritantien“. Dies mag vom Patienten gefordert und vom Arzt gut gemeint sein und – siehe vorstehender Kasten – auch im konkreten Einzelfall stimmen. Der Arzt muss dem Patienten aber klarmachen, dass dies eine Steilvorlage für eine Kündigung sein kann, eben wenn der Arbeitsplatz ein Heben von mehr als 5 kg erfordert, wenn Nachtschichtarbeit obligat erforderlich ist und wenn es keine Arbeitsplätze ohne Stäube/Dämpfe/Irritantien gibt. Dann wird der Arbeitgeber im ungünstigen Falle, insbesondere wenn längere Krankschreibungen, Minderleistung oder irgendwelche Schwierigkeiten mit dem Mitarbeiter vorangegangen sind, auf Basis des Attests argumentieren, der Mitarbeiter könne die arbeitsvertraglich geschuldete Arbeitsleistung nicht mehr erbringen, und den Arbeitsvertrag kündigen.

CAVE

Ein **Attest** kann der Auslöser einer **Kündigung** sein.

Patienten reagieren hierauf oft völlig überrascht, die wohlmeinenden Ärzte, die das Attest ausgestellt haben, allerdings auch. Dabei war das Ganze vorhersehbar. Kommt es dann zum Prozess vor dem Arbeitsgericht, werden dem hinzugezogenen medizinischen Sachverständigen oft zwei Fragen gestellt:

1. Musste der Arbeitgeber aufgrund des Attests (beispielsweise: dass der Patient nicht mehr als 5 kg heben kann) davon ausgehen, dass der Kläger tatsächlich nicht mehr als 5 kg heben kann?
2. Kann der Kläger jetzt mehrmals pro Arbeitsschicht – um im Beispiel zu bleiben – mehr als 5 kg heben?

Vielfach wird der ärztliche Sachverständige beide Fragen bejahen – der Wiederaufnahme der Beschäftigung steht jedoch ein zerrüttetes Vertrauensverhältnis entgegen, oft resultiert eine Abfindung, der Arbeitsplatz aber bleibt verloren – letztlich wegen einer nicht zu Ende gedachten und gutgemeinten ärztlichen Bescheinigung.

CAVE

Wie kann die Kündigung nach der Ausstellung eines gutgemeinten Attests vermieden werden?

- Der behandelnde, vom Patienten um ein Attest gebetene Arzt nimmt vorab (nach Schweigepflichtentbindung durch den Patienten) Kontakt mit dem Betriebsarzt auf und lässt sich über die konkrete Situation am Arbeitsplatz berichten.
- Betriebsarzt und Hausarzt überlegen gemeinsam, welche Arbeit dem Patienten gesundheitlich zumutbar und zugleich betrieblich realisierbar ist.
- Sollte Vorstehendes nicht funktionieren: Der Patient legt das Attest nicht dem Vorgesetzten/der Personalabteilung vor, sondern dem Betriebsarzt. Dieser prüft, welche betrieblichen Möglichkeiten gegeben sind, die Arbeit an den Mitarbeiter so anzupassen, dass er sie weiter verrichten kann, und nimmt ggf. Rücksprache mit dem Hausarzt

5.2 Eignungsbescheinigungen

Für bestimmte berufliche Tätigkeiten sind vor Aufnahme und auch während der Tätigkeiten **Eignungsuntersuchungen** zum Schutz Dritter vorgeschrieben, z. B. für Berufsfeuerwehr, Piloten, berufliche Kraftfahrer, Zugführer. Ärzte, die diese Eignungsbescheinigungen ausstellen, benötigen eine jeweilige spezielle Qualifikation (➤ Kap. 3).

Auch vor Beginn von bestimmten Ausbildungen können Eignungsbestätigungen verlangt werden. Diese Untersuchungen sind in der Regel durch Hausärzte möglich. Bei Einstellungsuntersuchungen besteht eine Offenbarungspflicht für Erkrankungen, die einen Einfluss auf die Arbeits- und/oder Einsatzfähigkeit bei der angestrebten beruflichen Tätigkeit haben.

Bei Erkrankungen mit Auswirkungen auf das Tätigkeitsprofil, z. B. Diabetes, Epilepsie, ausgedehnte Hauterkrankungen oder chronische Infektionserkrankungen sind oftmals **fachärztliche Beurteilungen** notwendig. Für eine abschließende arbeitsmedizinische Beurteilung durch den Betriebsarzt im Rahmen einer Wunschvorsorge sind in diesen Fällen aktuelle fachärztliche Befundberichte mit Darstellung des Krankheitsverlaufs und einer Einschätzung der Prognose hilfreich (➤ Kap. 2).

5.3 Vorsorgebescheinigungen

Die Vorsorgebescheinigung ist die schriftliche Mitteilung an den Arbeitgeber sowie den Beschäftigten, die der Betriebsarzt nach einer arbeitsmedizinischen Vorsorge auszustellen hat. Die arbeitsmedizinische Vorsorge hat das Ziel, den Beschäftigten in Kenntnis dessen individueller Gesundheitssituation zu den Gefährdungen an seinem Arbeitsplatz zu beraten. Hierbei unterliegt er der ärztlichen Schweigepflicht. Wenn der Betriebsarzt durch die Vorsorge in Kenntnis von unzureichendem Arbeitsschutz kommt, ist er verpflichtet, den Arbeitgeber darüber zu informieren und geeignete Schutzmaßnahmen vorzuschlagen. Wenn der Betriebsarzt durch seine Vorsorge in Kenntnis von Erkrankungen kommt, die zu einer Fremd-/Drittgefährdung führen können, muss er eine Rechtsgüterabwägung vornehmen (➤ Kap. 2.6). Die Vorsorgebescheinigung belegt keine Eignung für eine bestimmte Tätigkeit. Die Vorsorgebescheinigung muss folgende **Angaben** enthalten:

- Beschäftigtenstammdaten
- Vorsorgedatum
- Anlass der arbeitsmedizinischen Vorsorge nach ArbMedVV, unterschieden nach Pflicht-, Angebots- und Wunschvorsorge
- Termin der nächsten arbeitsmedizinischen Vorsorge
- Unterschrift des Arztes, Anschrift, Qualifikation

Die Vorsorgebescheinigung ist auszustellen, wenn das ärztliche Beratungsgespräch mit Anamnese einschließlich Arbeitsanamnese sowie das Angebot und ggf. die Durchführung der für die individuelle Aufklärung und Beratung erforderlichen körperlichen oder klinischen Untersuchungen stattgefunden haben, d. h. abschließend arbeitsmedizinisch beurteilt worden sind. Der Beschäftigte hat das Recht, körperliche und technische Untersuchungen abzulehnen, daher darf die Ausstellung der Vorsorgebescheinigung nicht von der Teilnahme an Untersuchungen abhängig gemacht werden.

DEFINITION

Wer darf die Vorsorgebescheinigung ausstellen?

Nur der **Facharzt für Arbeitsmedizin** oder der **Inhaber der Zusatzbezeichnung Betriebsmedizin,** der die Vorsorge durchgeführt hat, darf die Vorsorgebescheinigung ausstellen. Abweichend hiervon befugt ist außerdem ein Arzt in Weiterbildung zum Arzt für Arbeitsmedizin oder im Erwerb der Zusatzbezeichnung Betriebsmedizin, wenn der verantwortliche weiterbildende Arzt ihm die Aufgabe übertragen hat.

KAPITEL

6

Uta Ochmann

Berufsberatung von Jugendlichen

Kernaussagen

- Die Berufsberatung sollte immer individuell, ggf. in Zusammenarbeit mit Fachärzten und Betriebsärzten/Arbeitsmedizinern erfolgen.
- Beratungsbedarf besteht auch für junge Erwachsene, die nicht mehr unter das Jugendarbeitsschutzgesetz fallen.

6.1 Jugendarbeitsschutzgesetz

Jugendlicher im Sinne dieses Gesetzes ist, wer 15, aber noch nicht 18 Jahre alt ist. Jugendliche dürfen **nicht beschäftigt** werden mit:

- Arbeiten, die ihre Leistungsfähigkeit übersteigen
- Arbeiten, bei denen sie sittlichen Gefahren ausgesetzt sind
- Arbeiten mit Unfallgefahren (mangelndes Sicherheitsbewusstsein!)
- Arbeiten unter außergewöhnlicher Hitze/starker Nässe
- Einwirkung von Lärm, Erschütterung, Strahlen, infektiösen, giftigen, ätzenden und reizenden Stoffen
- Akkordarbeit und Arbeiten, bei denen durch gesteigertes Tempo ein höheres Entgelt erzielt werden kann
- Arbeiten unter Tage

Unter folgenden Bedingungen sind **Ausnahmen** möglich:

- Die Tätigkeit muss für die Erreichung des Ausbildungsziels erforderlich sein.
- Die Tätigkeit muss unter Aufsicht eines Fachkundigen stattfinden.
- Bei Einwirkung gefährlicher Stoffe muss der Luftgrenzwert eingehalten werden.

Ein Umgang mit biologischen Arbeitsstoffen der Risikogruppen 3 (z. B. *Bacillus anthracis*) und 4 (z. B. Ebola-Virus) ist ohne jede Ausnahmemöglichkeit ausdrücklich verboten.

6.2 Jugendarbeitsschutzuntersuchung

Die **Jugendarbeitsschutzuntersuchung** muss nach Jugendarbeitsschutzgesetz bei allen Jugendlichen durchgeführt werden, die vor dem 18. Lebensjahr eine Berufsausbildung oder eine berufliche Tätigkeit beginnen. Die Untersuchung soll die gesundheitliche Eignung in Bezug auf das angestrebte Berufsziel überprüfen. Berechtigungsscheine und Erhebungsbögen für die Untersuchung werden in der Regel von den allgemeinbildenden Schulen ausgegeben, alternativ sind sie beim zuständigen Gewerbeaufsichtsamt erhältlich. Die Untersuchungsberechtigungsscheine werden von der Ausgabestelle mit den persönlichen Daten der Jugendlichen ausgefüllt. Die Erhebungsbögen sollen zur Vorbereitung der ärztlichen Untersuchungen vom Personensorgeberechtigten ausgefüllt, unterschrieben und vom Jugendlichen dem Arzt bei der Untersuchung vorgelegt werden.

Die Jugendarbeitsschutzuntersuchung muss innerhalb von 14 Monaten vor Beginn der beruflichen Tätigkeit erfolgen, sie kann von jedem approbierten Arzt durchgeführt werden. Es besteht freie Arztwahl, es sei denn, es wird eine außerordentliche Nachuntersuchung von der Gewerbeaufsicht angeordnet. Die Kosten trägt das Bundesland.

Nachuntersuchungen 12 Monate nach der Erstuntersuchung sind grundsätzlich notwendig, wenn Jugendliche dann noch unter 18 Jahre alt sind. Zusätzlich kann der untersuchende Arzt aufgrund der individuellen Situation vorzeitige Nachuntersuchungen oder fachärztliche Ergänzungsuntersuchungen fordern. Die **Untersuchungsergebnisse** werden auf speziellen Untersuchungsbögen dokumentiert, die der Arzt vom zuständigen Gewerbeaufsichtsamt beziehen kann. Einige Gewerbeaufsichtsämter haben Merkblätter für Ärzte herausgeben.

Der Arzt muss unter Berücksichtigung der Krankheitsvorgeschichte beurteilen:

- Gefährdung von Gesundheit und Entwicklung durch Ausführung bestimmter Arbeiten oder durch Beschäftigung während bestimmter Zeiten
- Sind besondere, der Gesundheit dienende Maßnahmen notwendig? Ergänzungsuntersuchung? Außerordentliche Nachuntersuchung?
- Ärztliche Erkundigungspflicht nach Arbeitsbedingungen und anfallenden Tätigkeiten beim Jugendlichen
- Bei Nachuntersuchungen außerdem: bisherige Auswirkungen der Beschäftigung auf Gesundheit und Entwicklungsstand

Der Arzt hat schriftlich auf dem **Untersuchungsbogen** festzuhalten:

- Den Untersuchungsbefund
- Die Arbeiten, durch deren Ausführung er die Gesundheit oder die Entwicklung des Jugendlichen für gefährdet hält
- Die besonderen der Gesundheit dienenden Maßnahmen, einschließlich Maßnahmen zur Verbesserung des Impfstatus
- Die Anordnung einer außerordentlichen Nachuntersuchung

Der untersuchende Arzt händigt dem Jugendlichen eine **Bescheinigung für den Arbeitgeber** über die durchgeführte Untersuchung aus und erstellt über das Ergebnis der Untersuchung eine **Mitteilung für den Personensorgeberechtigten** (Anlagen des Untersuchungsbogens).

Wenn der Arzt die Gesundheit oder Entwicklung des Jugendlichen durch die Ausführung bestimmter Arbeiten für gefährdet hält, so hat er dies in den Bescheinigungen für den Arbeitgeber und den Personensorgeberechtigten zu vermerken. Der Jugendliche darf mit diesen Arbeiten dann nicht beschäftigt werden **(Beschäftigungsverbot).** Die Aufsichtsbehörde (Gewerbeaufsichtsamt) kann die Beschäftigung des Jugendlichen mit den in der Bescheinigung des Arztes vermerkten Arbeiten im Einvernehmen mit einem Arzt zulassen und die Zulassung mit Auflagen verbinden.

Scheidet ein Jugendlicher aus dem Beschäftigungsverhältnis aus, hat ihm der Arbeitgeber die Bescheinigungen auszuhändigen, damit er sie dem nächsten Arbeitgeber vorlegen kann.

Eine Untersuchung nach Jugendarbeitsschutzgesetz ist nicht erforderlich bei geringfügigen Beschäftigungen und Beschäftigungen mit leichten Arbeiten, von denen keine gesundheitlichen Nachteile für die Jugendlichen zu befürchten sind und die nicht länger als 2 Monate dauern (Berufspraktika, Ferienjob).

6.3 Berufsberatung bei häufigen chronischen Erkrankungen

Die Beratung des Menschen mit chronischer Erkrankung zur Berufswahl sollte sich vor allem an **Neigung, Begabung und Fähigkeiten** des Betroffenen orientieren. Sie muss jedoch die geltenden Rechtsnormen und Richtlinien sowie andere Vorschriften berücksichtigen (z. B. Fahrerlaubnisverordnung).

Nicht alle Ausbildungsinhalte sind wesentlicher Bestandteil zum Abschluss einer erfolgreichen Ausbildung. Nach Rücksprache mit Kammern/Innungen können einzelne Ausbildungsinhalte weggelassen werden bzw. nur eine theoretische Unterweisung darüber stattfinden.

6.3.1 Atopische Erkrankungen

Ein Drittel aller Berufsanfänger hat die Anamnese einer atopischen Erkrankung.

Jugendlichen mit schwerem **Asthma** sollte von einer Tätigkeit in einem Risikoberuf mit beruflicher Exposition gegenüber Allergenen (z. B. Tierpfleger, Bäcker) oder gegenüber hohen Konzentrationen von irritativ wirkenden Noxen (Säuren, Laugen, Kühlschmierstoffe unter schlechten Arbeitsbedingungen) abgeraten werden.

Jugendliche mit schwerem **atopischem Ekzem** sollten keine Tätigkeiten mit erhöhter Hautbelastung (häufiges Tragen von Schutzhandschuhen, z. B. Gesundheitsdienst, häufiger Kontakt zu Wasser, z. B. Friseur) ausüben. Jugendliche mit anderen atopischen Vorerkrankungen sollten über ihr individuelles Risiko beraten werden.

Mithilfe des Allergierisikorechners kann das individuelle Risiko von Kindern und Jugendlichen für den Verlauf bestimmter allergischer Erkrankungen bis ins junge Erwachsenenalter abgeschätzt werden (➤ Kap. 23).

Aufgrund des eher geringen Vorhersagewerts atopischer Vorerkrankungen ist die **Sekundärprävention** besonders wichtig. Hierzu gehört eine engmaschige Kontrolle des Symptomverlaufs insbesondere in den ersten Tätigkeitsjahren. Treten Sensibilisierungen oder Symptome auf, muss sorgfältig abgewogen werden, ob eine Expositionsreduktion ausreichend ist, um den Beruf weiter auszuüben. Hierbei ist die Zusammenarbeit zwischen behandelndem Arzt und Arbeitsmediziner/Berufsdermatologen wichtig.

6.3.2 Diabetes mellitus

Bei einer Erstausbildung, insbesondere bei jungen Menschen mit Diabetes, ist darauf zu achten, dass im angestrebten Beruf möglichst viele Tätigkeitsfelder offenstehen.

Grundsätzlich problematisch sind berufliche Tätigkeiten, die die Planbarkeit des Tagesablaufs und die Selbstkontrolle des Stoffwechsels beeinträchtigen (sehr unregelmäßige Essenszeiten, stark wechselnde körperliche Belastungen, Arbeiten in Schutzkleidung) (➤ Kap. 13).

Die Beratung sollte immer individuell in Berücksichtigung des Hypoglykämierisikos erfolgen.

Schwere Hypoglykämien können im Einzelfall eine Selbst- und/oder Fremdgefährdung bedeuten bei:

- Beruflicher Personenbeförderung (z. B. Piloten) oder Transport gefährlicher Güter
- Überwachungsfunktionen mit alleiniger Verantwortung für das Leben anderer
- Waffengebrauch
- Arbeiten mit konkreter Absturzgefahr oder an anderen gefährlichen Arbeitsplätzen (z. B. Feuerwehr)
- Arbeiten in großer Hitze, im Überdruck, Taucherarbeiten
- Tätigkeiten im Ausland ohne hinreichende notärztliche Versorgung

6.3.3 Epilepsie

In Abhängigkeit von Art, Schweregrad und Auslösefaktoren der Epilepsie ist zu entscheiden, ob eine betriebliche Ausbildung in einem Betrieb möglich ist, ob berufsvorbereitende Bildungsmaßnahmen notwendig sind oder ob eventuell ein Berufsbildungswerk die geeignete Ausbildungsstätte darstellt.

Grundsätzlich problematisch und nur im Einzelfall zu entscheiden sind berufliche Tätigkeiten mit Alleinarbeit, Fahr-, Steuer- Überwachungstätigkeiten, Nachtarbeit und Arbeiten an drehenden oder sonstig gefährlichen Maschinen (➤ Kap. 20).

6.3.4 Behinderungen

DEFINITION

Menschen sind behindert, wenn ihre körperliche Funktion, geistige Fähigkeit oder seelische Gesundheit mit hoher Wahrscheinlichkeit länger als 6 Monate von dem für das Lebensalter typischen Zustand abweichen und daher ihre Teilhabe am Leben in der Gesellschaft beeinträchtigt ist.

Neben den unerlässlichen eigenen Aktivitäten zur Berufswahl sollte die Berufsberatung der Agenturen für Arbeit mit ihren speziellen Angeboten für behinderte Menschen in Anspruch genommen werden. Es besteht auch die Möglichkeit, dass behinderten jungen Menschen Leistungen zur Berufsfindung und Arbeitserprobung gewährt werden.

Ist eine Berufsausbildung noch nicht möglich, kann die Berufsberatung berufsvorbereitende Bildungsmaßnahmen empfehlen. Wenn die Behinderung eine betriebliche Ausbildung nicht zulässt, kann ein Ausbildungsplatz in einem Berufsbildungswerk, einem Berufsförderungswerk oder eine Tätigkeit in Werkstätten für behinderte Menschen infrage kommen. Auch eine Förderung der Berufsausbildung durch die zuständige Agentur für Arbeit oder das Jobcenter in anerkannten Ausbildungsberufen oder im Rahmen besonderer Regelungen für die Berufsausbildung behinderter junger Menschen ist möglich.

Bei Schwerbehinderungen ist das Integrationsamt der Ansprechpartner bei allen Fragen zu Schwerbehinderung und Arbeitsplatz (➤ Kap. 8).

KAPITEL

7 Mutterschutz am Arbeitsplatz

Uta Ochmann

Kernaussagen

- Nach Meldung einer Schwangerschaft muss der Arbeitgeber sicherstellen, dass die Schwangere und ihr ungeborenes Kind nicht durch die beruflichen Tätigkeiten gefährdet werden. Er muss eine aktuelle Gefährdungsbeurteilung durchführen.
- Gefährliche Tätigkeiten müssen durch andere, der Qualifikation der Schwangeren entsprechende, ungefährliche Tätigkeiten ersetzt werden.
- Nur falls sich keine ungefährlichen Tätigkeiten für die Schwangere finden, muss der Arbeitgeber ein Beschäftigungsverbot aussprechen.

7.1 Mutterschutzgesetz

Der Arbeitgeber ist nach Mutterschutzgesetz für den Mutterschutz in seinem Unternehmen verantwortlich. Schwangere Beschäftigte sollen vor gesundheitlichen Gefährdungen durch ihren Arbeitsplatz geschützt werden. Im Januar 2018 ist das neue Mutterschutzgesetz in Kraft getreten. Bislang war die Umsetzung des Mutterschutzgesetzes Ländersache, sodass die jeweiligen Landesempfehlungen inhaltlich voneinander abweichen können. Mit dem neuen Mutterschutzgesetz sollen über einen Ausschuss für Mutterschutz bundesweit gültige Umsetzungsregeln erstellt werden. Folgende Neuerungen bringt das Gesetz:

- Es gilt auch für Praktikantinnen, Schülerinnen und Studentinnen.
- Ziel ist ein einheitliches Gesundheitsschutzniveau, das die Schwangeren vor unverantwortbaren Gefährdungen schützen soll.
- Der Arbeitgeber soll bereits bei der grundsätzlichen Gefährdungsbeurteilung seiner Arbeitsplätze mögliche Gefährdungen für Schwangere erkennen und bei Unterweisungen darauf hinweisen.

7.2 Aufgaben des Arbeitgebers

Nach Meldung einer Schwangerschaft muss der Arbeitgeber den aktuellen **Arbeitsplatz** der schwangeren Mitarbeiterin auf Gefährdungen für Mutter und Kind **überprüfen.** Sinnvoll ist, dass der Personalvorgesetzte und die Schwangere diese Überprüfung gemeinsam anhand einer Checkliste „Gefährdungsbeurteilung Mutterschutz“ durchführen.

Werden Gefährdungen bei bestimmten Tätigkeiten erkannt, müssen **Maßnahmen beschlossen** und **umgesetzt** werden, die die Gefährdung abwenden.

Wenn dies nicht durch eine **technische/bauliche/organisatorische Veränderung** des Arbeitsplatzes möglich ist, muss nach anderen, der Qualifikation entsprechenden ungefährlichen Tätigkeiten gesucht werden.

Nur wenn sich diese nicht finden sollten, muss der Arbeitgeber die Schwangere von den gefährdenden Tätigkeiten freistellen, also ein sog. **betriebliches (vormals generelles) Beschäftigungsverbot (BV)** aussprechen.

7.3 Ärztliche Aufgaben

Unabhängig von der Gefährdungsbeurteilung durch den Arbeitgeber können auch Ärzte ein **ärztliches (vormals individuelles) Beschäftigungsverbot (BV)** aussprechen. Dieses bezieht sich auf Arbeitsbedingungen, die per se nicht gefährlich für eine Schwangerschaft sind, aber im individuellen Fall der Betroffenen den Verlauf ihrer Schwangerschaft negativ beeinflussen können. Als Beispiele wären Mobbing-Situationen oder unzuträgliche Gerüche am Arbeitsplatz zu nennen. Dem Arbeitgeber muss über detaillierte Angaben der zum ärztlichen BV führenden Gründe die Möglichkeit gegeben werden, die Arbeitsbedingungen so abzuändern, dass das ärztliche Beschäftigungsverbot entfallen kann.

Der die Schwangere betreuende Gynäkologe sollte eine **orientierende Arbeitsanamnese** durchführen (➤ Kap. 14). Sind etwaige Gefährdungen am Arbeitsplatz zu vermuten, sollte er:

1. der Schwangeren empfehlen, sich zeitnah beim zuständigen Betriebsarzt vorzustellen.
2. die Schwangere darauf hinweisen, dass sie unverzüglich den Arbeitgeber über die Schwangerschaft informieren sollte, damit das Mutterschutzgesetz greift und der Arbeitgeber Gefährdungen erkennen und abwenden kann.
3. ggf. ein befristetes ärztliches Beschäftigungsverbot ausstellen, bis der Arbeitgeber eine aktuelle Gefährdungsbeurteilung am Arbeitsplatz der Schwangeren durchgeführt hat.
4. bei Unklarheiten mit Einverständnis der Schwangeren selbst Kontakt zum zuständigen Betriebsarzt aufnehmen.

DEFINITION

Das Attest über ein **ärztliches (vormals individuelles) Beschäftigungsverbot** soll enthalten:

- Beschreibung der Arbeitsbedingungen, die zum Beschäftigungsverbot führen
- Voraussichtliche Dauer des Beschäftigungsverbots
- Berufliche Tätigkeiten, die aus ärztlicher Sicht noch ausgeübt werden können

CAVE

- Betriebliche (vormals generelle) Beschäftigungsverbote spricht weder der behandelnde Arzt noch der Betriebsarzt aus, sondern nur der Arbeitgeber (ggf. nach Beratung durch den Betriebsarzt).
- Die Abgrenzung zwischen Arbeitsunfähigkeit und ärztlichem (vormals individuellem) Beschäftigungsverbot ist oftmals schwierig (➤ Kap. 4.3).
- Arbeitgeber, Schwangere und Krankenkassen können aus finanziellen Erwägungen Interesse am Beschäftigungsverbot haben, da dann die Lohnfortzahlung zu 100 % und über einen gesonderten „Topf", die Umlage 2, erfolgt. Daher ist es wichtig, dass eine fachgerechte Unterscheidung von Arbeitsunfähigkeit und Beschäftigungsverbot vorgenommen wird.

Beispiel

Mutterschutz

Frau G., Erzieherin in einer Kindertagesstätte, Alter der betreuten Kinder zwischen 0 und 6 Jahren, kontaktiert ihre Gynäkologin Dr. S., sie ist in der 5. Woche schwanger. Frau Dr. S. empfiehlt Frau G. eine zeitnahe Vorstellung beim Betriebsarzt und überreicht Frau G. ein Attest mit ärztlichem (individuellem) Beschäftigungsverbot für den beruflichen Umgang mit Kindern bis Erstellung der aktuellen Gefährdungsbeurteilung am Arbeitsplatz von Frau G. durch den Arbeitgeber. Frau G. informiert auf Rat von Frau Dr. S. sofort ihren Vorgesetzten über die Schwangerschaft und das befristete Beschäftigungsverbot.

Frau G. stellt sich 3 Tage später bei der Betriebsärztin Frau Dr. F. vor. Diese entnimmt dem Impfpass, dass alle öffentlich empfohlenen Impfungen erfolgt sind, aber keine Hepatitis-A-Immunität angenommen werden kann. Sie nimmt Blut ab für die Serologien bezüglich Zytomegalie und Ringelröteln und empfiehlt eine Fortsetzung des befristeten Beschäftigungsverbots bis zum Erhalt der Laborergebnisse. Da beide Serologien negativ sind, gibt Frau Dr. F. Frau G. eine Bescheinigung zur Vorlage beim Arbeitgeber:

- Es wird ein betriebliches Beschäftigungsverbot für den beruflichen Umgang mit Kindern bis zum 6. Lebensjahr bis einschließlich der 20. SSW empfohlen. Der Qualifikation angemessene Tätigkeiten ohne Kinderkontakt sind möglich (z. B. Erarbeitung von Schulungskonzepten für Erzieher in Heimarbeit).
- Ab der 21. SSW ist ausschließlich ein Umgang mit Kindern ab dem vollendeten 3. Lebensjahr mit folgenden Auflagen möglich:
  - Kein Kontakt zu Urin und Stuhlgang (Toilettenbegleitung, Windelwechsel)
  - Befristete Freistellungen bei Auftreten eines akuten Falles von Ringelröteln, Influenza, Noro-/Rota-Virus in der gesamten Einrichtung und bei Auftreten eines akuten Falles von Scharlach, Hepatitis A und Mumps bei den von Frau G. betreuten Kindern.

KAPITEL

8 (Schwer-)Behinderung und Arbeit

Uta Ochmann

Kernaussagen

- Viele schwerbehinderte Menschen können, ggf. mit technischen oder organisatorischen Anpassungen ihres Arbeitsplatzes, beruflich tätig sein.
- Das Integrationsamt ist der Ansprechpartner für Arbeitnehmer und Arbeitgeber bei Fragen zu Schwerbehinderung und Arbeitsplatz.

Als **Schwerbehinderung** wird ein **Grad der Behinderung** von **mindestens 50** definiert. Personen mit einem Grad der Behinderung von weniger als 50, aber mindestens 30, können auf Antrag von der Agentur für Arbeit schwerbehinderten Menschen gleichgestellt werden, wenn sie infolge ihrer Behinderung ohne die Gleichstellung einen geeigneten Arbeitsplatz nicht erlangen oder nicht behalten können.

Nach § 1 SGB IX erhalten behinderte oder von Behinderung bedrohte Menschen Leistungen nach dem SGB IX und den für die Rehabilitationsträger geltenden Vorschriften.

8.1 Leistungen zur Teilhabe am Arbeitsleben

Sofern aus gesundheitlichen Gründen die bisherige berufliche Tätigkeit nicht mehr dauerhaft ausgeübt werden kann, die Erwerbsfähigkeit erheblich gefährdet oder ein Berufs(wieder)einstieg ohne Unterstützung nicht möglich ist, können Betroffene Leistungen zur Teilhabe am Arbeitsleben beantragen.

Leistungen zur Teilhabe am Arbeitsleben können sowohl dem Betroffenen als auch dem Arbeitgeber gewährt werden, in jedem Fall muss der Betroffene die Leistungen beantragen.

Leistungen zur Teilhabe am Arbeitsleben umfassen ein breites Spektrum an Einzelleistungen, die von qualifizierenden Leistungen bis zu Sachleistungen reichen. Sie beinhalten Hilfen zur Erhaltung oder Erlangung eines Arbeitsplatzes, finanzielle Leistungen an Arbeitgeber und berufliche Bildungsmaßnahmen. Häufig sind schwerbehinderte Menschen in ihrer körperlichen, geistigen oder seelischen Leistungsfähigkeit überhaupt nicht eingeschränkt, wenn ihr Arbeitsplatz behinderungsgerecht ausgestattet ist.

Leistungen an Arbeitgeber haben das Ziel, Betriebe in die Lage zu versetzen, behinderten Menschen – im Sinne einer Chancengleichheit mit nicht behinderten Menschen – eine Beschäftigung zu ermöglichen. Finanzielle Hilfen dienen dazu, Arbeitsplätze behinderungsgerecht auszustatten oder neue Arbeitsplätze zu schaffen.

CAVE

Anhaltspunkte für eine **behinderungsbedingte Gefährdung eines Arbeitsplatzes** können unter anderem sein:

- Wiederholte/häufige behinderungsbedingte Fehlzeiten
- Behinderungsbedingt verminderte Arbeitsleistung auch bei behinderungsgerecht ausgestattetem Arbeitsplatz
- Dauernde verminderte Belastbarkeit
- Abmahnungen oder Abfindungsangebote im Zusammenhang mit behinderungsbedingt verminderter Leistungsfähigkeit
- Auf Dauer notwendige Hilfeleistungen anderer Mitarbeiter
- Eingeschränkte berufliche und/oder regionale Mobilität aufgrund der Behinderung

Auch eine **Kostenübernahme für Hilfsmittel und technische Arbeitshilfen,** die behinderungsbedingt zur Berufsausübung erforderlich sind, ist möglich. Dies kann auf orthopädische Sicherheitsschuhe, orthopädische Fahrersitze, berufsbedingten Mehrbedarf einer Hörhilfe sowie auf die Arbeitsplatzausstattung (z.B. Bildschirmlesegeräte, Einhand-Tastaturen, höhenverstellbare Arbeitstische) zutreffen. Der Antrag auf Übernahme der Kosten ist vom Versicherten vor dem Kauf bzw. der verbindlichen Bestellung zu stellen. Bei Sicherheitsschuhen ist eine Notwendigkeitsbescheinigung des Arbeitgebers zum Tragen von Fußschutz erforderlich.

Die technischen Arbeitshilfen gehören nicht zur üblichen Arbeitsplatzausstattung und werden für die Beschäftigten als Einzelmaßnahme persönlich angeschafft. Die Arbeitnehmenden sind folglich Antragstellende und in der Regel Eigentümer der technischen Arbeitshilfe. Somit kann die Person die angeschaffte Arbeitshilfe bei einem Arbeitsplatzwechsel mitnehmen.

8.2 Zuständige Rehabilitationsträger

Verschiedene Leistungsträger können zuständig sein. Sie haben untereinander einen Kooperationsauftrag. Aus praktischer Erfahrung empfiehlt sich folgende Vorgehensweise:

Arbeitnehmer, die in einem aktiven Arbeitsverhältnis stehen und die in ➤ Kap. 8.2.1 aufgeführten Kriterien erfüllen, sollten den Antrag auf Teilhabe zum Arbeitsleben direkt bei ihrer Rentenversicherung stellen. Unterstützung gibt es bei den gemeinsamen Servicestellen der Rentenversicherung.

Bei unklaren Arbeitsverhältnissen, bereits längerer Arbeitsunfähigkeit oder Arbeitslosigkeit sollten die Betroffenen einen Termin bei der Agentur für Arbeit vereinbaren.

8.2.1 Rentenversicherung

Von der gesetzlichen Rentenversicherung werden Leistungen zur Rehabilitation und Teilhabe erbracht, wenn die persönlichen und versicherungsrechtlichen Voraussetzungen erfüllt sind.

Die **persönlichen Voraussetzungen** erfüllen Versicherte,

1. deren Erwerbsfähigkeit wegen Krankheit oder körperlicher, geistiger oder seelischer Behinderung erheblich gefährdet oder gemindert ist und
2. bei denen voraussichtlich
   a. bei erheblicher Gefährdung der Erwerbsfähigkeit eine Minderung der Erwerbsfähigkeit durch Leistungen zur medizinischen Rehabilitation oder zur Teilhabe am Arbeitsleben abgewendet werden kann,
   b. bei geminderter Erwerbsfähigkeit diese durch Leistungen zur medizinischen Rehabilitation oder zur Teilhabe am Arbeitsleben wesentlich gebessert oder wiederhergestellt oder hierdurch deren wesentliche Verschlechterung abgewendet werden kann,
   c. bei teilweiser Erwerbsminderung ohne Aussicht auf eine wesentliche Besserung der Erwerbsfähigkeit der Arbeitsplatz durch Leistungen zur Teilhabe am Arbeitsleben erhalten werden kann.

Die **versicherungsrechtlichen Voraussetzungen** sind erfüllt, wenn bei Antragstellung die Wartezeit von 15 Jahren erfüllt ist oder eine Rente wegen verminderter Erwerbsfähigkeit bezogen wird. Außerdem werden Leistungen zur Teilhabe am Arbeitsleben durch die gesetzliche Rentenversicherung auch dann erbracht, wenn ohne diese Leistungen eine Rente wegen verminderter Erwerbsfähigkeit gezahlt werden müsste oder wenn nach einer Leistung zur medizinischen Rehabilitation zu Lasten der Rentenversicherung für den Rehabilitationserfolg eine sich unmittelbar anschließende Leistung zur Teilhabe am Arbeitsleben erforderlich ist.

8.2.2 Bundesagentur für Arbeit

Die Bundesagentur für Arbeit ist zuständiger Leistungsträger für die berufliche Rehabilitation inklusive Leistungen für Teilhabe am Arbeitsleben, sofern kein anderer Rehabilitationsträger zuständig ist.

8.2.3 Integrationsamt

Integrationsämter und Integrationsfachdienste (IFD) sind erste Ansprechpartner rund um die Beschäftigung **schwerbehinderter oder gleichgestellter Menschen.** Sie übernehmen Leistungen für Teilhabe am Arbeitsleben nachrangig zu Rentenversicherung und Agentur für Arbeit.

Sie beraten kostenfrei zu allen Fragen der Förderung, des Behindertenrechts und der behinderungsgerechten Arbeitsgestaltung. Sie begleiten, wenn es behinderungsbedingt Konflikte am Arbeitsplatz gibt.

Die **Durchführung der begleitenden Hilfe im Arbeitsleben** ist eine der Hauptaufgaben der Integrationsämter. Sie umfasst Maßnahmen und Leistungen, die erforderlich sind, damit schwerbehinderte Menschen am Arbeitsleben teilhaben können.

Finanzielle Förderung reicht manchmal nicht aus, um die Chancen von behinderten Menschen auf dem allgemeinen Arbeitsmarkt zu erhöhen. **Integrationsfachdienste** im Auftrag der Integrationsämter bereiten schwerbehinderte Menschen auf die vorgesehenen Arbeitsplätze vor, begleiten sie am konkreten Arbeitsplatz und beraten Arbeitgeber in psychosozialen Fragen. In jedem Bezirk einer Agentur für Arbeit gibt es einen Integrationsfachdienst. Integrationsfachdienste arbeiten auch im Auftrag der Rehabilitationsträger.

DEFINITION

Sobald eine Gleichstellung oder eine Schwerbehinderung vorliegt, gilt ein besonderer **Schutz am Arbeitsplatz:**

- Kündigung ab 6 Monate nach Beschäftigungsbeginn nur noch mit Zustimmung des Integrationsamts möglich
- Hilfen zur Arbeitsplatzausstattung
- Auf Verlangen Freistellung von Mehrarbeit

8.3 Strukturen im Betrieb

Arbeitgeber sind verpflichtet, die **Arbeitsplätze** für schwerbehinderte und gleichgestellte Beschäftigte **behinderungsgerecht zu gestalten** und mit den **erforderlichen technischen Arbeitshilfen** auszustatten – soweit dies für den Arbeitgeber finanziell, technisch und organisatorisch zumutbar ist. Bei einem höheren Aufwand können Betriebe durch finanzielle und beraterische Leistungen durch die Rehabilitationsträger und Integrationsämter unterstützt werden.

Können Arbeitnehmer aufgrund ihrer Behinderung die vertraglich vereinbarte Tätigkeit am bisherigen Arbeitsplatz nicht mehr oder nur noch zum Teil verrichten, muss der Arbeitgeber prüfen, ob eine Weiterbeschäftigung auf einem anderen leidensgerechten Arbeitsplatz im selben Betrieb oder Unternehmen möglich ist.

DEFINITION

Präventionsverfahren nach §167 (1) SGB IX

Bei **personen-, verhaltens- oder betriebsbedingten Schwierigkeiten** im Arbeitsverhältnis eines Schwerbehinderten oder Gleichgestellen, die den Arbeitsplatz gefährden können, muss der Arbeitgeber möglichst frühzeitig die Schwerbehindertenvertretung, den Betriebs- oder Personalrat und das Integrationsamt einschalten, um mit ihnen alle Möglichkeiten zu erörtern, mit denen die Schwierigkeiten beseitigt werden können. Mit Zustimmung des Betroffenen kann auch der Betriebsarzt hinzugezogen werden.

Ein (schwer-)behinderter Mitarbeiter kann sich wie jeder andere Mitarbeiter auch, jederzeit vertraulich beim Betriebsarzt zur Beratung vorstellen, wenn er eine Diskrepanz zwischen dem eigenen Leistungsvermögen und der Leistungsanforderung an seinem Arbeitsplatz sieht. Der Betriebsarzt kann durch sein fachliches Wissen und ggf. durch eine Begehung des Arbeitsplatzes technische, organisatorische oder persönliche Maßnahmen für einen leidensgerechten Arbeitsplatz empfehlen.

Der Arbeitgeber muss einen Beauftragten bestellen, der ihn in Angelegenheiten schwerbehinderter Menschen verantwortlich vertritt, wenn mindestens ein Schwerbehinderter oder eine gleichgestellte Person beschäftigt wird. Der Beauftragte soll nach Möglichkeit selbst ein schwerbehinderter Mensch sein. Der Beauftragte achtet vor allem darauf, dass dem Arbeitgeber obliegende Verpflichtungen erfüllt werden.

In Betrieben, in denen nicht nur vorübergehend 5 oder mehr schwerbehinderte Mitarbeiter beschäftigt sind, wählen die schwerbehinderten Mitarbeiter und Mitarbeiterinnen alle 4 Jahre eine **Schwerbehindertenvertretung,** bestehend aus einer Vertrauensperson (die selbst nicht schwerbehindert sein muss) und mindestens einem Stellvertreter.

Als Hauptaufgabe wacht die Schwerbehindertenvertretung darüber, dass alle Gesetze, Verordnungen, Tarifverträge, Betriebs- oder Dienstvereinbarungen zugunsten von schwerbehinderten Menschen durchgeführt und beachtet werden.

KAPITEL

9 Arbeits-, Wegeunfall, Berufskrankheit

Uta Ochmann

Kernaussagen

- Die gesetzliche Unfallversicherung ist eine allein vom Unternehmer zu finanzierende Haftpflichtversicherung für Arbeits-, Wegeunfälle und Berufskrankheiten.
- Die Liste der in Deutschland als Berufskrankheit definierten Erkrankungen findet sich in der Berufskrankheitenverordnung (BKV) (➤ Kap. 28).

9.1 Arbeits- und Wegeunfall

Ein Unfall ist ein zeitlich begrenztes, von außen auf den Körper einwirkendes Ereignis, das zu einem Gesundheitsschaden führt.

DEFINITION

Arbeitsunfälle

Arbeitsunfälle sind die Unfälle, die gesetzlich unfallversicherte Personen infolge der versicherten Tätigkeit erleiden. Kein Versicherungsschutz besteht, wenn Verletzungen oder Gesundheitsschäden ohne Einwirkung von außen zufällig während der versicherten Tätigkeit auftreten.

DEFINITION

Wegeunfälle

Wegeunfälle sind Unfälle, die gesetzlich unfallversicherte Personen auf dem Wege zur Arbeit oder von der Arbeit nach Hause oder an einen anderen Ort erleiden, wenn dieser nicht deutlich weiter als die Wohnung von der Arbeitsstätte entfernt ist.

Die gesetzliche Unfallversicherung inkludiert Arbeitnehmer einschließlich „Mini-Jobber“, Kindergartenkinder, Schüler, Studierende und die im angestellten Verhältnis Beschäftigten im öffentlichen Dienst. Weiterhin sind auch Patienten während des Aufenthalts im Krankenhaus und der Rehabilitationsklinik gesetzlich unfallversichert.

Hinzu kommen Personen, die im Interesse der Allgemeinheit ehrenamtlich tätig sind und Personen, die Erste Hilfe leisten.

CAVE

Bei Doktoranden kann nicht regelhaft von Versicherungsschutz ausgegangen werden.

Für Beamte gibt es vergleichbare Leistungen über die Unfallfürsorge. Arbeits- und Wegeunfälle werden als **„Dienstunfälle“** zusammengefasst.

Nach einem Arbeits- oder Wegeunfall kann grundsätzlich jeder Arzt aufgesucht werden. Bei schweren Verletzungen sollte sofort ein Durchgangsarzt (D-Arzt) aufgesucht werden, bei einer isolierten Augen-, HNO-, Haut- oder Zahnverletzung der jeweilige Facharzt.

D-Ärzte sind von den Berufsgenossenschaften bestellte Fachärzte für Chirurgie und Orthopädie mit besonderen Kenntnissen und Erfahrungen auf dem gesamten Gebiet der Unfallmedizin. Nahegelegene D-Ärzte finden sich auf www.dguv.de/de/index.jsp unter D-Ärzte/Gutachter/Kliniken.

Wenn der erstbehandelnde Arzt kein D-Arzt ist, muss er entscheiden, ob er den Verletzten zur weiteren Behandlung an einen D-Arzt oder Facharzt überweist. Die Überweisung an den D-Arzt ist auf jeden Fall erforderlich, wenn:

- die Unfallverletzung über den Unfalltag hinaus zur Arbeitsunfähigkeit führt,
- die notwendige ärztliche Behandlung voraussichtlich über eine Woche andauert,
- Heil- und Hilfsmittel zu verordnen sind,
- es sich um eine Wiedererkrankung aufgrund von Unfallfolgen handelt,
- Zweifel vorliegen, ob es sich um einen Arbeitsunfall handelt.

Wenn keine Überweisung notwendig ist, muss der erstbehandelnde Arzt spätestens am Werktag nach der Erstbehandlung eine „Ärztliche Unfallmeldung“ nach Formblatt „F1050“ bei der zuständigen Unfallversicherung erstatten.

Der D-Arzt entscheidet, ob die Weiterbehandlung durch den Hausarzt ausreicht (allgemeine Heilbehandlung, Rücküberweisung mit Mitteilung eines Nachschautermins beim D-Arzt) oder ob eine spezielle Heilbehandlung (durch D-Arzt, Fachärzte, Spezialklinik) notwendig ist. Der D-Arzt erstattet einen **D-Arzt-Bericht** (D-Bericht „F1000") an die zuständige Unfallversicherung. Der die allgemeine Heilbehandlung durchführende Arzt kann den Versicherten jederzeit erneut beim D-Arzt vorstellen.

Der Arbeitgeber muss einen Wege- oder Arbeitsunfall bei der Berufsgenossenschaft oder Unfallkasse melden, wenn dieser zum Tod oder zu einer Arbeitsunfähigkeit von mehr als 3 Kalendertagen geführt hat. Entscheidend ist die Anzahl der Kalendertage der Arbeitsunfähigkeit, der Unfalltag wird nicht mitgezählt.

Beispiel

„Arbeitsunfall"

- Maler mit Schädelhirntrauma durch Sturz von Leiter bei Synkope
- Fußgelenksdistorsion durch „Übersehen" der letzten Treppenstufe auf dem Weg zum Büro des Vorgesetzten
- Herzinfarkt unmittelbar nach Mitteilung der Kündigung aus betrieblichen Gründen durch den Chef
- Verletzung an einer zerbrochenen Wasserflasche nach Trinken am Hitzearbeitsplatz

„Kein Arbeitsunfall"

- Nach Aufrichten aus der Hocke Schmerzen im Knie
- Nach Feilen eines Werkstücks Schmerzen im Handgelenk
- Unfall bei einer privaten Besorgung in der Mittagspause
- Synkope am Büroarbeitsplatz
- Schnittverletzung beim Mittagessen in der Kantine
- Ausrutschen im Toilettenraum (Weg dorthin ist versichert)

„Wegeunfall"

- Der Arbeitsweg beginnt an der Haustür, d. h., wer auf der Treppe im Mietshaus stürzt, ist nicht versichert, jedoch auf dem Weg von der Haustür zu Garage, auch wenn dieser noch auf dem Privatgrundstück liegt.
- Bestimmte Umwege (z. B. Kinder zum Kindergarten bringen, Fahrgemeinschaft) sind mitversichert, Unterbrechungen von bis zu 2 h sind erlaubt.
- Die Wege zum Essen (z. B. zur Kantine, auch benachbarte Einrichtungen) und zurück sind versichert.

9.2 Berufskrankheit

DEFINITION

Berufskrankheiten

Berufskrankheiten sind Krankheiten, die die Bundesregierung durch Rechtsverordnung mit Zustimmung des Bundesrats als Berufskrankheiten (BK) bezeichnet und die durch die Ausübung einer beruflichen Tätigkeit verursacht werden. Die Berufskrankheitenverordnung gilt sowohl für unfallversicherte Beschäftigte als auch für Beamte.

CAVE

Meldepflicht von Berufskrankheiten

Hat ein Arzt oder Zahnarzt den begründeten Verdacht, dass bei einem Patienten eine Berufskrankheit vorliegt, muss er dies dem Träger der Unfallversicherung oder den für den medizinischen Arbeitsschutz zuständigen Stellen unverzüglich anzeigen (§ 202 SGB VII). Der Arzt muss den Patienten über den Inhalt der Anzeige unterrichten und ihm den Unfallversicherungsträger oder die staatliche Arbeitsschutzstelle nennen, der die Anzeige zugeleitet wird. Eine Einwilligung des Patienten ist nicht notwendig.

- Anmerkung 1: In aller Regel wird der Patient einverstanden sein.
- Anmerkung 2: Wenn der Patient nicht einverstanden ist, gilt die ärztliche Meldepflicht gleichwohl. Es empfiehlt sich in solchen Fällen, auf der Meldung anzugeben: „Der Patient wünscht kein BK-Verfahren."
- Anmerkung 3: Praktischerweise gibt man dem Patienten einen Ausdruck/eine Kopie der BK-Verdachtsmeldung mit.
- Das Muster eines Meldeformulars findet sich im Anhang in ➤ Kap. 28 (➤ Abb. 28.1).

Ursachen für eine Berufskrankheit können verschiedenste gesundheitsschädliche Einwirkungen am Arbeitsplatz sein wie z. B. Lärm, bestimmte Stäube und Chemikalien, Heben und Tragen schwerer Lasten.

Als **Berufskrankheit** kommen nur solche Erkrankungen infrage, die nach den Erkenntnissen der medizinischen Wissenschaft **durch besondere Einwirkungen** verursacht werden. Diesen Einwirkungen müssen **bestimmte Personengruppen** durch ihre Arbeit **in erheblich höherem Grade** als die übrige Bevölkerung ausgesetzt sein.

Jeder Arzt und Zahnarzt muss den begründeten Verdacht auf eine BK bei der zuständigen Berufsgenossenschaft anzeigen (Formular F6000), unabhängig von der Zustimmung des Versicherten. Auch Betroffene selbst, Arbeitgeber und Krankenkassen können den Verdacht auf eine BK melden. Der Versicherte hat das Recht, ein Berufskrankheitenverfahren bei der Berufsgenossenschaft zu stoppen, ohne den Versicherungsschutz zu verlieren.

9.3 Leistungen der Unfallversicherung

Neben den Kosten der Heilbehandlung übernimmt die gesetzliche Unfallversicherung bei Bedarf die Kosten für eine Wiedereingliederung in das Arbeitsleben und eine medizinische Rehabilitation. Nach 6-wöchiger Arbeitsunfähigkeit mit Lohnfortzahlung durch den Arbeitgeber zahlt sie bei weiterer Arbeitsunfähigkeit ein Verletztengeld (analog zum Krankengeld der Krankenkassen).

Sind durch den Arbeits-/Wegeunfall oder die Berufskrankheit bleibende gesundheitliche Einschränkungen verursacht worden, können weitere Leistungen wie Pflegegeld, Kraftfahrzeug- und Wohnungshilfen, Umschulung oder berufliche Rehabilitation sowie eine Rentenzahlung an den Versicherten oder Hinterbliebene in Abhängigkeit von dem Ausmaß der Beeinträchtigung gewährt werden.

CAVE

Die Feststellungen des erstbehandelnden Arztes sind bedeutsam für die rechtliche Entscheidung des Unfallversicherungsträgers, ob ein Arbeits-/Wegeunfall vorliegt und welche Leistungen dem Unfallverletzten zustehen. Deshalb ist eine sorgfältige Befragung des Unfallverletzten und Dokumentation mit Unfallmeldung (Arztvordruck F 1050) an den zuständigen Unfallversicherungsträger wichtig.

KAPITEL

10 Arbeitsanamnese in 2 Minuten

Dennis Nowak

Kernaussagen

- Im hausärztlichen wie auch im fachärztlichen Bereich muss die Arbeitsanamnese bei jedem Patienten erhoben werden und darf nicht vergessen werden!
- Damit die Arbeitsanamnese kurz und effizient sein kann, ist arbeitsmedizinisches Basiswissen erforderlich.
- Die alleinige Frage nach dem erlernten Beruf ist nicht hinreichend, wichtiger ist die konkret ausgeübte Tätigkeit.

Die Arbeitsanamnese ist wie in der gesamten klinischen Medizin das Kernstück der Diagnostik und Beurteilung. Sie befasst sich einerseits mit den positiven und negativen Effekten der Arbeit auf die Gesundheit/Krankheit des Patienten/Beschäftigten. Andererseits geht es darum, die Einsatzfähigkeit und Leistungsfähigkeit des Patienten sowie Besonderheiten hinsichtlich spezifischer Arbeitsplatzsituationen zu beurteilen, ohne dass der Patient zum Schaden seiner Gesundheit arbeitet. Die nötige Ausführlichkeit der Arbeitsanamnese wird in ➤ Abb. 10.1 abgestuft dargestellt:

10.1 Situation Hausarztpraxis oder Facharztpraxis: unspezifische Fragestellung

Der Hausarzt muss die **berufliche Situation** seines Patienten kennen. Daher lautet die Frage immer: „Was machen Sie beruflich?“, ggf. „Wie darf ich mir das konkret vorstellen?“ Bei Krebserkrankungen ist aufgrund der langen Latenzzeiten auch immer nach früheren beruflichen Expositionen zu fragen. Eine kurze Frage, ob die Arbeit Freude macht und wie das Betriebsklima ist, kann Hinweise auf psychische Belastungssituationen geben.

10.2 Situation Facharztpraxis: Fragestellung bei Verdacht auf Arbeitsplatzbezug

Der Facharzt muss die (drohenden) Berufskrankheiten seines Fachgebiets im Detail kennen. Wenn in der Hektik des Praxisbetriebs keine Zeit ist, das Thema Arbeitsplatz zu besprechen: separaten Termin vergeben, bei dem genügend Zeit vorhanden ist, Detail- und Hintergrundfragen zu stellen. Und umgekehrt muss der Facharzt bei chronischen, die Leistungsfähigkeit einschränkenden Erkrankungen sehr sorgfältig mit dem Patienten durchgehen, welche Arbeit dem Patienten guttut und welche schaden kann. Mitunter helfen auch Abbildungen von Arbeitsplätzen und die Kontaktaufnahme mit dem Betriebsarzt.

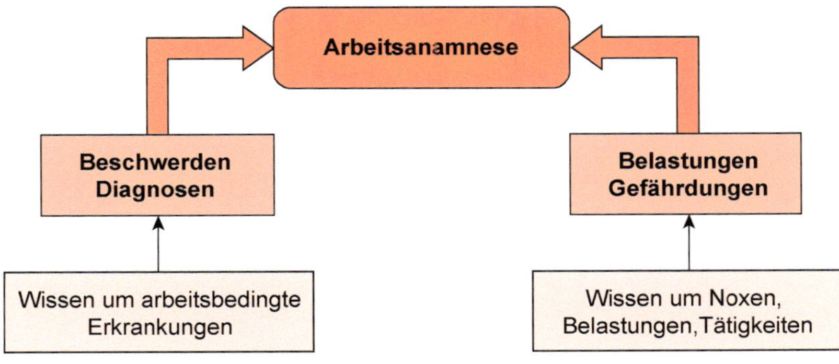

Abb. 10.1 Grundelemente der Arbeitsanamnese [L143]

Beispiel

Patient mit Katarakt

Was muss der Augenarzt fragen?
Mikrowellenexposition? Radioaktive Strahlung? Sprengstoffindustrie (Trinitrotoluol)? Hitzearbeitsplatz (Infrarotstrahlung)? Herbizidindustrie (Dinitrophenol)? Fertig ist die Arbeitsanamnese!
Wissen beschleunigt auch in der Medizin das Arbeitstempo.

Beispiel

Patient mit Mesotheliom

Was muss der Internist/Pneumologe fragen?
Er muss solange fragen, bis er eine Asbestexposition dingfest gemacht hat. Das kann dauern, die Arbeitsanamnese muss lückenlos sein, ist aber bei Krebskrankheiten mit langer Latenzzeit unvermeidbar. Abbildungen ehemaliger Arbeitsplätze und Checklisten helfen (➤ Kap. 23).

10.3 Situation Notaufnahme

Hier muss es schnell gehen. Ein Lungenödem kann aber beispielsweise infolge einer Linksherzdekompensation oder nach einem beruflichen (oder privaten) Inhalationstrauma auftreten, also ist der (potenzielle Arbeits-)Kontext auch bei Notfallsituationen bedeutsam.

CAVE
Zwei kurze Fragen reichen in der Regel:
„Wo kommt er her? Was hat er gerade gemacht?"

Wenn der Lkw-Fahrer mit einem akuten Herzinfarkt eingeliefert wird, kann man sich Zeit lassen mit der Überlegung, ob der Herzinfarkt ein „Arbeitsunfall" sein kann (z. B. kurz nach dem Überfahren eines Kindes, nach dem Freischaufeln des festgefahrenen Lkws). Aber spätestens auf der Normalstation muss hier nachgefasst werden! Wichtig sind die konsequente Diagnostik und Dokumentation der Notfallsituation, die für die spätere Argumentation bezüglich Arbeitsunfall oder Berufskrankheit entscheidend sind.

Beispiel

Patient mit akuter Atemnot in Notaufnahme

Die Dokumentation der Anamnese „hat gerade Mehlsilo gereinigt" und des Auskultationsbefunds „Giemen und Brummen" kann in Zusammenschau mit einer Lungenfunktionsuntersuchung und der wirksamen therapeutischen Maßnahme später helfen, die Diagnose eines Arbeitsplatz-assoziierten Asthma bronchiale zu erhärten.

10.4 Situation „normale" Krankenstation

Der Stationsarzt muss sich ein paar Minuten Zeit nehmen, den Arbeitskontext seines Patienten zu erfragen und zu recherchieren:

- Kann die Krankheit von Arbeitseinflüssen herrühren? Können Arbeitseinflüsse die Krankheit verursacht oder verschlimmert haben?
- Und: Kann der Patient mit seiner Krankheit an seinen bisherigen Arbeitsplatz zurückkehren, ohne sich und andere zu gefährden?

Hier können die aktuelle wissenschaftliche Literatur sowie die Kommunikation zwischen Krankenhausarzt, Hausarzt und dem zuständigen Betriebsarzt bzw. einem universitären arbeitsmedizinischen Institut weiterhelfen.

KAPITEL

11 Angiologie und Arbeitsplatz

Dennis Nowak, begutachtet von Ulrich Hoffmann

Kernaussagen

Auch wenn die Hauptrisikofaktoren für Herz-Kreislauf-Erkrankungen vor allem durch den persönlichen Lebensstil bedingt sind, so gibt es berufliche Einflüsse, die angiologische Erkrankungen verursachen oder vorbestehende Erkrankungen verschlechtern.

DEFINITION

Berufskrankheiten

- **BK 2104:** Vibrationsbedingte Durchblutungsstörungen an den Händen, die zur Unterlassung aller Tätigkeiten gezwungen haben, die für die Entstehung, die Verschlimmerung oder das Wiederaufleben der Krankheit ursächlich waren oder sein können
- **BK 2114:** Gefäßschädigung der Hand durch stoßartige Krafteinwirkung (Hypothenar-Hammer-Syndrom und Thenar-Hammer-Syndrom)
- **BK 1309:** Erkrankungen durch Salpetersäureester
- **BK 1305:** Erkrankungen durch Schwefelkohlenstoff

11.1 Berufsbedingtes Raynaud-Syndrom

Arbeit mit Geräten, die Vibrationen mit Frequenzen von etwa 20–1000 Hz erzeugen, insbesondere in Verbindung mit statischer Haltearbeit, kann zu Störungen der peripheren Durchblutung und der Nervenfunktion der Hände führen. Auslösend sind Hand-Arm-Vibrationen. Diese werden vorwiegend durch rotierend oder schlagend arbeitende Handmaschinen oder durch Werkstücke, die während der Bearbeitung mit den Händen gehalten werden, verursacht. Entscheidend sind hierbei die „passiven Vibrationen" an der Kontaktstelle der Maschine mit dem Körper, meist am Haltegriff.

Beispiele für Handmaschinen mit hohem Anpressdruck Presslufthammer, Bohrhammer, Handkreissäge, Kettensäge, Meißelhammer, Schlagbohrmaschine, Schlagschrauber, Trenn-, Winkelschleifmaschine, Poliermaschine.
Prädisponierte Berufsgruppen Forstwirtschaft, Metallbearbeitung (Schlosser, Schleifer, Gussputzer), Montagearbeiten, Hoch- und Tiefbau.

Klinik

Die intermittierenden Durchblutungsstörungen im Sinne von vasospastischen Raynaud-Attacken sind anfangs reversibel und verlieren sich bei fehlender Exposition wieder.

Bei Einwirkung von Hand-Arm-Vibrationen über Jahre der Tätigkeit kann es zu bleibenden Schäden an Gefäßen und/oder peripheren Nerven kommen. Die Krankheitsbezeichnung **„vibrationsbedingtes vasospastisches Syndrom (VVS)"** drückt diese ursächliche Beziehung aus (früher: „Weißfinger-Krankheit" oder „traumatisches Raynaud-Phänomen"). Bei der Ausbildung der Symptome besteht eine Abhängigkeit von Dauer und Intensität der täglichen Exposition. Meist treten erste Beschwerden im Winterhalbjahr bei Arbeitsbeginn auf. Typischerweise werden die Anfälle durch Arbeit bei niedrigen Temperaturen und Nikotinabusus begünstigt, treten in fortgeschrittenen Stadien aber auch unabhängig von der Arbeit auf.

Die überwiegende Zahl der Patienten gibt einseitig bestehende Störungen der Durchblutung und Sensibilität an: Absterbe- und Kältegefühl bei Weißwerden der Finger mit Schwäche und Steifigkeit. Auch eine zyanotische Verfärbung und spätere Rötung mit Wärmegefühl (**Tricolore-Phänomen:** weiß-blau-rot) und Parästhesien in Form von Nadelstichen werden oft beschrieben. Die Durchblutungsstörungen und Missempfindungen der Finger treten attackenartig auf. Die Anfallshäufigkeit variiert von vereinzeltem bis zu täglich mehrmaligem Auftreten. Die Dauer der vasomotorischen Störungen beträgt einige Minuten bis mehrere Stunden und kann durch Aufwärmen verkürzt werden. Zwischen den nur anfallsweise auftretenden Durchblutungsstörungen sind die davon betroffenen Personen beschwerdefrei.

Diagnostik

Die Diagnose basiert auf der charakteristischen Anamnese der Raynaud-Attacken (meist mit Tricolore-Phänomen). Diagnostisch wegweisend sind die Arbeitsanamnese und die genaue Beschreibung der Beschwerden im zeitlichen und örtlichen Verlauf. Häufig dokumentieren die Patienten den eindrucksvollen Befund einer Raynaud-Attacke fotografisch. Im beschwerdefreien Intervall ergeben Inspektion und Palpation keine für die Krankheit charakteristischen Veränderungen. Mittels akraler Oszillografie lassen sich differenzialdiagnostisch infrage kommende persistierende Gefäßverschlüsse der Hand- und Fingerarterien ausschließen.

Im standardisierten **Kälte-Provokationstest** (Eintauchen der Hände in ein Wasserbad von 15 °C und anschließende Temperaturmessung an allen Fingern, ggf. ergänzt durch eine Infrarot-Thermografie) lässt sich ein kälteinduziertes Raynaud-Syndrom nachweisen. Mittels der Pallästhesiometrie (Prüffrequenz 125 Hz) kann die spezifische Auslösung durch Vibration dokumentiert werden.

11.2 Berufsbedingtes Hypothenar- und Thenar-Hammer-Syndrom

Hypothenar-Hammer-Syndrom (HHS)

Einmalige, meist aber wiederholte oder chronische stumpfe Gewalteinwirkung – auch in Form von Vibrationen – auf die A. ulnaris im Bereich des Os hamatum der Handinnenfläche bzw. der Handkante (Hypothenar) kann aufgrund der ungünstigen lokalen anatomischen Gegebenheiten (oberflächlicher Verlauf der A. ulnaris, unnachgiebiges Wiederlager durch das Os hamatum) zu einer traumatischen Endothelläsion des Gefäßes führen.

Der Endothelläsion können aneurysmatische Gefäßveränderungen, Thrombosen der Arterie sowie embolische Verschlüsse der Fingerarterien folgen. Klinisch resultieren Durchblutungsstörungen der betroffenen Finger bis hin zur bedrohlichen Fingerischämie. Das HHS wird in Abhängigkeit von der Einwirkung der stumpfen Gewalt sowohl einseitig als auch beidseitig beobachtet. Das Ausmaß der Durchblutungsstörungen wird u. a. auch durch die individuelle Gefäßversorgung im Bereich der Hohlhand bestimmt. Meist sind die ulnarseitigen Finger III–V betroffen.

Thenar-Hammer-Syndrom (THS)

Wird der Daumenballen (Thenar) einmalig oder wiederholt Kontusionen in Form stoßartiger Krafteinwirkung ausgesetzt, kann es in der Thenarregion zu einer Läsion der A. radialis – ähnlich dem HHS – kommen, dem sog. Thenar-Hammer-Syndrom (THS). Hier sind dann meist die radialseitigen Finger I–III betroffen.

EVIDENZ

Prädisponierte Berufsgruppen/Tätigkeiten

Dachdecker/Zimmerleute (z. B. Benutzen der Hand als Schlagwerkzeug zum Einrichten von Dachsparren), Kfz-Mechaniker (z. B. Schläge auf Schraubenschlüssel zum Lösen festsitzender Muttern, Montieren von Radkappen, Ausbeulen von Karosserieteilen mit der Faust), Möbeltransporteure (z. B. Stoßen, Schieben oder Tragen schwerer Gegenstände), Installateure (z. B. Schläge auf Schraubenschlüssel zum Lösen von Schrauben oder Muttern), Schreiner, Fußbodenverleger, Mechaniker, Elektriker, Maschinisten, Forstarbeiter, Gärtner, Tätigkeit in der Landwirtschaft, Bergleute, Steinbohrer.

Klinik

Klinisch im Vordergrund stehen meist akut aufgetretene, einseitige Durchblutungsstörungen eines Fingers oder mehrerer Finger im Versorgungsbereich der A. ulnaris oder seltener der A. radialis. Meist ist die dominante Hand betroffen. Der Schweregrad der Durchblutungsstörung reicht von Raynaud-Attacken (meist ohne Tricolore-Phänomen, da eine reaktive Hyperämie wegen fixierter Gefäßverschlüsse nicht mehr möglich ist) bis hin zur fingerbedrohenden Ischämie mit entsprechender Klinik. Die Beschwerden können akut, aber auch Stunden, Tage oder Monate nach der ursprünglichen Traumatisierung auftreten und werden durch Kälteexposition und Beanspruchung der Hand verstärkt.

Diagnostik

Manchmal lassen sich Prellmarken im Hypothenar-/Thenarbereich dokumentieren. Mittels Faustschlussprobe und akraler Oszillografie lässt sich der Schweregrad der Durchblutungsstörung erfassen. Duplexsonografisch sollte nach morphologischen Veränderungen der A. ulnaris oder radialis im Hypothenar/Thenarbereich (Wandunregelmäßigkeiten, Aneurysma, thrombotischer Verschluss) gesucht werden. Die konventionelle Arteriografie über die A. brachialis dokumentiert die Fingerarterienverschlüsse. Eine MR-Angiografie der Hand ist aufgrund der limitierten räumlichen Auflösung selten diagnostisch wegweisend.

11.3 Gefäßkrankheiten durch Chemikalien

11.3.1 Salpetersäureester

Die Salpetersäureester **Nitroglykol** und **Nitroglycerin,** verwendet in der Sprengstoffherstellung, können durch periphere Vasodilatation zu hypotonen Kreislaufregulationsstörungen führen. Die fehlende Exposition am Wochenende kann im Rahmen einer Gegenregulation zu einem **Raynaud-Phänomen** führen. Ein Biomonitoring ist im Serum oder Plasma möglich.

11.3.2 Schwefelkohlenstoff

Schwefelkohlenstoff (Kohlenstoffdisulfid) ist fettlöslich und wird gut über Haut und Lunge resorbiert. Bei chronischer Exposition, z. B. Herstellen von Kohlenstoffdisulfid oder Tetrachlorkohlenstoff, Viskoseherstellung und -verarbeitung (Kunstseide- und Zellstoffindustrie), Extraktion von Fetten aus ölhaltigen Samen, Wolle, Häuten, Extraktion von Schwefel aus Gestein, Reinigen von Rohparaffin, wurden neben neurotoxischen Effekten Gefäßveränderungen sowohl im zerebrovaskulären als auch im kardiovaskulären System (erhöhte Mortalitätsrate für koronare Herzerkrankungen) nachgewiesen. Ein Biomonitoring ist im Urin möglich.

11.3.3 Blei

Mehrere Untersuchungen weisen darauf hin, dass mit einer höheren Gesamtkörperlast an Blei in Mengen, wie sie durch Umweltbelastung üblicherweise vorkommen, das Risiko für die Entwicklung einer arteriellen Hypertonie steigt. Gewisse Hinweise darauf gibt es auch aus arbeitsmedizinischen Untersuchungen. Die Beziehung zwischen Blutbleigehalt und Blutdruck ist aber nur schwach ausgeprägt: Eine Verdopplung des Blutbleigehalts ist in etwa mit einem Blutdruckanstieg (systolisch) von 1 mmHg vergesellschaftet. Ein Biomonitoring ist im Vollblut möglich.

11.4 Gefäßkrankheiten durch weitere Arbeitseinflüsse

Ein Ansteigen des Blutdrucks während **Lärmbelastung** ist bekannt, wobei lange angenommen wurde, dass der Blutdruck nach Expositionsende wieder zum Ausgangswert zurückkehrt. Es gibt neuere Daten, die Hinweise darauf geben, dass chronische Lärmbelastung auch dauerhaft zu erhöhten Blutdruckwerten führen kann.

Aktuelle Daten zeigen, dass **Arbeitsstress** das Risiko für Herzinfarkt um rund 40 % erhöht. Hierzu zählen hohe Anforderungsdichte mit permanentem Zeitdruck und geringen Kontrollmöglichkeiten, Gratifikationskrisen, fehlende Prozess- und Organisationsgerechtigkeit sowie extrem lange Arbeitszeiten und drohende Arbeitslosigkeit. Soziale Unterstützung bei der Arbeit kann negative Effekte von Arbeitsstress abpuffern.

11.5 Mit Gefäßkrankheiten am Arbeitsplatz

Eine Verschlechterung einer vorbestehenden Gefäßerkrankung kann durch unterschiedliche Arbeitsbedingungen/berufliche Expositionen verursacht werden (➤ Tab. 11.1). Grundsätzlich sollte immer berücksichtigt werden:

- Eine Raucherentwöhnung sollte proaktiv und wiederholt angeboten werden.
- Zum Erhalt der Arbeitskraft sollte ein Antrag auf ambulante oder stationäre angiologische Rehabilitation bei der zuständigen Rentenversicherung gestellt werden.
- Die Dauerleistungsfähigkeit kann eingeschränkt sein, sodass möglicherweise mittelschwere und schwere körperliche Leistungen nicht mehr erbracht werden können.
- Bei dauerhaft eingeschränktem beruflichem Leistungsvermögen sollte an einen Antrag auf Schwerbehinderung gedacht werden.
- Bei Diskrepanzen zwischen körperlicher Leistungsfähigkeit und körperlicher Belastung am Arbeitsplatz sollte der Betriebsarzt eingeschaltet werden.

Tab. 11.1 Arbeitsbedingte Faktoren für die Verschlechterung einer Gefäßerkrankung

Faktoren	Beispiele
Physikalische Faktoren	Arbeiten in sauerstoffreduzierter Atmosphäre, in großer Höhe, in Überdruck, Kälte, Hitze, Tauchen
Chemische Faktoren	Blockierung der Atmungskette durch Erstickungsgase (CO, CO_2, N_2, Methan, Blausäure, H_2S), Methämoglobinbildung (Dichlormethan, Aminobenzol)
Physische Beanspruchung	Muskelbelastung dynamisch oder statisch, ungewohnte oder einseitige schwere Arbeit, Arbeit in Zwangshaltung
Psychische Beanspruchung	Arbeitsstress (s. oben), Schichtarbeit

KAPITEL

12 Dermatologie und Arbeitsplatz

Uta Ochmann, begutachtet von Sonja Molin

Kernaussagen

- Pro Jahr werden 25 000 Verdachtsanzeigen für berufsbedingte Hauterkrankungen erstattet, nur ein geringer Anteil geht mit Aufgabezwang einher und erfüllt damit die Anforderungen der BK 5101.
- Wirksame Präventionsmaßnahmen für berufsbedingte Hauterkrankungen sind regelmäßige Hautpflege, Hautschutz und konsequentes Tragen von geeigneten Schutzhandschuhen.
- Plattenepithelkarzinome bzw. aktinische Keratosen durch natürliches UV-Licht sind eine wichtige und sehr häufige Berufskrankheit.

DEFINITION

Berufskrankheiten

- **BK 5101:** Schwere oder wiederholt rückfällige Hauterkrankungen, die zur Unterlassung aller Tätigkeiten gezwungen haben, die für die Entstehung, die Verschlimmerung oder das Wiederaufleben der Krankheit ursächlich waren oder sein können
- **BK 5102:** Hautkrebs oder zur Krebsbildung neigende Hautveränderungen durch Ruß, Rohparaffin, Teer, Anthrazen, Pech oder ähnliche Stoffe
- **BK 5103:** Plattenepithelkarzinome oder multiple aktinische Keratosen der Haut durch natürliche UV-Strahlung

12.1 Berufliche Kontaktekzeme

Kontaktekzeme oder Kontaktdermatitiden können durch irritative Noxen und durch Typ-IV-Allergene verursacht werden. Beide können über den **direkten Hautkontakt,** aber auch indirekt auch **luftgetragen (aerogen)** induziert werden. Aerogene Kontaktekzeme entstehen an den unbedeckten Körperflächen, also insbesondere Gesicht, Hals und Händen (➤ Abb. 12.1).

Zahlenmäßig überwiegen die **irritativen Kontaktekzeme.** Diese sind streng auf die Kontaktstellen begrenzt, am häufigsten sind die Hände betroffen.

Allergische Kontaktekzeme entstehen oft auf dem Boden einer Hautvorschädigung, z. B. bei einem vorbestehenden atopischen Ekzem oder auch bei einem irritativen Kontaktekzem („Propfallergie"). Bei allergischen Kontaktekzemen sind hämatogene Streureaktionen beschrieben, sodass auch primär nicht exponierte Hautareale betroffen sein können.

Eine weitere Ekzemform ist die durch spezifisches IgE vermittelte **Proteinkontaktdermatitis** („allergisches Kontaktekzem vom Soforttyp"). Zur Auslösung ist der direkte Hautkontakt mit proteinhaltigen Substanzen wie Mehlen, Latex, tierischen Proteinen, Enzymen sowie Früchten, Gemüsen, Gewürzen oder Pflanzen notwendig. Eine Proteinkontakturtikaria kann vorausgegangen sein.

CAVE

Häufige hautreizende Tätigkeiten/Expositionen

- Tätigkeiten mit Stoffen im sauren oder basischen Milieu
- Starke Verschmutzungen oder mechanische Beanspruchung (scharfkantige Partikel)
- Häufiges Händewaschen und -desinfizieren
- Tragen von flüssigkeitsdichten Handschuhen über längere Zeit
- Umgang mit entfettenden Stoffen (Seifen, Tenside, Lösungsmittel)

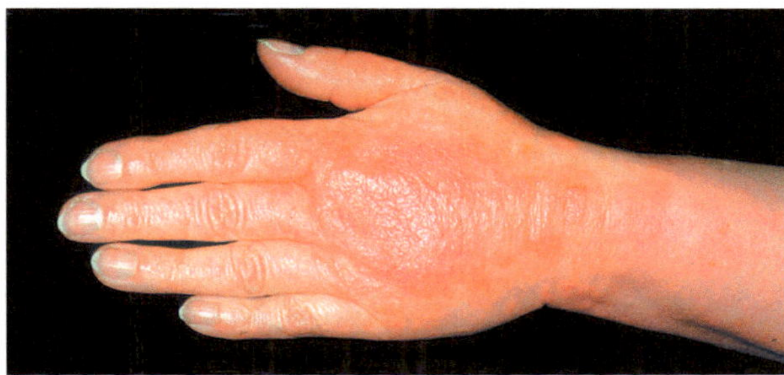

Abb. 12.1 Kontaktekzem [M123]

12.1.1 Anamnese

Häufige Noxen bzw. Tätigkeiten, die ein berufliches Kontaktekzem hervorrufen können, sind in ➤ Tab. 12.1 zusammengestellt.

CAVE

Ein aerogenes Kontaktekzem kann auch durch Bystander-Expositionen ausgelöst werden, z. B. durch Aufenthalt in einem frisch mit Isothiazolinon-haltiger (Konservierungsstoff) Wandfarbe gestrichenem Büro.

12.1.2 Diagnostik

Ergibt sich anamnestisch (passendes Krankheitsbild, passender Krankheitsverlauf, passende berufliche Exposition) der Verdacht auf ein beruflich verursachtes oder verschlimmertes Kontaktekzem, sollte der Patient an einen Dermatologen überwiesen werden. Dieser darf (neben Betriebsärzten) im Einverständnis mit dem Betroffenen einen Hautarztbericht bei der zuständigen Unfallversicherung (Berufsgenossenschaft) erstatten und die Kosten für Diagnostik und Therapie dort abrechnen.

Die weiterführende Diagnostik sollte eine nach aktueller AWMF-Leitlinie „Kontaktekzem“ durchgeführte **Epikutan-Testung** beinhalten. Neben der in jedem Fall sinnvollen Standardtestreihe sind in Abhängigkeit von der Tätigkeit/Exposition weitere Epikutan-Testreihen zu empfehlen (➤ Tab. 12.1) Die aktuellen Testreihen können auf der Seite der Deutschen Kontaktallergie-Gruppe e. V. der Deutschen Dermatologischen Gesellschaft (http://dkg.ivdk.org/index.html) nachgelesen werden. Wichtig ist eine leitliniengerechte Durchführung mit repetitiven Ablesungen nach (24 h,) 48 h, 72 h und ggf. 96 h.

Für viele allergologisch relevante Arbeitsstoffe gibt es keine standardisierten Testmethoden. Bei der Testung mit nativen Arbeitsstoffen sind im Vorfeld verschiedene Punkte zu berücksichtigen (➤ Kasten „Hinweise“). Die Testung sollte wegen vielfältiger morphologischer Reaktionsmöglichkeiten durch erfahrene, allergologisch qualifizierte Dermatologen erfolgen.

CAVE

Hinweise zur Epikutan-Testung mit nativen Arbeitsstoffen

- Woraus besteht der Arbeitsstoff? (→ Sicherheitsdatenblatt, enthält nicht immer alle Informationen; Anfrage beim Hersteller)
- Welche einzelnen Komponenten des Arbeitsstoffes kommen als Allergene infrage? (→ Fachliteratur)
- Kann man den Arbeitsstoff überhaupt epikutan testen? (→ Fachliteratur)
- Welche Testkonzentration ist geeignet? (→ Fachliteratur)
- Welches Testvehikel ist geeignet? (→ Fachliteratur)
- Wurde der pH-Wert der Testzubereitung überprüft?
- Wie bekomme ich die einzelnen Komponenten des Arbeitsstoffes? → Anfrage beim Hersteller

12.1.3 Hautarztverfahren

Nach Erstattung eines Erst-Hautarztberichts durch den Dermatologen (die Formulare sind auf der Seite der Deutschen Gesetzlichen Unfallversicherung [DGUV] zu finden unter dem Link: www.dguv.de/formtexte/aerzte/index.jsp) hat das Hautarztverfahren optimalerweise folgendes Prozedere:

1. Der Dermatologe dokumentiert den Hautbefund (möglichst zusätzlich mit Foto) und schreibt den Patienten zunächst krank, um in der AU-Zeit die Diagnostik durchzuführen und das Ekzem unter Expositionsfreiheit und Therapie zur Abheilung zu bringen.

Tab. 12.1 Beruflich relevante Typ-IV-Allergene und empfohlene Epikutan-Testreihen zusätzlich zur Standard-Testreihe

Noxe/Tätigkeit	Typ-IV-Allergene	DKG-Epikutan-Testreihen
Handschuhtragen	Thiurame, Dithiocarbamate als Vulkanisierungsbeschleuniger	Ggf. Gummichemikalien
Hautpflege, Hautschutz	Duftstoffe, Konservierungsmittel	Externa-Inhaltsstoffe, Konservierungsmittel, Duftstoffe
Händedesinfektion	Quartäre Ammoniumverbindungen	Desinfektionsmittel
Reinigungsarbeiten, Flächendesinfektion	Formaldehyd, Glutaraldehyd, Glyoxal	Desinfektionsmittel
Friseurstoffe	Ammoniumpersulfat in Blondierungsmitteln, „Para-Stoffe" wie p-Toluylendiamin in Haarfarben, Konservierungsstoffe in Haarkosmetika, Glycerylmonothioglycolat in Dauerwellflüssigkeit	Friseurstoffe
Kühlschmierstoffe	Kolophonium, Monoethanolamin, Formaldehyd, Isothiazolinone als Emulgatoren und Konservierungsstoffe	Kühlschmierstoffe, industrielle Biozide
Zahnärztliche Werkstoffe	Methacrylate und Formaldehyd in Kunststoffen, Benzoylperoxid als Polymeriationsstarter, Palladium in Zahnprothetik (oft Kreuzreaktion bei Nickelsensibilisierung), Amalgam	Kunstharze/Kleber, Zahntechniker-Hauptreihe, Dentalmetalle
Baugewerbe	Epoxidharze in Beschichtungssystemen, Chromate und Kobalt in Zement, Diisocyanate in Polyurethan-Bauschäume	Kunstharze/Kleber, Bauhauptgewerbe
Gummiprodukte	N-Isopropyl-N'-phenyl-p-phenylendiamin (IPPD) als Antioxidans	Gummichemikalien

2. Die Unfallversicherung nimmt Kontakt mit dem Betroffenen auf und bietet eine Schulung zu Hautschutz, Hautpflege und Handschuhauswahl an.
3. Der Patient nimmt während der AU-Zeit an der Schulung teil.
4. Sollte es trotz dieser Maßnahmen zu keiner Besserung des Hautbefunds während der AU-Zeit kommen, sind z. B. eine stationäre Rehabilitation und die Entscheidung über eine BK 5101 aufgrund der Schwere der Erkrankung notwendig. Alternativ kann eine fehlende Besserung in der AU-Zeit Hinweis auf eine fehlende berufliche Verursachung sein.
5. Sollte das Kontaktekzem abgeheilt sein, kehrt der Patient mit Schulungswissen an seinen Arbeitsplatz zurück. Er sollte sich zeitnah bei seinem Betriebsarzt vorstellen, damit dieser in Abhängigkeit von den Befunden, insbesondere nach Identifikation von Berufsallergenen, eine Expositionsmeidung am Arbeitsplatz initiieren kann.
6. Treten nach Rückkehr an den Arbeitsplatz keine Hauterscheinungen mehr auf, wird das Hautarztverfahren abgeschlossen.
7. Bei erneutem Kontaktekzem stellt sich der Betroffene bei demselben Dermatologen vor. Dieser erstattet einen Folge-Hautarztbericht und obiges Prozedere startet ab Punkt 1 erneut.
8. Sollte auch nach einer zweiten AU-Zeit mit Therapie und Abheilung nach Rückkehr an den Arbeitsplatz wiederum eine Verschlechterung des Kontaktekzems auftreten, besteht der begründete Verdacht auf eine BK 5101 mit wiederholter Rückfälligkeit.

12.2 Weitere gutartige berufliche Hauterkrankungen

12.2.1 Urtikaria

➤ Abb. 12.2

Eine arbeitsplatzassoziierte Urtikaria kann durch folgende Noxen ausgelöst werden:

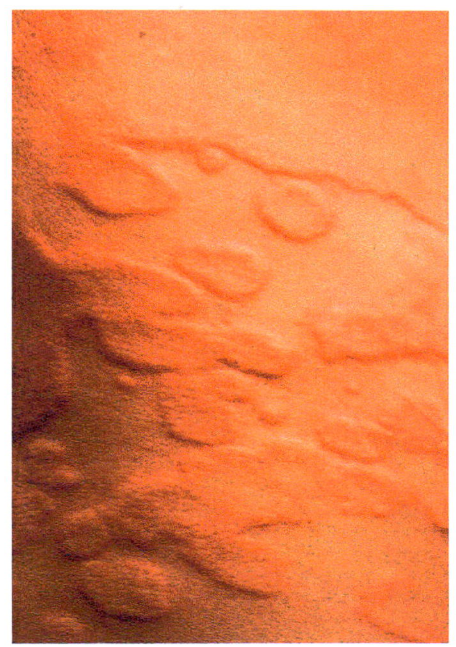

Abb. 12.2 Urtikaria [F339]

- **Typ-1-Sensibilisierung durch direkten Hautkontakt** zu beruflichen Typ-I-Allergenen wie Nahrungsmittel, z. B. Mehle, Fisch (Bäcker, Köche), Pflanzen, z. B. Ficus, Holzallergene (Floristen, Landschaftsgärtner) und Tierallergene (Tierpflege, Tiermedizin)
- **Physikalische Urtikaria:** Druck durch Tragegurte, spezielle Berufskleidung, Kälteeinfluss bei Berufstauchern
- Urtikarielle Hauterscheinungen nach **Tragen (neuer) Berufskleidung** (Farb- oder Waschmittelrückstände, Hautreizung durch Fasern etc.)

12.2.2 Hauterkrankungen/Hautinfektionen durch Tierkontakt

Die wichtigsten Zoonosen mit Hautbeteiligung sind in ➤ Tab. 12.2 zusammengestellt:

Tab. 12.2 Zoonosen mit Hautbeteiligung

Erkrankung (Erreger)	Inkubationszeit	Reservoir (häufige fettgedruckt)	Gefährdung	Symptomatik an der Haut
Bläschenkrankheit Schwein (SVD-Virus)	2–9 Tage	**Schwein**	Enger Kontakt zu infizierten Schweinen	Bläschen und Aphthen an Kontaktstellen
Borreliose (Borrelien)	4–7 (3–14) Tage	**Zecken,** wildlebende Nager, Igel, Wild	Zeckenbiss Gärtner, Förster	Lokalisierte Frühinfektion: Erythema migrans Disseminierte Frühinfektion: u. a. multiple Erythemata migrantia, Lymphadenosis cutis benigna Spätinfektion mit Organmanifestation: u. a. neurologische Symptome, Arthritis, Haut: Acrodermatitis chronica atrophicans

Tab. 12.2 Zoonosen mit Hautbeteiligung *(Forts.)*

Erkrankung (Erreger)	Inkubationszeit	Reservoir (häufige fettgedruckt)	Gefährdung	Symptomatik an der Haut
Listeriose *(Listeria monocytogenes)*	1–3 Tage bis 4 Wochen	**Rind, Schaf,** Ziege Schwein, Hund, Katze, Rehwild, Zoo-, Labortiere	Schmierinfektion (Fäzes) über Konjunktiven, aerogen (Staub)	Papeln, Pusteln (+ allgemeine Krankheitssymptome)
Hautpilze: Mikrosporie/Trichophytie	Mehrere Tage bis Wochen	**Katze,** Hund/Kleintiere	Direkter Tierkontakt	Dermatomykose, Tinea capitis oder corporis
Maul- und Klauenseuche (MKS-Virus)	2–8 Tage	Paarhufer (**Rind,** Schaf)	Schmierinfektion, aerogen	Schmerzhafte Bläschen Mund, Rachen, Finger, Zehen (+ allgemeine Krankheitssymptome), morbiliformes Exanthem
Melkerknoten, Orf (Parapoxviren)	5–7 Tage	Rinder, Schafe	Melken von Rindern, Schafen	Erbsgroße, halbkugelige blaurote Knoten an Händen
Hautmilzbrand *(Bacillus anthracis)*	2–5 Tage	**Rinder,** Schafe, Ziegen, Pferde	Über Hautverletzungen, Kontakt zu Tieren, Futtermitteln, Tierprodukten	Pustula maligna; nekrotisierende Karbunkel mit Lymphangitis und -adenitis
Schweinerotlauf (Bakterium *Erysipelothrix rhusiopathiae*)	2–5 Tage	**Schwein,** Fisch, Geflügel	über Hautverletzungen, Kontakt zu Tieren, Futtermitteln, Tierprodukten	Peripher fortschreitende Rötung, Schmerz, regionale Lymphknotenschwellung
Sporotrichose *(Sporotrix schenkii)*	3–21 Tage (bis 3 Monate)	**Katzen,** Hunde Verrottetes Holz, verfaulte Pflanzen	Biss-, Kratzwunden, über Hautverletzungen	Multiple, entlang von Lymphbahnen angeordnete, schmerzlose Papeln, Plaques und Knoten, teilweise ulzerierend, teils mit serösem oder eitrigem Sekret
Streptococcus equi	2–3 Tage	**Pferd,** Heim-, Haustiere	Direkter Kontakt zu Tieren und Ausscheidungen	Wundinfektion (+ allgemeine Krankheitssymptome)
Tierpocken (Orthopocken-Virus)	7–14 Tage	**Kamel, Rind,** Affe, Elefant, Katze, Schaf, Ziege	Tröpfchen-, Schmierinfektion (infizierte Gegenstände)	Pockenähnliche Lokalerkrankung, gutartig
Tiermilben		**Hund,** Vögel, Fuchs, Katze, Kaninchen	Direkter Tierkontakt	Papulöse Dermatitis (Mensch ist Fehlwirt)
Tierflöhe		**Hund, Katze,** Igel, Kaninchen, Ratte	Direkter Tierkontakt	Stark juckende Bisse, aufgereiht, oft Beine

12.3 Beruflicher Hautkrebs

12.3.1 Ruß und Teer

Die Einwirkung von Ruß und Teer (v.a. bei Schornsteinfegern und Teerarbeitern) kann zu entzündlicher Rötung und auch zu Dermatitis mit Juckreiz führen. Bei weiterer Exposition können sich bräunlich-fleckige Pigmentierungen (Melanose), Follikulitis und Akne entwickeln. Auf derartig veränderter Haut, aber auch ohne dieses Vorstadium, ist die Entstehung einzelner oder multipler verschieden großer Teer- oder Pechwarzen möglich. Diese Warzen neigen mit einer Latenzzeit von 3–4 Jahren zu karzinomatöser Entartung. Die **Pech- und Teerwarzen** können nach relativ kurzer Zeit, vielfach aber erst nach mehreren Jahren, besonders im Gesicht und am Handrücken, mitunter auch am Unterarm, Unterbauch und Skrotum auftreten, sie wären als BK 5102 anzuerkennen.

12.3.2 Arsen

Eine frühere Arsenexposition (Verhüttung arsenhaltiger Mineralien, Verwendung von Arsen in der Pharmazie, der chemischen, keramischen und Glasindustrie, Herstellung und Verwendung arsenhaltiger Schädlingsbekämpfungsmittel) kann neben plantaren Hyperkeratosen mit einer Latenzzeit von bis zu 30 Jahren Rumpfhautbasaliome oder Spinaliome verursachen, eine Berufskrankheitenanerkennung wäre unter BK 1108 möglich.

12.3.3 UV-Licht

Die **UV-A- und UV-B-Anteile des natürlichen Sonnenlichts** sind obligate Kanzerogene für die Haut. Plattenepithelkarzinome und multiple aktinische Keratosen (➤ Abb. 12.3) als ihre Vorstufen können als Berufskrankheit BK 5103 anerkannt werden. Voraussetzungen sind eine Tumorentstehung in bei der Arbeit dem Sonnenlicht ausgesetzten Hautarealen und eine gegenüber der privaten, nicht versicherten UV-Belastung um 40 % erhöhte berufliche Exposition, wie sie z. B. bei Bauarbeitern, Schiffsbauern, Müllwerkern, Landwirten, aber auch Fensterreinigern und Sportlehrern gegeben sein kann. Wegen der überadditiven Dosis-Wirkungs-Beziehung führt eine 1%ige Zunahme der biologisch wirksamen UV-Bestrahlung zu einer Zunahme der Plattenepithelkarzinome der Haut um 2,5 %. Linear extrapoliert führt demnach eine zusätzliche UV-Belastung von 40 % zu einer Zunahme des Plattenepithelkarzinomrisikos um 100 %.

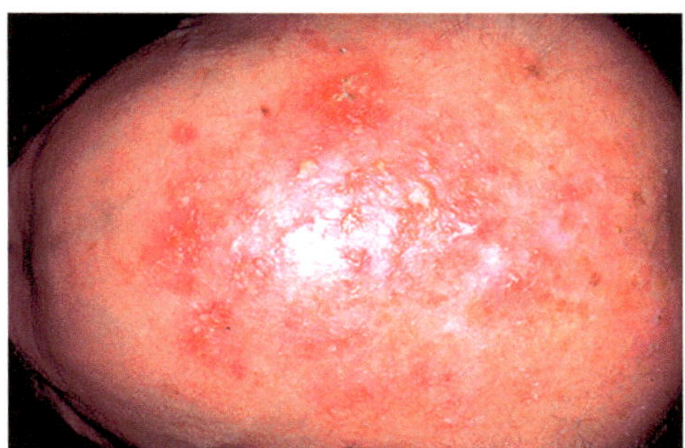

Abb. 12.3 Aktinische Keratose [M123]

DEFINITION

Wann ist an eine BK 5103 zu denken?

- Zweifelsfreie Sicherung der Diagnose (für aktinische Keratosen ist die histologische Untersuchung nicht zwingend erforderlich; präzise Beschreibung von Befund und Größenausmaß)
- Lokalisation der Hautveränderungen in arbeitsbedingt UV-exponierten Hautregionen
- Ausreichend intensive arbeitsbedingte UV-Exposition (zur Orientierung dient Tabelle 7 in der wissenschaftlichen Begründung zur BK 5103)
- Ein chronischer Lichtschaden der Haut ist keine Voraussetzung, im Einzelfall jedoch zusätzliches Kriterium zur Beurteilung des Ausmaßes der UV-Belastung.
- Der Hauttyp spielt grundsätzlich keine Rolle für die Anerkennung, er hat einen Einfluss auf den möglichen Zeitpunkt des Auftretens eines Plattenepithelkarzinoms der Haut.

12.4 Mit Hauterkrankungen am Arbeitsplatz

12.4.1 Chronische Hauterkrankungen

Hier sind insbesondere die **atopische Dermatitis,** das **kumulativ-toxische** oder **allergische Handekzem** und die **Psoriasis** zu nennen.

Bei der Berufsberatung oder auch im Rahmen der Jugendarbeitsschutzuntersuchung sollte von beruflichen Tätigkeiten mit Hautbelastung abgeraten werden, wenn bereits unter Alltagsbedingungen eine Beteiligung der Haut an den Händen vorliegt und diese therapeutisch nicht zur Abheilung gebracht werden kann. Ist die Haut der Hände erscheinungsfrei, sollte eindringlich auf das erhöhte Risiko einer Verschlechterung des Krankheitsbilds durch einen hautbelastenden Beruf und auf die Notwendigkeit einer konsequenten Hautpflege und Hautschutz sowie ggf. Behandlung hingewiesen werden. Eine „prophetische" Testung auf potenzielle Berufsallergene vor Beschäftigungsbeginn wird nicht empfohlen.

Tritt eine Beteiligung der Hände bei schicksalhafter vorbestehender Hauterkrankung während einer hautbelastenden beruflichen Tätigkeit auf, ist das oben zitierte Hautarztverfahren zu initiieren.

Wird aufgrund der Hauterkrankung eine systemische immunsuppressive Dauertherapie notwendig, erhöht sich das Infektionsrisiko. Betroffene mit beruflich erhöhtem Infektionsrisiko (Gesundheitsdienst, Kinderbetreuung, Kläranlage, Tierkontakt) sollten sich durch ihren Betriebsarzt beraten lassen und ggf. innerbetrieblich umgesetzt und mit Tätigkeiten ohne Infektionsrisiko betraut werden.

12.4.2 Infektiöse Hauterkrankungen

Sind die Hauterscheinungen nicht vollständig abdeckbar, muss bis zur Abheilung eine Arbeitsunfähigkeit ausgestellt werden, damit der Erkrankte keine Mitarbeiter, Kunden, Patienten oder andere von ihm beruflich betreute Menschen anstecken kann.

KAPITEL

13

Dennis Nowak, begutachtet von Kurt Rinnert

Diabetologie und Arbeitsplatz

Kernaussagen

Die meisten Menschen mit einem Diabetes mellitus (auch Insulin-behandelt) können prinzipiell in allen Berufen tätig sein und müssen nicht in permanenter Angst vor Hypoglykämien leben. Entscheidend ist eine individuelle Beurteilung mit Abgleich von Krankheitsverlauf, Leistungsvermögen und Anforderungen des Arbeitsplatzes.

13.1 Diabetes als arbeitsbedingte Erkrankung?

Eine Diabeteserkrankung als seltene Folge arbeitsbedingter Einflüsse ist durchaus denkbar. Bekannt sind arbeitsplatzbezogene Risikofaktoren, die die Wahrscheinlichkeit der Entstehung eines Typ-2-Diabetes erhöhen:

13.1.1 Stress, Gratifikationskrisen

Es gibt prospektive Daten aus internationalen und auch deutschen Kohorten von Beschäftigten, die nachweisen, dass Gratifikationskrisen das Risiko für Typ-2-Diabetes erhöhen.

Nach dem „Effort-reward-imbalance-Modell" **(Gratifikationskrisen-Modell)** von Siegrist liegt als Ursache psychischer Belastung am Arbeitsplatz ein **Ungleichgewicht zwischen hoher Verausgabung** und **geringer Belohnung** zugrunde. Stress entsteht hiernach, wenn große Anstrengung bei der Arbeit auf fehlende Anerkennung und Wertschätzung, schlechte Bezahlung und/oder ausbleibende Beförderung oder Arbeitsplatzunsicherheit stößt.

Pathomechanistisch ist Stress mit einer eingeschränkten Herzfrequenzvariabilität vergesellschaftet sowie mit einer erhöhten Cortisol-Dehydroepiandrosteron (DHEA)-Ratio. Letzterer Quotient kann Störungen der Hypothalamus-Hypophysen-Nebennierenrinden-Achse und des autonomen Nervensystems anzeigen. Diese neuroendokrinen Systeme spielen für die Glukoseaufnahme und -speicherung eine wichtige Rolle. Aktivierung dieser Systeme durch Stress im Sinne einer erhöhten metabolischen Aktivität ohne gleichzeitigen Bedarf kann zum Diabetes prädisponieren. Hinzu kommt, dass Gratifikationskrisen mit Rauchen, verminderter körperlicher Aktivität und vermehrtem Bauchfett assoziiert sein können – also weiteren Diabetes-Risikofaktoren.

13.1.2 Polychlorierte Biphenyle (PCB)

Polychlorierte Biphenyle gehören zu den halogenierten Kohlenwasserstoffen, die als stabile Antikorrosiva, als Hydraulikflüssigkeit und als Weichmacher in Dichtungsmassen, Lacken, Isoliermitteln und Kunststoffen bis zu ihrem Verbot im Jahre 1989 weit verbreitet waren. Sie werden über die Nahrung oder am Arbeitsplatz inkorporiert und akkumulieren langjährig im Fettgewebe.

Epidemiologische Daten, auch aus Deutschland, weisen auf eine gestörte Glukosetoleranz in Abhängigkeit von der mittels Biomonitoring gemessenen inneren Belastung mit PCBs. Einigen Studien zufolge wird sogar das Verdoppelungsrisiko, welches für die Schaffung neuer Berufskrankheiten meist zugrunde gelegt wird, erreicht.

Tierexperimentell ist die erhöhte innere Belastung von PCB mit erhöhten Konzentration von TNF-alpha und IL-6 assoziiert, also inflammatorischen Zytokinen, die eine Bedeutung für die Insulinresistenz haben.

13.1.3 Schichtarbeit

Diabetesrelevante Effekte (Adipositas) der „Chronodisruption" infolge von Arbeit in unterschiedlichen Schichtsystemen werden immer wieder beschrieben. Dabei soll die Störung der zirkadianen Periodik über metabolische Veränderungen Einfluss haben auf den Fettstoffwechsel, die Glukosetoleranz, den Appetit, die Nahrungsaufnahme und die Sättigung. Es müssen als wesentliche Einflussgrößen jedoch auch der soziale Status der Arbeitnehmer und die damit assoziierten Risikofaktoren (Zigarettenrauchen und Übergewicht) sowie die familiäre Situation berücksichtigt werden.

13.2 Mit Diabetes am Arbeitsplatz

13.2.1 Berufliche Einschränkungen

Risiken

Bei Menschen mit Diabetes sind prinzipiell folgende Risiken zu analysieren:

Krankheitsspezifische Risiken

- Selbst- und Fremdgefährdung durch plötzlich auftretende **Hypoglykämien.** Bei der Berufs- und Eignungsberatung von Menschen mit Diabetes muss das Hypoglykämierisiko besonders berücksichtigt werden, da eine Hypoglykämie die Leistungsfähigkeit – meist nur für Minuten – vermindern und in seltenen Fällen auch zu einer Beeinträchtigung des Bewusstseins führen kann. Das Auftreten von Hypoglykämien kann daher bei manchen beruflichen Tätigkeiten zur Selbst- und Drittgefährdung führen.
- Auftreten von **Folgeerkrankungen** des Diabetes (z. B. Retinopathie, Nephropathie) oder von Begleiterkrankungen (z. B. Schlafapnoe-Syndrom, arterielle Hypertonie): Diese können zu Funktions- oder Leistungseinschränkungen führen. Sollten derartige Erkrankungen vorliegen, sind sie aufgrund der eingetretenen und der im weiteren Verlauf evtl. zu erwartenden Einschränkungen zu berücksichtigen.

Tätigkeitsspezifische Risiken

- Beeinträchtigungen der Planbarkeit des Tagesablaufs und der **Selbststeuerung** des Stoffwechsels (z. B. Just-in-time-Belastung, Schichtarbeit): Berufe und Tätigkeiten, bei deren Ausübung der Tagesablauf nicht ausreichend vorausplanbar ist, können eine adäquate Behandlung erschweren – etwa durch sehr unregelmäßige Essenszeiten, stark wechselnde körperliche Belastungen oder auch durch die Erschwerung der Stoffwechselselbstkontrolle. Das Risiko für **Hypoglykämien** ist bei Berufen größer, deren Arbeitsbedingungen eine jederzeitige Kohlenhydrataufnahme, z. B. durch die vorgeschriebene Schutzkleidung, verhindern. Dazu zählen auch Arbeiten unter großem Zeitdruck. Für diese Berufe und Tätigkeiten gilt in besonderem Maße, dass eine gute Schulung über die Erkrankung und ihre Behandlung mit geeigneten Stoffwechselselbstkontrollen und daraus abgeleiteten Konsequenzen notwendig sind, um einschränkende Bedingungen abmildern oder bedeutungslos machen zu können.
- **Berufliche Expositionen,** die das Auftreten von akuten oder chronischen Folgen des Diabetes begünstigen (z. B. Taucherarbeiten): Bei Berufen, die mit Exposition gegenüber besonderen Klimabedingungen (Hitze- oder Kältearbeitsplatz), Überdruck (Arbeiten im Überdruck) oder anderen besonderen Belastungen einhergehen, können zusätzliche Schutzmaßnahmen erforderlich werden, entsprechend den Ergebnissen der Gefährdungsbeurteilung am Arbeitsplatz. Im Einzelfall können gesundheitliche Bedenken bestehen, die gegen die Aufnahme einer solchen Tätigkeit sprechen (➤ Kap. 6.3.2).

Hypoglykämien am Arbeitsplatz

Der überwiegende Teil an leistungseinschränkenden oder gefährdenden Problemen im Berufsleben von Menschen mit Diabetes ergibt sich aus plötzlichen hypoglykämischen Stoffwechselentgleisungen.

DEFINITION

Hypoglykämie

- **Leichte Hypoglykämie:** Blutglukose erniedrigt (kein genauer Wert definiert), Selbsthilfe genügt
- **Schwere Hypoglykämie:** Blutglukose erniedrigt (kein genauer Wert definiert), und Patient ist auf Fremdhilfe angewiesen (Glukose i. v. oder Glukagoninjektion s. c./i. m.)

Während die meisten Hypoglykämien sog. leichte Hypoglykämien sind, die keine Fremdhilfe benötigen, erleiden pro Jahr etwa 10 % der insulinbehandelten Patienten eine oder mehrere schwere Hypoglykämien. Es gibt jedoch auch zahlreiche insulinbehandelte Menschen mit Diabetes, bei denen auch nach langer Diabetesdauer keine mittelschweren oder gar schweren Unterzuckerungen auftreten.

Wahrnehmung der Hypoglykämien, Wahrnehmungstraining

Für die arbeitsmedizinische Bewertung ist die Unterscheidung der Hypoglykämien nach der Notwendigkeit von Fremdhilfe nur bedingt hilfreich, da die Beeinträchtigung des gezielten Denkens und Handelns oder ein kurzzeitiger Orientierungsverlust durch eine Hypoglykämie einen relevanten Einfluss auf die berufliche Eignung hat, auch wenn die Unterzuckerung vom Patienten noch selbst behandelt werden kann. Die subjektiv wahrgenommene Häufigkeit von Hypoglykämien beträgt bei konventioneller Insulintherapie **2–3/Woche** und ist u. a. eine der angestrebten therapeutischen Blutglukosekonzentration. Hypoglykämien sind daher umso häufiger, je tiefer/normaler der Blutglukosezielbereich angesetzt wird. Unterzuckerungen können in der Regel anhand ihrer **typischen Symptome** wahrgenommen werden. Diese lassen sich unterscheiden in autonome (Schwitzen, Zittern, Herzklopfen, Hunger, Angst), neuroglykopenische (Benommenheit, Denkverlangsamung, Konzentrationsschwäche, motorische Unsicherheit, Sprach- und Sehstörungen) und unspezifische Symptome (Schwindel, Übelkeit, Kopfschmerzen).

Längere Erkrankungsdauer, Neuropathie, bestimmte Medikamente, sehr niedrige HbA1c-Werte und insbesondere eine vorangegangene schwere Hypoglykämie begünstigen das Entstehen einer Wahrnehmungsstörung, die dann ihrerseits wiederum zu weiteren unbemerkten Hypoglykämien beiträgt. Dieser Teufelskreis ist jedoch größtenteils reversibel: Durch konsequente **Hypoglykämievermeidung** wird die Wahrnehmbarkeit von tiefen Werten wieder verbessert. Das Ziel muss also die Vermeidung von Hypoglykämien sein, da sonst jederzeit wieder die Wahrnehmung gestört werden kann.

Art und Stärke der Symptome sind individuell und verändern sich deutlich im Laufe eines Lebens mit Diabetes. Langfristig ist entscheidend, dass die betroffene Person ihre persönlichen Symptome klar erkennt, und zwar möglichst jene Symptome, die spezifisch für einen Glukosebereich und die schon frühzeitig bei sinkender Glukose bemerkbar sind (z. B. kleine Leistungseinschränkungen bei einem Blutzuckerspiegel von 70 mg/dl). Diese Fähigkeit kann durch ein **Verhaltenstraining** gefördert werden.

Die rasche Weiterentwicklung der **kontinuierlichen Glukosemessung (CGM)** mit Glukosesensoren, auch in Verbindung mit dem Einsatz von Insulinpumpen, hat Einzug gehalten in die therapeutische Praxis. Eine Kostenerstattung durch die Krankenkassen ist möglich. Zukünftig werden diese neuen Techniken zur Risikominimierung im beruflichen Kontext zunehmend an Bedeutung gewinnen und eine kontinuierliche Neubewertung von akzeptablen Risiken, auch im Kontext der Fahreignung, erforderlich machen, da relevante Risiken damit zunehmend minimiert oder ausgeschlossen werden können.

13.2.2 Arbeitsunfälle

Evidenzbasierte Daten, ob Menschen mit Diabetes häufiger Arbeitsunfälle haben als Menschen ohne Diabetes, gibt es nicht, weder bei den Unfallversicherungsträgern noch bei den privaten Unfallversicherungen. Trotzdem hält sich diese Einschätzung äußerst hartnäckig. Der zugrunde liegende Denkfehler besteht in der Gleichsetzung von Hypoglykämierisiko und Unfallrisiko. Auch für den Straßenverkehr gilt, dass die Studienlage für Menschen mit Diabetes **kein erhöhtes Unfallrisiko** aufweist. Die Ergebnisse lassen vermuten, dass selbst eine im Hinblick auf die Arbeitsunfallprävention unspezifische Diabetiker-Schulung zu einem generell besseren Risikomanagement bei Menschen mit Diabetes führt.

13.2.3 Kompensationsmöglichkeiten

Die individuelle Beurteilung arbeitsplatzbezogener Risiken und Ressourcen bei der arbeitsmedizinischen Beurteilung von Menschen mit Diabetes mellitus schafft die Möglichkeit einer differenzierten Beratung im Einzelfall. Das **individuelle Risiko** für das Auftreten von Akutkomplikationen – insbesondere von Hypoglykämien verschiedener Schwere – am Arbeitsplatz wird u. a. beeinflusst durch

- Bedingungen des Arbeitsplatzes und der Tätigkeit
- Art und Dauer des Diabetes mellitus
- Therapiekonzept
- Suffizienz der Behandlung
- Selbstbehandlungskompetenz
- Selbstbeobachtung und Selbstkontrolle

Zu beachten ist, dass alle genannten Punkte durch geeignete Intervention modifiziert werden können, also keineswegs statisch sind.

Kompensationsmöglichkeiten, wie Berufserfahrung, reflektierter vorausschauender Umgang mit gesundheitlichen Risiken am Arbeitsplatz, Hypoglykämie-Wahrnehmungstraining, Schulung und Dosisanpassung sind wichtige Parameter bei der Beurteilung etwaiger arbeitsplatzbezogener Risiken.

13.2.4 „Insulinvermeidungszwang"

Häufig wird der Diabetes oder die Notwendigkeit einer Insulintherapie verheimlicht, um keine beruflichen Nachteile zu erleiden. Dies führt zu einem „Insulinvermeidungszwang", d. h., die Betroffenen führen eine notwendige Insulinbehandlung nicht oder nur heimlich durch. Hingegen würde das Zulassen einer adäquaten Therapie, durchaus unter besonderen Auflagen, wie z. B. regelmäßige diabetologische Vorstellungen, letztlich die Risiken reduzieren und die angestrebte Sicherheit erhöhen.

13.2.5 Checkliste für Diabetiker am Arbeitsplatz

Bei der nachfolgend aufgeführten „Checkliste" handelt es sich um Voraussetzungen für eine verantwortbare Eignungsbeurteilung eines Menschen mit Diabetes in einem Beruf, bei dessen Ausübung realistisch eine Selbst- und/oder eine Fremdgefährdung eintreten kann. Diese Hinweise gelten für alle medikamentös behandelten Menschen mit Diabetes, bei denen es durch die medikamentöse Therapie zu einer Hypoglykämie kommen kann. Es sollen keine metabolischen Sollwerte, sondern Zielwerte in Form einer Abfrage von medizinischen und sozialen Funktionen dargestellt werden. Die individuellen Zielwerte sind von den Gesprächspartnern miteinander zu vereinbaren. Kurze Anmerkungen sollen der raschen Orientierung dienen. Diese Checkliste ist nicht abschließend, begründet kann auch davon abgewichen werden.

INTERPROFESSIONELLES TEAM

Checkliste: Diabetes und Arbeit für Betriebsärzte und Diabetologen

- Besteht eine nachweisbare Zusammenarbeit von Patient, Hausarzt/Diabetologen und Betriebsarzt?
- Liegt eine gute Stoffwechseleinstellung (Blutzucker- und HbA1c) vor?
  - Entsprechend den vereinbarten Zielwerten (Diabetologe/Diabetespass)
  - Ggf. Sonderuntersuchung Ergo + CGMS (in besonderen Fällen)
- Gibt es eine Blutzuckerselbstmessung mit entsprechender Dokumentation?
  - Plausible Messprotokolle im Blutzuckertagebuch
- Gibt es die Möglichkeit, am Arbeitsplatz den Blutzucker zu messen und Insulin zu spritzen?
- Arbeitet der Patient bei der Behandlung gut und zuverlässig mit?
  - Belastungsadaptiertes Therapiekonzept
  - Besteht eine angemessene Selbstbehandlungskompetenz?
- Hat der Patient eine geeignete Schulung besucht?
  - Schulung gemäß DDG-Leitlinien
  - Hypoglykämie-Wahrnehmungstraining (BGAT® oder Hypos®)
- Gibt es eine Stellungnahme vom Facharzt (Diabetologe/Internist, Augenarzt, Neurologe) zu:
  - Diabetesdauer
  - Dauer und Art der Behandlung
  - Qualität der Einstellungen
  - Folgeerkrankungen (Status und Prognose)
  - Ab 10 Jahren Diabetesdauer: Untersuchung auf autonome Neuropathie, Herzfrequenzvariabilität
- Wissen Arbeitgeber und Kollegen im Notfall, was zu tun ist?
- Besteht bei leichten Unterzuckerungen Gefahr für Dritte?
  - Dauer der Berufstätigkeit
  - Berufserfahrung
  - Konkretisierung beruflicher Einsatz (Differenzierung!)
  - Ggf. Arbeitsplatztraining mit Awareness-Protokoll
- Kann die Arbeit unterbrochen werden, falls die Therapie angepasst werden muss, z. B. bei Unterzuckerung?
- Wird der Patient alle 6–12 Monate von einem Diabetologen untersucht?
- Wird das Unternehmen sorgfältig mit arbeitsmedizinischen Informationen durch den Betriebsarzt versorgt?

13.2.6 Besonderheiten bei einzelnen Berufsgruppen

Für bestimmte berufliche Tätigkeiten sind Besonderheiten zu berücksichtigen. Hier seien exemplarisch die häufigsten aufgeführt.

Fahrtauglichkeit und Kraftfahreignung

Generell sind Diabetiker, die keine Krankheitszeichen zeigen und erwarten lassen, zum Führen von Kraftfahrzeugen geeignet. Dieses gilt für den größten Teil aller Diabetiker. Die Voraussetzungen zum sicheren Führen von Kraftfahrzeugen können jedoch eingeschränkt oder ausgeschlossen sein, wenn durch unzureichende Behandlung oder durch Nebenwirkungen der Behandlung oder durch Komplikationen der Erkrankung verkehrsgefährdende Gesundheitsstörungen bestehen oder zu erwarten sind. Diese Diabetiker bedürfen der individuellen Beurteilung der Kraftfahreignung mit der Frage, ob ihre Fähigkeiten den Mindestanforderungen zum Führen von Kraftfahrzeugen entsprechen (➤ Tab. 13.1).

CAVE

Zu Einschränkung der Eignung zum Führen bestimmter Fahrzeugklassen können führen:

- Schwere akute Stoffwechselentgleisungen
- Labile Stoffwechsellage
- Hypoglykämien, insbesondere Hypoglykämien mit Wahrnehmungsstörungen
- Diabetische sensible oder autonome Neuropathie
- Diabetische Retinopathie

Eine besondere Relevanz hat die **Hypoglykämie-Wahrnehmungsstörung.** In solchen Fällen kann jedoch vielfach die bedingte Eignung zum Führen von Kraftfahrzeugen wieder hergestellt werden durch geeignete Maßnahmen, wie z. B. Therapieänderung, geeignete Blutzuckerselbstkontrollen (z. B. mittels kontinuierlicher Glukose-Messsysteme) und ggf. ein Hypoglykämie-Wahrnehmungstraining. In den meisten Fällen werden jedoch mehrere der genannten Maßnahmen parallel zu veranlassen sein.

Werden Tatsachen bekannt, die Bedenken gegen die körperliche oder geistige Eignung des Fahrerlaubnisbewerbers begründen, kann die Fahrerlaubnisbehörde zur Vorbereitung von Entscheidungen über die Erteilung oder Verlängerung der Fahrerlaubnis oder über die Anordnung von Beschränkungen oder Auflagen die Beibringung eines ärztlichen Gutachtens durch den Bewerber anordnen.

DEFINITION

Verkehrsmedizinische Begutachtung von Kraftfahrern

Bei der verkehrsmedizinischen Begutachtung von Kraftfahrern sind die „Begutachtungs-Leitlinien zur Kraftfahrereignung" der Bundesanstalt für Straßenwesen zu berücksichtigen.
Eine AWMF-Leitlinie S2e „Diabetes und Straßenverkehr" fasst die wissenschaftliche Evidenz zusammen.

Schichtarbeit

Wach- und Schlafrhythmus, Essens- und Verdauungsrhythmus werden innerhalb mehrerer Wochen hin- und hergeschoben. Vor allem bei vollkontinuierlichen Schichtsystemen gibt es Lücken und Überlagerungen in der Tabletten- und insbesondere der Insulintherapie, somit systemimma-

Tab. 13.1 Auszug aus Anlage 4 Fahrerlaubnisverordnung

	Fahrerlaubnis für „Privatfahrer": Klassen A, A1, A2, B, BE, AM, L, T (d. h. Pkw bis 3,5 t, Krafträder)	Fahrerlaubnis für „Berufsfahrer": Klassen C, C1, CE, C1E, D, D1, DE, D1E, FzF (d. h. Kfz über 3,5 t, Fahrerlaubnis für Fahrgastbeförderung)
Neigung zu schweren Stoffwechselentgleisungen	Nein	Nein
Bei erstmaliger Stoffwechselentgleisung oder neuer Einstellung	Ja nach Einstellung	Ja nach Einstellung
Bei ausgeglichener Stoffwechsellage unter Therapie mit Diät oder oralen Antidiabetika mit niedrigem Hypoglykämierisiko	Ja	Ja, bei guter Stoffwechselführung ohne Unterzuckerung über 3 Monate Auflage: regelmäßige ärztliche Kontrolle
Bei medikamentöser Therapie mit hohem Hypoglykämierisiko (z. B. Insulin)	Ja, bei ungestörter Hypoglykämiewahrnehmung	Ja, bei guter Stoffwechselführung ohne Unterzuckerung über 3 Monate und ungestörter Hypoglykämiewahrnehmung Auflage: fachärztliche Begutachtung alle 3 Jahre, regelmäßige ärztliche Kontrollen
Wiederholt auftretende schwere Hypoglykämien im Wachzustand	Für die Dauer von drei Monaten nach dem letzten Ereignis nicht geeignet. Eine stabile Stoffwechsellage und eine ungestörte Hypoglykämiewahrnehmung sind sicherzustellen, fachärztliche Begutachtung. Auflage: Regelmäßige ärztliche Kontrollen	Keine wiederholt schwere Hypoglykämie in den letzten 12 Monaten. Unter besonders günstigen Umständen ggf. auch kürzere Frist möglich. Der Zeitraum bis zur Wiedererlangung der Fahrerlaubnis beträgt mindestens drei Monate, fachärztliche Begutachtung. Auflagen: Regelmäßige ärztliche Kontrollen
Bei Folgeerkrankungen	➤ Tab. 18.2, ➤ Tab. 20.1, ➤ Tab. 21.2	

nent eine vermehrte Hypoglykämiegefährdung. Dabei sind die arbeitsphysiologisch befürworteten kurz-rotierenden Schichtsysteme aufgrund der häufigen Umstellungen noch schwerer zu bewältigen als lang-rotierende Systeme. Gute (HbA1c beachten), nicht übermäßig straffe Stoffwechseleinstellung (Hypoglykämien konsequent vermeiden!), eine sorgfältige Diabetesschulung, geeignete Stoffwechselprotokollierung und ggf. ein Training der Hypoglykämiewahrnehmung sind patientenseitig die Basis für eine dauerhaft gute Arbeitsfähigkeit. Dazu sollte eine regelmäßige Betreuung durch Hausarzt bzw. Diabetologen und Betriebsarzt kommen (Kooperation der ärztlichen Kollegen untereinander!). Zu empfehlen sind weiterhin die Einbeziehung der Kollegen über evtl. Notfallmaßnahmen sowie die Beteiligung an Selbsthilfegruppen von Diabetikern in Wechselschicht, soweit vorhanden.

Weitere Gefährdungen am Arbeitsplatz

Hier ist eine individuelle Gefährdungsbeurteilung unerlässlich. Es müssen sowohl die individuelle Stoffwechseleinstellung und Hypoglykämieneigung als auch die spezifischen Gefährdungen am Arbeitsplatz beurteilt werden. Zu letzteren zählen z. B. Arbeiten mit Absturzgefährdung, Umgang mit Gefahrstoffen, Tätigkeiten an drehenden Maschinen, Alleinarbeit und Verantwortung für betreute Menschen. Es bietet sich an, eine Gefährdungsmatrix zu erstellen (➤ Tab. 13.2).

Tab. 13.2 Gefährdungsmatrix: Diabetes am Arbeitsplatz

	Büroarbeitsplatz	Schichtarbeit, Umgang mit Gefahrstoffen	Arbeiten mit Absturzgefahr, Hitzearbeit	Polizeivollzugsdienst
Gute Stoffwechseleinstellung ohne Hypoglykämiegefährdung	Keine Bedenken	Keine Bedenken	Keine Bedenken	Keine Bedenken
Stoffwechseleinstellung mit Hypoglykämieneigung, aber ohne schwere Hypoglykämie	Möglich in der Mehrzahl der Arbeitsplätze	Möglich in der Mehrzahl der Arbeitsplätze	Möglich in der Mehrzahl der Arbeitsplätze	Möglich in besonderen Fällen
Stoffwechseleinstellung mit Hypoglykämieneigung, schwere Hypoglykämien nur im Schlaf	Möglich in der Mehrzahl der Arbeitsplätze	Möglich in der Mehrzahl der Arbeitsplätze	Möglich in besonderen Fällen	Nicht möglich
Schlechte Stoffwechseleinstellung	Möglich in besonderen Fällen	Nicht möglich	Nicht möglich	Nicht möglich

Die **Beurteilung** sollte in folgenden Schritten ablaufen:

- Der Diabetiker erläutert seinen Beruf oder seine Tätigkeit.
- Benennung der konkreten Gefährdungen gemeinsam mit dem Betroffenen und bei Unklarheiten mit weiteren Fachleuten (Betriebsarzt, Fachkraft für Arbeitssicherheit, Vorgesetzte etc.).
- Bei der abschließenden Bewertung muss man sich an der Gefährdung mit dem höchsten Risiko in Verbindung mit dem Hypoglykämiegrad richten.

KAPITEL

14 Gynäkologie und Arbeitsplatz

Uta Ochmann, begutachtet von Stefanie Weber

Kernaussagen

- Bei Schwangeren sollte eine kurze Arbeitsanamnese durchgeführt werden, um Gefährdungen vor allem durch Infektionserkrankungen, Gefahrstoffe und Lärm am Arbeitsplatz zu erfassen.
- Ein Ovarialkarzinom kann durch Asbestexposition mitverursacht werden (unter BK 4104 subsumiert).

14.1 Kurze Arbeitsanamnese bei Schwangeren

CAVE

Der Schutz einer Schwangeren vor beruflichen Gefährdungen über das Mutterschutzgesetz greift erst, wenn die Schwangere die Schwangerschaft ihrem Arbeitgeber mitteilt. Das Mutterschutzgesetz gilt auch für Studentinnen, Schülerinnen und Praktikantinnen, jedoch nicht für Selbstständige. Für Soldatinnen und Beamtinnen gibt es eigene Verordnungen zum Mutterschutz.

Expositionen am Arbeitsplatz können gerade in der Frühschwangerschaft für die Mutter und/oder das Ungeborene gefährdend sein. Nach neuem Mutterschutzgesetz ist der Arbeitgeber verpflichtet, an jedem Arbeitsplatz auch schwangerschaftsspezifische Gefährdungen zu ermitteln und dies allen Beschäftigten mitzuteilen, unabhängig ob gerade Schwangere im Betrieb tätig sind.

Der Gynäkologe ist im Normalfall der erste Arzt, der Kontakt zu der Schwangeren hat. Daher sollte er bei einer kurzen Arbeitsanamnese untenstehende Fragen stellen, Gefährdungen erkennen, und die Schwangere entsprechend informieren, damit sie bei Selbstständigkeit die Gefährdungen in Eigenver-

Tab. 14.1 Checkliste für kurze Arbeitsanamnese und Maßnahmen

Fragen an Schwangere	Gefährdungen	Maßnahmen
Haben Sie beruflich Kontakt zu Kindern?	**Infektionsgefahr:** Parvovirus B19 (Ringelröteln), Röteln, Masern, Mumps, Pertussis (Keuchhusten), Windpocken, Zytomegalievirus, Influenza, Norovirus, Rotavirus, Scharlach, Hepatitis A **Verletzungsgefahr:** z. B. Tritte/Schläge in den Bauch **Belastung des Beckenbodens** durch z. B. Tragen, Hochheben der Kinder	Schwangere an Betriebsarzt verweisen. Bis dahin befristetes ärztliches (vormals individuelles) Beschäftigungsverbot, falls Immunitäten nach STIKO nicht vollständig oder (noch) nicht bekannt oder falls Verletzungen durch Tiere oder Verletzungen/Gewalt durch Menschen möglich. Kein Umgang mit infektiösen/aggressiven/infektionsverdächtigen Menschen/Tieren
Haben Sie Umgang mit Patienten?	Bei Kontakt zu Kindern: s. o. Kontakt zu infektiösen Patienten Notfallinterventionen Operative Tätigkeiten	
Haben Sie direkten Kontakt zu Tieren oder aggressiven Menschen?	Bisse, Tritte, Schläge, psychische Gewalt, Infektionsgefahr	
Sind Sie gegenüber Narkosegasen, Zytostatika, Gefahrstoffen, Chemikalien oder Strahlung (Röntgen, ionisierend) exponiert (durch eigene Tätigkeit oder durch andere Mitarbeiter im Raum)?	Insbesondere, wenn Gefahrstoffe als sehr giftig, embryotoxisch oder krebserzeugend eingestuft werden Einstufungen sind in den Sicherheitsdatenblättern der Gefahrstoffe zu finden (R-Sätze, H-Sätze).	Schwangere/Arbeitgeber sollen Sicherheitsdatenblätter durchsehen. Schwangere an Betriebsarzt verweisen. Bis dahin besteht ein befristetes ärztliches (vormals individuelles) Beschäftigungsverbot.

Tab. 14.1 Checkliste für kurze Arbeitsanamnese und Maßnahmen *(Forts.)*

Fragen an Schwangere	Gefährdungen	Maßnahmen
Arbeiten Sie nachts und/oder länger als 8,5 h pro Tag?	Überstunden, Nachtarbeit	Schwangere sollte zeitnah Arbeitgeber informieren, damit Arbeitszeiten und/oder Arbeitsbedingungen oder Tätigkeiten angepasst oder abgeändert werden.
Arbeiten Sie in Lärmbereichen?	Lärm > 80 dB(A) (Gehörschutz der Mutter schützt nicht das ungeborene Kind)	
Arbeiten Sie in Akkordarbeit oder mit vorgeschriebenem Arbeitstempo?	Erhöhte psychische und körperliche Belastung	
Müssen Sie regelmäßig > 5 kg oder manchmal >10 kg heben oder tragen oder in Zwangshaltungen arbeiten?	Erhöhte körperliche Belastung	
Arbeiten Sie in Nässe, Zugluft, mit Sturzgefahr?	Erhöhte körperliche Belastung	

Tab. 14.2 Verbot des beruflichen Kontakts zu Kindern bei fehlender oder unklarer Immunität

Umfang	Kinder bis 6. LJ.	Kinder 6. bis < 18. LJ
Gesamte Schwangerschaft	Masern, Mumps, Windpocken Zytomegalie (im Setting Kita)	Windpocken (bis 10. LJ)
	Bei engem Körperkontakt zu behinderten Kindern ggf. zusätzlich unabhängig vom Alter: Zytomegalie, Hepatitis B (Aggressivität)	
bis einschließlich 20. SSW	Röteln, Ringelröteln	Röteln
Befristet mindestens für die Inkubationszeit bei Auftreten der Erkrankung in Einrichtung	Influenza, Noro-/Rotavirus, Ringelröteln (nach 20. SSW)	Masern, Mumps (> 1 Fall), Windpocken (≥ 10. LJ), Noro-/Rotavirus, Ringelröteln, Influenza
Befristet mindestens für die Inkubationszeit bei Auftreten der Erkrankung bei betreuten Kindern (Gruppe, Klasse)	Keuchhusten, Scharlach, Hepatitis A, Röteln (nach 20. SSW)	Keuchhusten, Scharlach, Hepatitis A, Mumps (1 Fall), Röteln (nach 20. SSW)

antwortung abwendet oder als angestellte Mitarbeiterin die in ➤ Tab. 14.1 empfohlenen Maßnahmen umsetzen kann.

Sehr detaillierte Informationen für Schwangere zum Mutterschutzgesetz gibt der aktuelle Leitfaden des Bundesministeriums für Familie, Senioren, Frauen, und Jugend: www.bmfsfj.de/bmfsfj/service/publikationen/leitfaden-zum-mutterschutz/73756. Bei beruflichem Kinderkontakt können neben den von den Krankenkassen angebotenen serologischen Untersuchungen in der Schwangerschaft **weitere Immunitätsüberprüfungen** notwendig sein, die der Arbeitgeber zu finanzieren hat. Dies gilt v. a. für die Überprüfung der Immunität Zytomegalie (CMV) und Ringelröteln (Pavo B19). Ein erhöhtes Übertragungsrisiko für Zytomegalie kann für Erzieherinnen im Setting Kita gezeigt werden. Wichtig ist bei beruflichem Kinderkontakt auch der präventive Mutterschutz, also junge Frauen bereits vor Eintreten einer Schwangerschaft auf die Sinnhaftigkeit der öffentlich empfohlenen Impfungen hinzuweisen.

Bei Gärtnerinnen/beruflichem Kontakt zu Erde/Katzenkot kann ggf. auch eine Überprüfung der Toxoplasmose-Immunität notwendig sein.

Bis zum Start des neuen Mutterschutzgesetzes im Januar 2018 war die Umsetzung des Mutterschutzgesetzes Ländersache, sodass die Empfehlungen für betriebliche (vormals generelle) Beschäftigungsverbote (BV) unterschiedlich sein können. Es ist zu hoffen, dass mit dem geplanten Mutterschutzausschuss zügig evidenzbasierte einheitliche Empfehlungen (Mutterschutzregeln) veröffentlicht werden. Für die Differenzierung von betrieblichen (vormals generellen) BV, ärztlichen (vormals individuellen) BV und Arbeitsunfähigkeit ➤ Kap. 7.

➤ Tab. 14.2 zeigt zur Orientierung die Vorgehensweise für den beruflichen Kinderkontakt in Anlehnung an die Empfehlungen aus Bayern.

14.2 Kurze Arbeitsanamnese bei stillenden Frauen

Das Mutterschutzgesetz gilt auch für stillende Frauen. Insbesondere muss eine Gefährdung durch eine berufliche Exposition gegenüber Gefahrstoffen ausgeschlossen werden, die in die Muttermilch übergehen können. Weiterhin hat die Frau innerhalb der ersten 12 Monate nach Entbindung Anrecht auf Stillpausen. Die stillende Frau sollte bei Wiederaufnahme der beruflichen Tätigkeit den Vorgesetzten informieren, damit dieser, ggf. in Zusammenarbeit mit dem Betriebsarzt, den Arbeitsplatz so gestalten kann, dass alle Vorgaben des Mutterschutzgesetzes für stillende Frauen erfüllt werden.

14.3 Ovarialkarzinom durch Asbest

Die systematische Literaturrecherche zeigt eine Risikoverdopplung für das Ovarialkarzinom bei asbestexponierten Frauen zumindest ab einer kumulierten Asbestfaserexposition von 25 Faserjahren (entspricht z. B. einer arbeitstäglichen Exposition über 25 Jahre gegenüber einer Faserstaubkonzentration von 1 Mio. Fasern pro m^3 Luft oder arbeitstäglichen Exposition über 5 Jahre gegenüber einer Faserstaubkonzentration von 5 Mio. Fasern pro m^3 Luft). Möglicherweise wird die Risikoverdopplung auch schon bei niedrigeren kumulierten Dosen erreicht.

DEFINITION

Berufskrankheiten

BK 4104: Lungenkrebs, Kehlkopfkrebs oder **Eierstockkrebs**
- in Verbindung mit Asbeststaublungenerkrankung (Asbestose)
- in Verbindung mit durch Asbeststaub verursachter Erkrankung der Pleura oder
- bei Nachweis der Einwirkung einer kumulativen Asbestfaserstaub-Dosis am Arbeitsplatz von mindestens 25 Faserjahren [25×10^6 Fasern/m^3 × Jahre]

Daher sollte bei Frauen mit der Diagnose Ovarialkarzinom eine kurze Arbeitsanamnese bezüglich beruflicher Asbestexposition erhoben werden (➤ Kap. 23). Bei positiver Anamnese sollte eine ärztliche Anzeige bei Verdacht auf eine Berufskrankheit erstattet werden. Mittelbare Expositionen, wie z. B. durch das Waschen der Arbeitskleidung des beruflich asbestexponierten Ehemannes, gelten nicht als berufliche (also nicht versicherte, nicht anerkennungsfähige) Asbestexposition der Frau.

14.4 Mammakarzinom durch Arbeit in Nachtschicht

Die International Agency for Research on Cancer (IARC) hatte in 2007 Schichtarbeit vor allem aufgrund von Ergebnissen aus tierexperimentellen Studien als „wahrscheinlich krebserregend" bewertet. Die epidemiologische Datenlage bezüglich eines Zusammenhangs von Nachtschicht und Mammakarzinom ist uneinheitlich. In einer Metaanalyse aus 2016 von 10 prospektiven Studien mit 4 660 Brustkrebserkrankungen war das relative Risiko selbst für Frauen mit Nachtschichtarbeit über mehr als 30 Jahren mit 1,00 (Konfidenzintervall 0,87–1,14) nicht erhöht.

14.5 Mit gynäkologischen Erkrankungen am Arbeitsplatz

Insbesondere nach Diagnose einer Tumorerkrankung sollten Maßnahmen zur schnellen Wiedereingliederung am Arbeitsplatz initiiert werden. Dazu zählen die medizinische Rehabilitation, stufenweise Wiedereingliederung (➤ Kap. 4.5.2) oder bei längerer Abwesenheit vom Arbeitsplatz ein BEM-Verfahren über den Arbeitgeber (➤ Kap. 4.5.3).

KAPITEL

15 Hämato-Onkologie und Arbeitsplatz

Uta Ochmann, begutachtet von Martin Dreyling

Kernaussagen

Toxische Knochenmarksschäden sowie Leukämien und Non-Hodgkin-Lymphome können durch berufliche Expositionen gegenüber Benzol und Butadien verursacht werden.

DEFINITION

Berufskrankheiten

- **BK 1318:** Erkrankungen des Blutes, des blutbildenden und des lymphatischen Systems durch Benzol
- **BK 1320:** Chronisch-myeloische oder chronisch-lymphatische Leukämie durch 1,3-Butadien bei Nachweis der Einwirkung einer kumulativen Dosis von mindestens 180 Butadien-Jahren (ppm × Jahre)

15.1 Knochenmarksdepression

DEFINITION

Temporäre oder dauerhafte Schädigung des Knochenmarks, die zu einer verminderten Bildung von Blutzellen führt.

Eine Leukozytopenie und deren Teilentitäten Granulozytopenie und Agranulozytose, Lymphozytopenie, Anämie, Thrombozytopenie sowie die Panzytopenie (Panmyelophthise) können bereits durch niedrige Expositionshöhen gegenüber **Benzol** (unterhalb von 1 ppm) verursacht werden. Eine isolierte Anämie ist allerdings für eine Benzolwirkung untypisch und lässt andere Ursachen vermuten. Die toxische Knochenmarksdepression durch Benzol tritt während der Dauer der beruflichen Exposition auf und ist meist **bei Expositionskarenz reversibel,** wenn auch die Dauer der Erholung des Blutbildes sehr unterschiedlich sein kann.

Irreversible toxische Schädigungen des Knochenmarks wie die refraktäre Anämie sind in einem Kausalzusammenhang zu einer stattgehabten früheren Benzolexposition zu sehen, wenn eine kumulative Exposition gegenüber mindestens 8 Benzoljahren (ppm × Jahre) berechnet wird. Einschränkungen bezüglich der Latenzzeiten, also der Zeit zwischen Beginn der Exposition und Erkrankungsbeginn, gibt es nicht.

15.2 Myelodysplastisches Syndrom, akute Leukämien, chronisch lymphatische/myelomonozytäre Leukämien

Für myelodysplastische Syndrome, akute Leukämien nach der WHO-Definition (akute lymphatische Leukämien, akute nicht lymphatische Leukämien und akute myeloische Leukämien) sowie chronische lymphatische Leukämien, chronische myelomonozytäre Leukämien und stammzellnahe Non-Hodgkin-Lymphome (lymphoblastische Lymphome) kann gleichfalls ein Kausalzusammenhang zu einer früheren beruflichen Benzolexposition bestätigt werden, wenn ein kumulierter Expositionsumfang von mindestens 8 Benzoljahren (ppm × Jahre) berechnet wird. Es gibt keine Einschränkungen bezüglich der Latenzzeiten.

15.3 Non-Hodgkin-Lymphome, Multiples Myelom, myeloproliferative Erkrankungen

Die nicht stammzellnahen Non-Hodgkin-Lymphome, Multiple Myelome und myeloproliferative Erkrankungen einschließlich der chronisch-myeloischen Leukämien (CML) können gleichfalls durch eine Benzolexposition verursacht und als Berufskrankheit anerkannt werden, jedoch lässt die gegenwärtige epidemiologische Datenlage keine präzise Beschreibung des Dosis-Wirkungs-Zusammenhangs zu. Daher ist immer eine Einzelfallbeurteilung der Expositionsbedingungen notwendig. Grundsätzlich werden höhere kumulierte Expositionen als bei den akuten Leukämien gefordert. Auch für diese Krankheitsbilder gibt es keine Einschränkungen bezüglich der Latenzzeiten.

15.4 Chronische Leukämien

Chronisch-lymphatische Leukämien (CLL) und chronisch-myeloische Leukämien (CML) können auch durch die Exposition gegenüber 1,3-Butadien verursacht werden, eine Berufkrankheitenanerkennung ist möglich, wenn die Einwirkung einer kumulativen Dosis von mindestens 180 Butadienjahren (ppm × Jahre) nachgewiesen wird. Es gibt keine Einschränkungen bezüglich der Latenzzeiten.

CAVE

Für Hodgkin-Lymphome ist keine berufliche Ursache bekannt, sie werden nicht durch Benzol verursacht!

EVIDENZ

Berufliche Tätigkeiten mit Benzol-Exposition

- Chemische Industrie (Ausgangsprodukt für Synthesen)
- In Lösungs-, Reinigungs-, Extraktions-, Entfettungsmitteln, Klebern, Waschbenzin (seit 1992 < 0,1%, vor 1960 bis 5%, 70er-Jahre 3%)
- Gummiindustrie
- Tiefdruckarbeiten
- Erdölindustrie
- Kfz-Werkstätten
- Tankstellen, Abfüllen von Benzin (bis 70er-Jahre 5 %, bis 1999 2 %, seit 2000 bis 1 %)
- Kokereien (Nebenprodukt bei Verkokung von Steinkohle)

EVIDENZ

Berufliche Tätigkeiten mit 1,3-Butadien-Exposition

- Herstellung von Butadien
- Herstellung von Kautschuk
- Herstellung von Kunststoffen (Acrylnitril-Butadien-Styrol = ABS und Methylmethacrylat-Butadien-Styrol = MBS)
- Herstellung von Polyamid-Kunstfasern
- Herstellung von Treibstoff für Feststoffraketen

15.5 Mit hämatologischen Erkrankungen am Arbeitsplatz

Bei immunsuppressiver Behandlung, bei **Lympho-/Granulozytopenien oder Erkrankungen mit erniedrigter Zahl funktionsfähiger Leukozyten,** ist das Risiko für eine erhöhte Infektionsgefährdung am Arbeitsplatz zu beachten (➤ Kap. 17).

Nach allogener Knochenmarkstransplantation besteht meist kein ausreichender Immunschutz für impfpräventable Erkrankungen mehr. Impfungen mit Tot-/Toxoid-Impfstoffen beginnen in der Regel 6 Monate nach der allogenen Stammzelltransplantation. Mit den empfohlenen Tot-/Toxoid-Impfstoffen kann ein Impferfolg auch bei bestehender Graft-versus-Host-Reaktion (GvHD, Transplantat-gegen-Wirt-Reaktion) unter Immunsuppression erreicht werden. Lebendimpfungen dürfen frühestens nach Ablauf von 2 Jahren durchgeführt werden. Dies gilt aber nur, wenn keine GvHD vorliegt und keine immunsuppressiven Medikamente eingenommen werden, in diesen Fällen sind Lebendimpfungen kontraindiziert.

Anämien können zu einer Einschränkung der kardiopulmonalen Leistungsfähigkeit führen mit Auswirkungen auf berufliche Tätigkeiten mit hoher körperlicher Belastung. Auch Tätigkeiten in sauerstoffreduzierter Atmosphäre (Brandschutz) können bei einer Anämie eine vermehrte kardiopulmonale Beanspruchung zur Folge haben.

Bei Erkrankungen mit erhöhter **Blutungsneigung (Thrombozytopenie, angeborene Gerinnungsstörungen)** können verletzungsträchtige berufliche Tätigkeiten zu einem erhöhten gesundheitlichen Risiko führen.

Funktionseinschränkungen durch chronische oder maligne hämatologische Erkrankungen oder durch Therapiefolgen sollten im Rahmen eines betrieblichen Eingliederungsmanagements (BEM) bei der Entscheidung über die berufliche Einsatzmöglichkeit berücksichtigt werden (➤ Kap. 2).

KAPITEL

16 Hals-Nasen-Ohrenheilkunde und Arbeitsplatz

Dennis Nowak, begutachtet von Moritz Gröger

Kernaussagen

- Die berufsbedingten Rhinitiden unterteilen sich in allergische und irritative Formen. Die allergische Rhinitis kann Berufskrankheit sein, wobei die Auslöser im Wesentlichen die des allergischen Asthmas sind.
- Die Lärmschwerhörigkeit ist die häufigste anerkannte Berufskrankheit. Sie manifestiert sich klassisch als „c5-Senke" im Reintonaudiogramm.
- Die berufliche Exposition mit einer ganzen Reihe kanzerogener Stoffe kann zu malignen Neoplasien im Bereich der Schleimhäute des oberen Aerodigestivtrakts führen.

16.1 Berufsbedingte Rhinitis

Die Einteilung der berufsbedingten Rhinitis und die des berufsbedingten Asthma erfolgen im Kern nach einer einheitlichen Systematik (➤ Kap. 23). Man differenziert zunächst zwischen solchen Krankheitsbildern, die **primär kausal durch Arbeitseinflüsse** verursacht worden sind, und solchen, die bei **vorbestehender „schicksalhafter" Anlage** durch Arbeitseinflüsse verschlechtert worden sind. Im zweiten Schritt wird für die durch Arbeitseinflüsse kausal verursachten Krankheitsbilder die Differenzierung zwischen allergisch (IgE-vermittelt oder anderweitig immunologisch vermittelt) und nicht-allergisch (also chemisch-irritativ oder toxisch) vorgenommen (➤ Abb. 16.1)

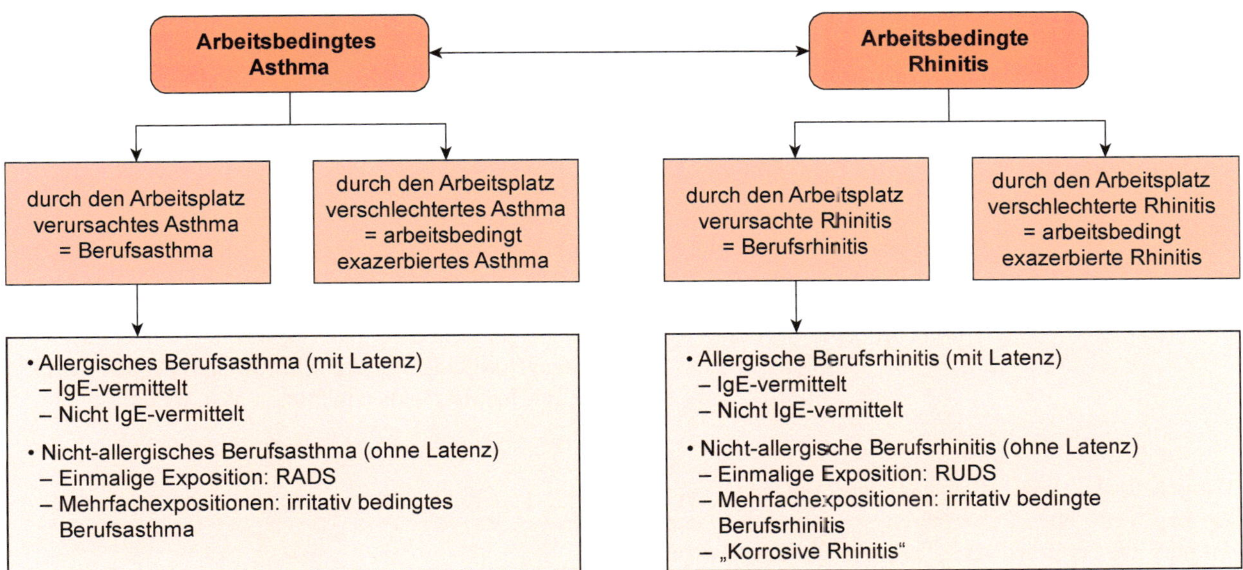

Abb. 16.1 Einteilung der berufsbedingten Rhinitis und des berufsbedingten Asthma [L143]

16.1.1 Berufsbedingte allergische Rhinitis

DEFINITION

Berufskrankheiten

- **BK 4301:** Durch allergisierende Stoffe verursachte obstruktive Atemwegserkrankungen (einschließlich **Rhinopathie**), die zur Unterlassung aller Tätigkeiten gezwungen haben, die für die Entstehung, die Verschlimmerung oder das Wiederaufleben der Krankheit ursächlich waren oder sein können

Die allergische Rhinitis kann Berufskrankheit sein. Auslöser sind im Wesentlichen diejenigen, die auch für das allergische Asthma verantwortlich sind:

DEFINITION

Berufsallergene

Meistens Inhalationsallergene natürlichen Ursprungs, Proteine und biologische Agenzien. Grundsätzlich können fast alle ubiquitären Inhalationsallergene zu Berufsallergenen werden. Mehle, Isocyanate, Latex, Persulfate, Aldehyde, Tierallergene, Holzstaub, Metallsalze und Enzyme sind für 50–90 % aller Berufsallergien der Atemwege verantwortlich. Bislang sind etwa 400 unterschiedliche Berufsallergene für die Atemwege bekannt.

Klinik

Blockierte, laufende Nase, Nasenjucken und/oder Niesattacken nach Allergenexposition am Arbeitsplatz mit Besserung in expositionsfreien Zeiten.

Diagnostik

Für die meisten hochmolekularen Auslöser sind Prick-Testung und spezifische IgE-Bestimmung diagnostisch sensitiv. Auch für einige wenige niedermolekulare Auslöser existieren validierte Prick-Testverfahren (z. B. Platinsalze, Säureanhydride). Nasale Provokationstestungen mit den angeschuldigten Allergenen sollten zur Diagnosesicherung durchgeführt werden, insbesondere wenn es um sozialmedizinische Konsequenzen geht (Tätigkeitswechsel, Verdacht auf Berufskrankheit).

Prozedere

Wünschenswert wäre – analog dem Hautarztverfahren (➢ Kap. 12) – ein „Arztverfahren Atemwege und Lunge", das auch die berufsbedingte allergische Rhinitis beinhaltet. Die Prognose der berufsbedingten Rhinitis ist bei vollständiger Expositionskarenz am besten, und die Anerkennung (nicht die Meldung!) einer Berufskrankheit 4301 setzt die Aufgabe der schädigenden Tätigkeit voraus.

Es kann jedoch auch vertretbar sein, Expositionsreduktion in Kombination mit Pharmakotherapie (Antihistaminika lokal und systemisch, nasale Steroide) vorzunehmen. Dies gilt insbesondere dann, wenn die Symptomatik gering ausgeprägt ist, überschaubare Zeiträume zu überbrücken sind (z. B. bis zum Ausbildungsende) und keine Überempfindlichkeit der unteren Atemwege besteht (Methacholin-Provokation negativ).

INTERPROFESSIONELLES TEAM

- Zeiten der beruflichen Exposition zur Diagnostik nutzen!
- Kontaktaufnahme Facharzt – Betriebsarzt zur Frage, ob expositionsmindernde Maßnahmen möglich sind
- Nach Tätigkeitsaufgabe können Sensibilisierungsnachweis (Prick, spezifisches IgE) und Provokationstests negativ und gutachterliche Beurteilungen damit falsch negativ werden.

CAVE

- Eine berufsbedingte Rhinitis geht einem berufsbedingten Asthma bronchiale in 20–80 % der Fälle voraus.
- Daher muss vom HNO-Arzt bei arbeitsbezogenen rhinitischen Beschwerden immer auch nach den unteren Atemwegen gefragt werden (Husten, Atemnot) → ggf. pneumologische Diagnostik (Lungenfunktionsdiagnostik einschließlich [!] Methacholin-Provokation).

16.1.2 Berufsbedingte irritative Rhinitis

Die Einhaltung von Arbeitsplatzgrenzwerten schützt im Prinzip vor Haut- und Schleimhautreizung. Irritative Beschwerden am Arbeitsplatz sind v. a. unter zwei Konstellationen denkbar:

- Grenzwerte werden nicht regelhaft eingehalten – es gibt ein Problem mit der Arbeitshygiene. Vielfach klagen dann auch Kollegen über Beschwerden → Kontaktaufnahme mit Betriebsarzt, ggfs. mit Gewerbeaufsicht sinnvoll (**Cave:** Schweigepflicht; gegenüber Gewerbeaufsicht ggf. „anonyme Meldung aus der Bevölkerung").
- Patienten haben durch vorbestehende Erkrankung (z. B. allergische Rhinitis, chronische Rhinosinusitis) besondere Suszeptibilität → besonders sorgfältige Behandlung dieser Grundkrankheit steht im Vordergrund.

Die alleinige irritative Rhinitis (ohne Beteiligung der unteren Atemwege) steht nicht unter dem Schutz der Berufskrankheitenverordnung, eine ärztliche Anzeige über den Verdacht auf eine Berufskrankheit hilft somit nicht weiter.

16.2 Lärmschwerhörigkeit

Etwa 15 % der Erwachsenen gelten in Deutschland als schwerhörig, bei den über 60-Jährigen ist ein Drittel betroffen, bei den über 70-Jährigen die Hälfte.

Die Lärmschwerhörigkeit ist eine durch meist länger dauernde Lärmexposition verursachte periphere, kochleäre Innenohrschwerhörigkeit vom Haarzell-Typ, beginnend mit einem Hörverlust im Bereich um 4 kHz („c5-Senke“) („c5“ steht für das fünfgestrichene c aus der Musik mit 4186 Hz). Normalerweise ist die Hörschädigung beidseits. Bei dauerhaft einseitiger Lärmquelle oder Knalltrauma sind auch signifikante Differenzen möglich. Lärmschwerhörigkeit ist nach wie vor die häufigste anerkannte Berufskrankheit.

DEFINITION

Berufskrankheiten

- **BK 2301:** Lärmschwerhörigkeit

Exposition

Die Entwicklung einer Lärmschwerhörigkeit hängt wesentlich ab vom (personenbezogenen) Tages-Lärmexpositionspegel und der (langfristigen) Einwirkdauer (➤ Tab. 16.1): Ohrgesunde entwickeln in der Regel keinen lärmbedingten Gehörschaden bei 90 dB(A) und < 6 Jahre, 87 dB(A) und < 10 Jahre, 85 dB(A) und < 15 Jahre. Unter 85 dB(A) sind aurale Schäden unwahrscheinlich. Wie der Vergleich von Expositionsdaten und Befunden bei Lärmarbeitern zeigte, ist der **Hauptrisikofaktor** für die Lärmschwerhörigkeit die auf das Gehör einwirkende Schallenergie, also das **Produkt aus Schallleistung und Einwirkdauer.** Auf der Basis dieser Energieäquivalenz nimmt man gleiche Wirkung bei halbierter Expositionsdauer und doppelter Schallintensität bzw. -leistung an, entsprechend einer Pegelzunahme um 3 dB, dem „Halbierungsparameter“. Äquivalent sind damit Expositionszeiten und Dauerschallpegel von 8 h und 85 dB(A), 4 h und 88 dB(A), 16 h und 82 dB(A), aber auch 15 min und 100 dB(A) – in einer Diskothek ein moderater Pegel.

Aber auch die Art der Schallbelastung scheint von Bedeutung zu sein: In Laboruntersuchungen zeigte sich, dass Industrielärm zu deutlich höherer vorübergehender **Hörschwellenverschiebung (Temporary Threshold Shift, TTS)** und längerer Erholungszeit führt als klassische Musik gleicher Schallenergie. Ein zu hoher TTS wird bis zur folgenden Arbeitsschicht nicht voll abgebaut. Mit Kumulation des TTS stellt sich eine bleibende Hörminderung durch Untergang von Haarzellen ein, ein **Permanent Threshold Shift (PTS),** die „c5-Senke“ wird audiometrisch nachweisbar. Fortdauernde Exposition führt zu zunehmender Hörminderung in immer breiter werdendem Frequenzbereich.

Die lärmbedingte Schädigung ist ganz überwiegend irreversibel; sie nimmt nach Beendigung der Exposition nicht weiter zu.

Besonderheiten bezüglich der Schalleinwirkung:

- Akute irreversible Gehörschäden können oberhalb von 137 dB(C) schon durch Einzelschallereignisse eintreten („Knall“, „Explosion“).
- Stark impulshaltige, tonhaltige und schmalbandige Geräusche, besonders im Frequenzbereich 1–4 kHz („Pfeifen“), erhöhen die Gefährdung.
- Breitbandgeräusche („Rauschen“) und starke tieffrequente Komponenten („Brummen“) gefährden weniger als schmalbandige oder höherfrequente Geräusche.

Tab. 16.1 Berufliche Tätigkeiten mit Lärmexposition

Expositionshöhe	Lärmquelle	Berufsbeispiele
≤ 150 dB (A)	Gewehrschuss	Berufssoldat, Förster
≤ 140 dB (A)	Flugzeugturbine	Bodenpersonal Rollfeld
≤ 110 dB (A)	Presslufthammer, Kettensäge	Straßenarbeiten, Waldarbeiten
≤ 105 dB (A)	Schwere Maschinen	Werften, Metallindustrie, Landwirtschaft, Tischlerei
≤ 100 dB (A)	Musik	Barkeeper, Diskothek
≤ 100 dB (A)	Glasflaschen	Getränkeabfüllung, Brauereien
≤ 100 dB (A)	Lkw	Müllarbeiter, Krankenwagenfahrer
≤ 95 dB (A)	Schweißen	Metallbearbeitung, Schweißen
≤ 95 dB (A)	Musikinstrumente	Orchestermusiker
≤ 90 dB (A)	Hochfrequente Geräte	Zahnärzte, Steinbearbeitung
≤ 85 dB (A)	Kinder	Berufliche Kinderbetreuung

Diagnostik

Bei der **Tonschwellenaudiometrie** werden die bei verschiedenen Frequenzen gerade noch hörbaren Pegel bestimmt. Eine beginnende Lärmschwerhörigkeit äußert sich in einer zunächst subjektiv nicht wahrnehmbaren verringerten Empfindlichkeit im Bereich um 4 kHz. ➤ Abb. 16.2 zeigt u. a. ein Audiogramm mit einer solchen **„c5-Senke“.** Der Audiometrie muss eine längere Lärmpause vorangehen, damit ein eventueller TTS abklingen kann (10 h unter 70 dB[A]). Mit dem überschwelligen **SISI-Test** (= Short-Increment-Sensitivity-Index) prüft man, welcher Prozentsatz angebotener 1 dB-Pegelsprünge gehört wird; Gehörgesunde können diese Unterschiede nicht wahrnehmen, Lärmschwerhörige registrieren bei entsprechender Ausprägung alle. Bei Unstimmigkeiten sollten objektive Testverfahren wie die Messung von otoakustischen Emissionen (TEOAE/DPOAE) oder von akustisch evozierten Hirnstammpotenzialen (BERA) herangezogen werden.

Ein **Tinnitus** wird häufig berichtet, er ist jedoch nicht spezifisch für eine Lärmschädigung. Liegt der Tinnitus im Frequenzbereich des lärmbedingten Hörverlustes und ist knapp

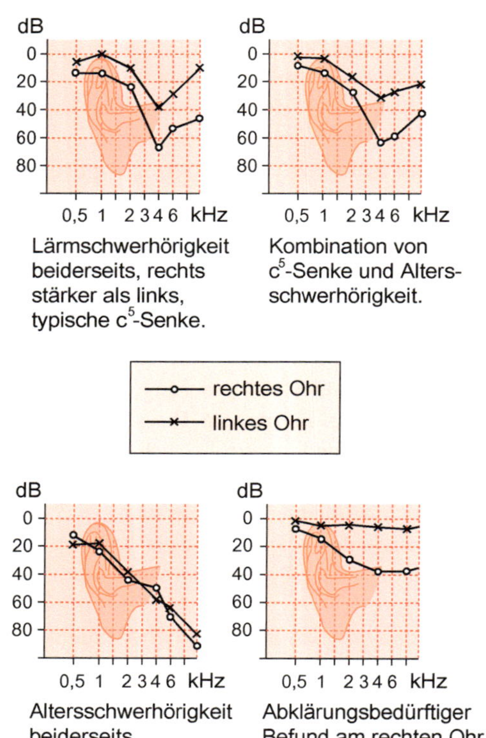

Abb. 16.2 Beispiele von Tonschwellen-Audiogrammen [L231]

über dem subjektiv empfundenen Laustärkepegel verdeckbar, kann ein Zusammenhang zur Lärmschwerhörigkeit angenommen werden.

Eine **vollständige Ertaubung** durch Lärm ist nicht bekannt. Sollte sich eine Progredienz der Schwerhörigkeit auch nach mehr als einem halben Jahr „Lärmpause" zeigen, ist dies als lärmunabhängig zu bewerten. Eine Besserung der Lärmschwerhörigkeit nach Immissionsende ist nicht zu erwarten.

CAVE

Anzeigepflicht ohne Schwelle!

- Der Verdacht auf eine anzeigepflichtige Lärmschwerhörigkeit ist begründet, wenn Versicherte anamnestisch eine Reihe von Jahren unter Lärmbelastung gearbeitet haben und die messbare Hörfunktionsstörung dem Bild einer lärmbedingten Innenohrschwerhörigkeit entspricht. Ein bestimmtes Ausmaß der Hörminderungen ist nicht Voraussetzung für die Verdachtsanzeige.
- Auch bei akustischen Traumen im Sinne von Knalltraumen oder bei anderen Schallereignissen hoher Intensität (> 137 dB) soll eine Berufskrankheiten-Verdachtsanzeige erstattet werden.

16.3 Berufsbedingte maligne Erkrankungen des HNO-Bereichs

Krebserkrankungen der Nasenhaupt- und Nasennebenhöhlen sowie des Kehlkopfes können Berufskrankheiten sein. Unter derzeit sechs Konstellationen ist an einen Berufskrebs zu denken:

DEFINITION

Berufskrankheiten: Krebs im HNO-Bereich

- **BK 1103:** Erkrankungen durch Chrom oder seine Verbindungen
- **BK 1319:** Larynxkarzinom durch intensive und mehrjährige Exposition gegenüber schwefelsäurehaltigen Aerosolen
- **BK 4104:** Lungenkrebs oder Kehlkopfkrebs oder Eierstockkrebs in Verbindung mit Asbeststaublungenerkrankung (Asbestose), in Verbindung mit durch Asbeststaub verursachter Erkrankung der Pleura oder bei Nachweis der Einwirkung einer kumulativen Asbestfaserstaubdosis am Arbeitsplatz von mindestens 25 Faserjahren [25×10^6 ({Fasern/m³} × Jahre)]
- **BK 4110:** Bösartige Neubildungen der Atemwege und der Lungen durch Kokereirohgase
- **BK 4113:** Lungenkrebs oder Kehlkopfkrebs durch polyzyklische aromatische Kohlenwasserstoffe bei Nachweis der Einwirkung einer kumulativen Dosis von mindestens 100 Benzo(a)pyren-Jahren [(µg/m³) × Jahre]
- **BK 4203:** Adenokarzinome der Nasenhaupt- und Nasennebenhöhlen durch Stäube von Eichen- oder Buchenholz

Eine in der Regel mehrjährige berufliche Tätigkeit mit Exposition gegenüber den folgenden Stoffen und normalerweise etwa mindestens 10-jähriger Latenzzeit soll bei Krebserkrankungen der in vorstehendem Kasten genannter Organe Anlass sein, den Verdacht auf eine Berufskrankheit anzuzeigen.

EVIDENZ

Berufliche Tätigkeiten mit Expositionen gegenüber Kanzerogenen für den HNO-Bereich

Asbest (BK 4104)

- Tätigkeiten siehe ➤ Kap. 23

Polyzyklische aromatische Kohlenwasserstoffe, Kokereirohgase (BK 4110, 4113)

- Tätigkeiten siehe ➤ Kap. 23

Eichen- und Buchenholzstäube (BK 4203)

- Industrielle und handwerkliche Verarbeitung von Eichen- oder Buchenholz. (Für Weichhölzer fehlt bislang die Evidenz für die Verursachung von Nasenhaupt- und Nasennebenhöhlenkarzinomen.)
- Gefährdete Berufsgruppen (viel Einsatz von Harthölzern, hohe Staubbelastungen) insbesondere Bau- und Möbelschreiner, Parkettleger, früher auch Küfer, Stellmacher

Chrom oder seine Verbindungen (BK 1103)

- Aufschluss von Chromerzen
- Herstellung von 6-wertigen Chromverbindungen
- Glanz- und Hartverchromung in der Galvanotechnik
- Spritzlackieren mit chromhaltigen Korrosionsschutzmitteln

- Schweißen und Brennschneiden von Edelstahl
- Brennschneiden, Schweißen und Schleifen von Blechen mit chromhaltigen Anstrichstoffen
- Herstellung und Verwendung von Chrom(VI)-Pigmenten, insbesondere Zink- und Bleichromat, in der Lack-, Farben- und Kunststoffindustrie
- Verwendung von Chrom(VI)-Oxid und Alkalichromaten, z. B. in der Lithografie, der fotografischen Industrie, der Textil- und Teppichindustrie, der Glas- und keramischen Industrie, bei der Herstellung von Feuerwerkskörpern und Zündhölzern sowie von Pflanzenleimen, Holzimprägnierung, Herstellung und Verwendung von Schneidölen
- Gerben von Leder
- Beizen und Reinigen von Metallen
- Glasfabrikation (Chromschwefelsäure)
- Herstellung und Verwendung von gefärbten Natronlaugen zum Bleichen von Ölen, Fetten und Wachsen u. a.

Schwefelsäurehaltige Aerosole (BK 1319)

- Ausschließlich Schwefelsäure: Schwefelsäureproduktion, Isopropanolproduktion, Seifen- und Lösungsmittel-Produktion, synthetische Ethanolproduktion, Bleiakkumulatorenherstellung, Aufschließen von Erzen, Raffinierung von Kupfer und Zink
- Schwefelsäure und andere anorganische Säuren (Mischaerosole): Metalloberflächenbehandlung (z. B. Salpetersäure, Salzsäure, Phosphorsäure, Oxalsäure, Flusssäure), Salpetersäureproduktion (Salpetersäure), Phosphatdüngerproduktion (Phosphorsäure), Papierherstellung (Salzsäure)

16.4 Weitere arbeitsmedizinisch relevante Krankheitsbilder des HNO-Gebiets

16.4.1 Chronische Rhinosinusitis, „mucous membrane irritation"

Exposition gegenüber Irritantien kann zu chronischen Schleimhautreizungen führen, auch chronische Rhinosinusitiden scheinen in einigen epidemiologischen Studien bei beruflicher Exposition gegenüber Dämpfen, Stäuben, Gasen, Rauchen („vapour, dust, gas, fumes", VDGF) vermehrt vorzukommen. Diese unspezifische Beschreibung der Exposition und die fehlende Eingrenzbarkeit der gefährdeten Personengruppe gestattet jedoch nicht, für diesen Zusammenhang eine neue Berufskrankheit zu formulieren.

16.4.2 Chromatulzera der Nasenscheidewand

Chrom (VI)-Verbindungen können Reizungen der oberen Atemwege und meist schmerzlose Entzündungen, Ulzerationen und Perforationen der Nasenscheidewand verursachen. Gefährdende Arbeitsplätze siehe Expositionsmöglichkeiten gegenüber Chromat in ➤ Kap. 16.3. Bei solchen Befunden in Kombination mit positiver Arbeitsanamnese BK-Verdachtsanzeige 1103.

16.4.3 Gehörgangsexostosen

Bei Kaltwasserschwimmern, Tauchern und Surfern, weniger bei Hallenbadschwimmern, ist die Entstehung von Gehörgangsexostosen gut bekannt. Wenn die Wassereinwirkung, wie etwa auch bei Berufstauchern, beruflich bedingt ist, ist – mit Einverständnis des Erkrankten – eine Verdachtsanzeige nach §9 (2) SGB VII sinnvoll.

16.4.4 Toxische Innenohrschwerhörigkeit

Hinweise für eine toxische Hörnervschädigung, insbesondere bei Grenzwertüberschreitung, gibt es bei Expositionen gegenüber Blei und seinen Verbindungen, Quecksilber und seinen Verbindungen, Cyanwasserstoff und seinen Salzen, Styrol, Toluol, p-Xylol, Kohlenmonoxid, Kohlendisulfid sowie Ethylbenzol.

Ein arbeitsmedizinischer Zusammenhang kann auch gegeben sein, wenn ein Patient aufgrund einer anerkannten Berufskrankheit mit ototoxischen Medikamenten behandelt wurde.

16.5 Mit HNO-Erkrankungen am Arbeitsplatz

16.5.1 Schwerhörigkeit

Eine Schweregradeinteilung der Schwerhörigkeit findet sich in ➤ Tab. 16.2.

Berufsgruppen wie Tontechniker, Logopäden, Musiker haben besonders hohe Anforderungen an das Hörvermögen.

Spezielle **Eignungsanforderungen** sind in Rechtsvorschriften für einzelne Berufe festgelegt, z. B. bei der Berufsfeuerwehr darf der Hörverlust nicht mehr als 40 dB bei 2 kHz auf dem besseren Ohr betragen. Auch bei der Flugtauglichkeitsprüfung und für die Aufnahme in den Polizeidienst wird das Hörvermögen überprüft.

Die Schwerhörigkeit muss beim Arbeitgeber **offengelegt** werden, wenn sie eine Auswirkung auf die vertraglich geschuldete Arbeitsleistung hat, z. B. wenn die Kommunikation beeinträchtigt ist oder akustische Warnsignale nicht wahrgenommen werden können. Aber auch darüber hinaus sollten Sie Ihren Patienten überzeugen, eine relevante Höreinschränkung am Arbeitsplatz offen zu legen, damit seine Arbeitsbedingungen optimiert werden können. Das Sprachverstehen kann durch Überlagerungen durch Nebengeräusche

Tab. 16.2 Einteilung der Schwerhörigkeit (WHO)

Gruppe	Hörvermögen	Mittlerer Hörverlust im Reinton-Audiogramm	Klinischer Befund
0	Normal	25 dB oder besser	Allenfalls leichte Probleme bei der Kommunikation, Flüstersprache wird gehört.
1	Geringgradige Schwerhörigkeit	26–40 dB	Umgangssprache wird 1 m vor dem Ohr verstanden. → Hörgerät ist ggf. empfehlenswert.
2	Mittelgradige Schwerhörigkeit	41–60 dB	Lautes Sprechen wird 1 m vor dem Ohr verstanden → Hörgerät ist zu empfehlen.
3	Hochgradige Schwerhörigkeit	61–80 dB	Einige Worte werden bei sehr lautem Sprechen auf dem besseren Ohr verstanden → Hörgerät ist nötig.
4	Hörreste oder Taubheit	81 dB oder mehr	Keinerlei Sprachverständnis bei maximaler Lautstärke („funktionelle Ertaubung") → ggf. Kochleaimplantat, Lippenlesen, Gebärdensprache

oder große Halligkeit in Räumen zusätzlich beeinträchtigt werden. Hier helfen Verbesserung der Raumakustik und technische Lösungen wie induktive Höranlagen. Betriebsarzt und Schwerbehindertenvertretung können hier beratend tätig werden. Eine Finanzierungsunterstützung von speziellen technischen Arbeitsmitteln kann über Integrationsamt und Rentenversicherung organisiert werden.

Um eine Verschlimmerung des Hörschadens zu vermeiden, dürfen Personen mit **Schwerhörigkeit** und **gehörlose Personen** mit verwertbaren Hörresten nur dann in Lärmbereichen beschäftigt werden, wenn der auf das Ohr einwirkende zusätzliche Arbeitslärm unter Berücksichtigung des persönlichen Gehörschutzes einen Tages-Lärmexpositionspegel von 80 dB(A) und einen Spitzenschalldruckpegel von 135 dB(C) nicht übersteigt. Prinzipiell darf man mit einem eingeschalteten Hörgerät nicht im Lärmbereich arbeiten. Das Hörgerät sollte im Lärmbereich entfernt werden, da das Hörgerät beim Tragen von Kapselgehörschutz über einem ausgeschalteten Hörgerät unter der Kapsel durch Feuchtigkeit leiden kann. Wenn wiederkehrende Kommunikation, das Hören und Beurteilen von Maschinengeräuschen oder das Erkennen von akustischen Warnsignalen für die Bewältigung der Arbeitsaufgabe im Lärmbereich bzw. am Lärmarbeitsplatz notwendig sind, benötigt der Hörgeräteträger spezielle Hörgeräte, z. B. ICP-Hörgeräte (Insulating Communication Plastic), die gleichzeitig als Gehörschutz fungieren.

Gehörlose Menschen ohne nutzbare Hörreste können in Lärmbereichen beschäftigt werden, sofern durch die fehlende Hörfähigkeit kein erhöhtes Unfallrisiko gegeben ist. Nach heutigem Wissensstand besteht für Cochleaimplantat (CI)-Träger bei Aufenthalt im Lärmbereich keine Gefahr der Hörverschlechterung in den Frequenzbereichen, die mit dem Implantat versorgt werden. Es kann jedoch zu Schmerzempfindungen kommen, die z. B. durch Strömungsgeräusche oder Impulslärmspitzen verursacht werden. In diesen Fällen ist das CI im Lärmbereich auszuschalten.

Bezüglich weiterführender Einzelheiten siehe die im Literaturverzeichnis genannte Online-Broschüre.

16.5.2 Trommelfellschäden

Patienten mit Paukenröhrchen, Trommelfellperforationen oder mit atrophen, rupturgefährdeten Narben dürfen nicht als Taucher arbeiten. Eignungseinschränkungen bestehen auch im Polizei- und Feuerwehrdienst (Eintrittspforte für toxische Gase) sowie für Piloten.

16.5.3 Gleichgewichtsstörungen

Bei dauerhaften oder anfallsweise auftretenden Gleichgewichtsstörungen liegen erhöhte Gefährdungen bezüglich Arbeiten mit Absturzgefahr (Dachdecker, Gerüstbauer), die durch technische Sicherung nicht abgewendet werden können, und bei Alleinarbeit vor. Fahr-, Steuer-, Überwachungstätigkeiten können gleichfalls meist nicht mehr ausgeübt werden, für Details zur Fahreignung siehe ➤ Kap. 3.

16.5.4 Störungen des Geruchssinns

Etwa 20 % der Bevölkerung haben eine Riechstörung, etwa 5 % eine komplette **Anosmie.** Diagnostisch wird hierzulande in erster Linie die subjektive **Olfaktometrie** mit Sniffin' Sticks eingesetzt. Eine objektive Olfaktometrie mittels Messung olfaktorisch evozierter Potenziale ist nur in wenigen hochspezialisierten Einrichtungen verfügbar. Wichtig ist, dass der diagnostizierende HNO-Arzt die Patienten bezüglich beruflicher Gefährdung berät, wenn Gerüche am Arbeitsplatz eine Warnfunktion haben (z. B. Wahrnehmung von Gasgeruch, Brandgeruch). Gegebenenfalls ist der Betriebsarzt zu kontaktieren – etwa wenn es um die Frage geht, ob mitarbeitende Kollegen oder Gasdetektoren das Defizit kompensieren können. Einige Technische Regeln für Gefahrstoffe (TRGS) schreiben bei Begasungen, Raumdesinfektionen und Schädlingsbekämpfung eine Prüfung des Riechvermögens vor.

Tab. 16.3 Auszug aus Anlage 4 Fahrerlaubnisverordnung

	Fahrerlaubnis für „Privatfahrer": Klassen A, A1, A2, B, BE, AM, L, T (d. h. Pkw bis 3,5 t, Krafträder)	**Fahrerlaubnis für „Berufsfahrer": Klassen C, C1, CE, C1E, D, D1, DE, D1E, FzF (d. h. Kfz über 3,5 t, Fahrerlaubnis für Fahrgastbeförderung)**
Hochgradige Schwerhörigkeit ein- oder beidseitig (Hörverlust ≥ 60 %), sowie Gehörlosigkeit ein- oder beidseitig	Ja, wenn nicht gleichzeitig andere schwerwiegende Mängel (z. B. Sehstörungen, Gleichgewichtsstörungen) vorliegen	Ja, wenn nicht gleichzeitig andere schwerwiegende Mängel (z. B. Sehstörungen, Gleichgewichtsstörungen) vorliegen. Fachärztliche Eignungsuntersuchung. Regelmäßige ärztliche Kontrollen. Vorherige Bewährung von 3 Jahren Fahrpraxis auf Kfz der Klasse B. Bei Vorliegen einer hochgradigen Hörstörung muss – soweit möglich – die Versorgung und das Tragen einer adäquaten Hörhilfe nach dem aktuellen Stand der medizinisch-technisch und audiologisch-technischen Kenntnisse erfolgen.
Störungen des Gleichgewichtssinns	In der Regel nein, im Einzelfall entsprechend den Begutachtungsleitlinien zur Kraftfahreignung	In der Regel nein, im Einzelfall entsprechend den Begutachtungs-Leitlinien zur Kraftfahreignung

Riechstörungen können in seltenen Einzelfällen beruflich durch langjährige hohe Expositionen gegenüber irritativ-toxischen Gefahrstoffen verursacht sein (z. B. durch Salzsäure). Hier sollte mit Einverständnis des Patienten eine Anzeige nach §9 (2) SGB VII erfolgen – da es sich nicht um eine Listenkrankheit handelt, ist das Einverständnis des Patienten einzuholen.

16.5.5 Fahreignung mit HNO-Erkrankungen

➤ Tab. 16.3

KAPITEL

17

Uta Ochmann, begutachtet von Ulrich Seybold

Infektiologie und Arbeitsplatz

Kernaussagen

- Durch die berufliche Betreuung von potenziell infektiösen Menschen und Tieren kann ein über dem Hintergrundrisiko liegendes Infektionsrisiko entstehen.
- Wichtigste Präventionsmaßnahmen sind Schutzimpfungen und Einhaltung der Hygienevorschriften.

DEFINITION

Berufskrankheiten

- **BK 3101:** Infektionskrankheiten, wenn der Versicherte im Gesundheitsdienst, in der Wohlfahrtspflege oder in einem Laboratorium tätig oder durch eine andere Tätigkeit der Infektionsgefahr in ähnlichem Maße besonders ausgesetzt war
- **BK 3102:** Von Tieren auf Menschen übertragbare Krankheiten

17.1 Infektionskrankheiten durch Aerosole

Ein erhöhtes berufliches Risiko für aerogen übertragbare Infektionskrankheiten besteht im Gesundheitsdienst und bei der beruflichen Kinderbetreuung. Ein über dem allgemeinen Hintergrundrisiko liegendes Infektionsrisiko kann auch bei beruflichen Auslandsreisen in Länder mit einer höheren landesspezifischen Inzidenz gegeben sein. Die **Reiseanamnese** muss bei Verdacht auf eine Infektionserkrankung immer erhoben werden.

Viele der über Aerosole übertragbaren Infektionserkrankungen sind so kontagiös, dass Menschen bereits im frühen Alter infiziert werden (sog. **Kinderkrankheiten**).

Dennoch können Menschen selbstverständlich in jedem Alter erkranken, insbesondere bei Schwächung des Immunsystems. Verschiebungen zum späteren Erkrankungsalter werden durch niedrige Immunitäten bei Erwachsenen aufgrund von Impflücken gefördert.

Die Elimination einer aerogen übertragbaren Infektionskrankheit in einer Gesellschaft ist nur zu erreichen, wenn ca. 95 % aller Menschen immun sind (sog. **Herdenimmunität**).

Gegen viele aerogen übertragbare Infektionskrankheiten gibt es Schutzimpfungen. Neben den öffentlich empfohlenen Impfungen (auf Basis der regelmäßig aktualisierten Empfehlungen der Ständigen Impfkommission [STIKO] am Robert Koch-Institut) gibt es in Abhängigkeit vom Gefährdungsprofil berufliche Indikationen für weitere Impfungen (➤ Tab. 17.1). Eine ausführliche individuelle Impfberatung kann durch den Betriebsarzt erfolgen.

Tab. 17.1 Sinnvolle Schutzimpfungen im Gesundheitsdienst (nach STIKO)

	Grundimmunisierung	Auffrischung
Diphtherie, Tetanus, Polio	Kinder 4×, Erwachsene 3×	Alle 10 Jahre
Pertussis	1× bei Erwachsenen	Alle 10 Jahre
Mumps/Masern/Röteln	2× im Kindesalter oder 1× im Erwachsenenalter Röteln 2× bei Frauen im gebärfähigem Alter	Nicht notwendig
Varizellen	2×, nur bei negativer Anamnese **und** negativer Serologie	Nicht notwendig
Hepatitis B	3×, ggf. weitere bis antiHBs > 100 U/l, sonst low-responder: 10–99 U/l, non-responder: < 10 U/l	In der Regel nicht notwendig. Nur bei deutlich erhöhter Infektionsgefährdung (z. B. Chirurgie, Notaufnahme) alle 10 Jahre antiHBs-Kontrolle: Auffrischimpfung falls <100 U/l.
Hepatitis A	2×	Nach 25–40 Jahren je nach Impfstoffhersteller

CAVE

Gegen **Ringelröteln** (➤ Kap. 14) und **Tuberkulose** gibt es keine Impfprävention.

Die Tuberkulose hat per se keine hohe Kontagiosität. Im Setting Gesundheitswesen kann es jedoch durch direkten engen Kontakt zu Patienten bei Pflege, Diagnostik und Therapien wie z. B. Logopädie und Physiotherapie zu einer erhöhten Infektionsgefährdung kommen. Bei Kontakt zu einem Patienten mit offener Tuberkulose werden über das zuständige Gesundheitsamt im Rahmen von Umgebungsuntersuchungen die Personen identifiziert, die ein erhöhtes Ansteckungsrisiko haben (➤ Kap. 17.6.2).

17.2 Erkrankungen durch Kontaktinfektion

Direkt Übertragung von Ektoparasiten (z. B. Kopfläuse, Krätzmilben) v. a. in Betreuungseinrichtungen wie Kindertagesstätten und Altenheimen von Person zu Person. Auch diesbezüglich ist nach Reisen und Auslandsaufenthalten zu fragen.

Indirekt Über Instrumente, Kontakt mit den Exkreten (z. B. Stuhl) infektiöser Menschen und Tiere, Kontamination von Lebensmitteln und Trinkwasser (z. B. Shigellen, Salmonellen, Staphylokokken, Rotaviren, Hepatitis A- und E-Viren, Echinokokkus). Das Zytomegalievirus wird insbesondere über Speichel und Urin übertragen, eine Schutzimpfung gibt es nicht.

Kontaktinfektionen sind durch strikte Einhaltung von Hygienemaßnahmen (korrekt ausgeführte Hände-, Instrumenten-, Flächendesinfektion, Handschuhtragen, Schälen, Abkochen) vermeidbar.

17.3 Parenterale Infektionskrankheiten

Die parenterale Übertragung erfolgt über den Kontakt mit infektiösem Blut/Sekret/Exkret über nicht intakte Haut oder Schleimhaut sowie durch Tier- und Menschenbisse und (Nadel-)Stich- oder Schnittverletzung mit einem kontaminierten Instrument. Neben den blutübertragbaren Viruserkrankungen Hepatitis B, C und HIV können auch *Treponema pallidum* (Syphilis-Erreger), Tollwut- und Tetanus-Erreger übertragen werden.

17.4 Vektorübertragbare Infektionskrankheiten

Vektorübertragene Infektionskrankheiten werden durch von lebenden Organismen, meist Insekten, übertragene Mikroorganismen verursacht (z. B. Malaria, Japanische Enzephalitis, Gelbfieber, Dengue-Fieber, Borreliose, FSME). Beruflich gefährdet sind in der freien Natur tätige Menschen (z. B. Waldarbeiter, Förster und Erzieher in Waldkindergarten) durch Zeckenbisse sowie Auslandsreisende v. a. durch Mücken in Abhängigkeit vom Reiseland.

17.5 Allgemeine Präventionsmaßnahmen

Die allgemeinen Präventionsmaßnahmen (➤ Kasten) sollten von allen Berufstätigen unabhängig von einer spezifischen Gefährdung am Arbeitsplatz eingehalten werden.

CAVE

Allgemeine Präventionsmaßnahmen

- Durchführung aller öffentlich empfohlenen Impfungen
- Gründliches und regelmäßiges Händewaschen
- Hygienisch Husten (in die Armbeuge, nicht in die Hände)
- Einmaltaschentücher verschlossen entsorgen
- Bei allgemeinem Krankheitsgefühl zu Hause bleiben
- Regelmäßig lüften

17.6 Infektionsgefährdung im Gesundheitsdienst

17.6.1 Kontakt zu infektiösen Patienten/Materialien

Grundsätzlich ist die **Basishygiene** (➤ Kasten) bei allen Tätigkeiten im Gesundheitsdienst einzuhalten, da jeder Patient und jedes Material (Gewebeproben, Blutproben, Sputum, Exkremente, Urin) als potenziell infektiös zu behandeln ist.

CAVE

Basishygiene im Gesundheitsdienst

- Konsequente Einhaltung des Hygieneplans der Einrichtung: Hände-, Flächen-, Instrumentendesinfektion
- Tragen von nicht-sterilen Einmalhandschuhen, wenn Kontakt mit Blut, Sekreten, Exkreten oder wahrscheinlich kontaminierten Flächen möglich ist

- Tragen einer Schürze oder eines Schutzkittels, um Arbeitskleidung bei Eingriffen oder Pflegemaßnahmen vor direktem Kontakt mit Blut, Sekreten, Exkreten oder mit anderen potenziell kontaminierten Materialien zu schützen
- Tragen von Mund-Nasen-Schutz und Schutzbrille oder Gesichtsschutzschild, wenn mit Verspritzen von Blut, Sekreten oder Exkreten zu rechnen ist

Bei beruflichem Umgang mit infektiösen oder dringend infektionsverdächtigen Patienten im Gesundheitsdienst sind in Abhängigkeit von der infrage kommenden Infektionskrankheit weitere Schutzmaßnahmen notwendig:

Atemschutz Im Gegensatz zum Mund-Nasen-Schutz (MNS), der bestimmungsgemäß die Umgebung vor der Nasen-Rachenflora des Trägers schützen soll, hat der Atemschutz die Aufgabe, den Träger selbst vor **Schadstoffen aus der Umgebung** zu schützen, welche durch die Luft übertragen werden (Gase und Mikroorganismen). In medizinischen Einrichtungen sind gut angepasste (Achtung Bartträger!) **partikelfiltrierende Atemschutzmasken (FFP)** geeignet, die eine Reduktion infektiöser Aerosole in der eingeatmeten Luft bewirken. In Abhängigkeit von der Gesamtleckage gibt es folgende Einteilung: FFP1 max. 22 %, FFP2 max. 8 %, FFP3 maximal 2 %. In unmittelbarer Nähe von Patienten, die an luftübertragbaren Krankheitserregern erkrankt sind, sollen mindestens FFP2-Masken getragen werden. Umfangreicherer Schutz ist bei Krankheitserregern der Risikogruppen 3 (z. B. Tuberkulose-Bakterium, Gelbfieber-, Hantaviren) und der Risikogruppe 4 (z. B. Lungenpest, Ebola-, Marburg- oder Lassa-Viren) notwendig.

Schutzhandschuhe Bei bekannt infektiösem Material/infektiösen Patienten sind Schutzhandschuhe DIN EN 420 und DIN EN 374 Teil 1 zu tragen.

Isolierung des infektiösen Patienten Isolierzimmer mit Vorraum, Isolierstationen.

Besondere Infektionsquellen

Stark immunsupprimierte Patienten Insbesondere frisch transplantierte Patienten können unter starker Immunsuppression Infektionen mit Cytomegalie-Virus, Epstein-Barr-Virus, Adenoviren, Hepatitis B-Virus reaktivieren und Viren in relevanten Mengen ausscheiden. Zusätzlich ist die Ausscheidungsdauer einiger Infektionserreger bei immunsupprimierten Patienten gegenüber immunkompetenten Patienten deutlich verlängert (z. B. Vancomycin-resistente Enterokokken [VRE], Respiratorischer Synzytial-Virus [RSV], Norovirus, Rotavirus).

Kinderklinik Die berufliche Tätigkeit in der Kinderklinik führt durch den Kontakt zu Kindern zu einer weiteren Infektionsgefährdung (➤ Kap. 17.7).

Pathologie Leichen, Gewebe und Körperflüssigkeiten können Überträger von Krankheitserregern, insbesondere Viren und Bakterien, sein. Diese Organismen können z. T. sehr lange infektiös bleiben. Darüber hinaus setzen kurz nach Eintritt des Todes neben den autolytischen Zersetzungsprozessen Fäulnis- und Verwesungsprozesse ein, die mit einer starken Vermehrung vorrangig aus dem Darm stammender Bakterien verbunden sind.

An Sektionen und histologisch-pathologischen Untersuchungen beteiligte Personen weisen ein nochmals um etwa das 1,5-Fache erhöhtes Risiko für Infektionen auf. Am häufigsten sind Tuberkulosekonversionen, gefolgt von Hepatitis B-Erkrankungen. Auch Streptokokkeninfektionen der Haut sowie Wundinfektionen sind häufig. Besonders gefährdet sind diejenigen, die mit Stich- und Schnittwerkzeugen umgehen und direkten Kontakt mit Körperflüssigkeiten der Leichen bzw. in der Pathologie mit Gewebeproben im nicht fixierten Zustand haben.

17.6.2 Maßnahmen nach aerogener/Kontaktinfektion

Kam es zu einem Kontakt mit einem bekannt infektiösen Patienten und kann eine Übertragung nicht sicher ausgeschlossen werden, muss anhand des **Impfpasses** der **Immunstatus** eruiert werden. Ist dieser negativ oder nicht bekannt, muss über Maßnahmen der Postexpositionsprophylaxe (PEP) entschieden werden (➤ Tab. 17.4).

Wurde bei einem Patienten eine offene, also infektiöse Tuberkulose diagnostiziert, so müssen alle Kontaktpersonen mit erhöhtem Infektionsrisiko identifiziert werden (➤ Kasten).

CAVE

Beruflich erhöhtes Tuberkulose-Risiko

- Tätigkeiten auf Tb-Stationen
- Laboratorien für Sputumproben
- Bronchoskopie, Intubation, Absaugen
- Notfallaufnahme, Rettungswesen
- Betreuung Hochrisikogruppen (Gefängnisinsassen, Flüchtlinge aus Ländern mit höherer Tb-Prävalenz)
- Pflegerische Maßnahmen
- Atemtherapie, Logopädie
- Zahnärztliche Untersuchungen/Interventionen
- HNO-ärztliche Untersuchungen/Interventionen
- Obduktion, Pathologie
- Kumuliert 8-stündiger (mikroskopischer Nachweis säurefeste Stäbchen im Sputum der Indexperson) bzw. 40-stündiger (Sputum negativ, nur kultureller Nachweis bei Indexperson) Aufenthalt im gleichen Raum

Bei diesen Personen sollte 8 Wochen nach dem Kontakt ein Interferon-Gamma-Test (IGRA, T-Spot.TB® oder QuantiFERON®) durchgeführt werden, der auf *Mycobacterium tuberculosis* sensibilisierte Lymphozyten detektiert. Bei positivem

Test muss eine pneumologische Beratung und in Abhängigkeit von dem Ergebnis einer auf jeden Fall zu veranlassenden Röntgenaufnahme die Entscheidung über eine Therapie oder Chemoprävention erfolgen. Ein positiver Interferon-Gamma-Test bei beruflich exponierten Mitarbeitern im Gesundheitsdienst ist ein regelwidriger Gesundheitszustand und muss als Verdacht auf eine BK 3101 zur Anzeige gebracht werden.

17.6.3 Maßnahmen nach Nadelstichverletzung

Gefährdet durch Nadelstichverletzungen sind nicht nur direkt am Patienten tätige Mitarbeiter, sondern auch Reinigungspersonal und Küchen- und Wäschereimitarbeiter über falsch entsorgte gebrauchte Kanülen.

Das mittlere Risiko (allerdings mit großer Streuung und abhängig vom Unfallhergang und Viruslast der Indexperson) einer Infektion nach Nadelstich mit Hohlkanüle, die mit Blut eines Infektiösen (=Indexperson) mit mittlerer Viruslast kontaminiert ist, liegt für Hepatitis B bei ca. 30 %, für Hepatitis C bei ca. 3 % und für HIV bei ca. 0,3 %. Auch der Kontakt mit infektiösem Blut/Sekret/Exkret über nicht intakte Haut oder Schleimhaut sowie Menschenbisse kann ein, wenn auch gering erhöhtes Infektionsrisiko für blutübertragbare Erkrankungen haben. Die Hauptgefahr von Bissen ist jedoch die Weichgewebsinfektion.

INTERPROFESSIONELLES TEAM

Ablauf nach Nadelstichverletzung/Bissverletzung durch Menschen

- Sofortige lange Desinfektion/langes Spülen der Kontaminationsstelle
- Innerhalb von 2 h Entscheidung über Postexpositionsprophylaxe HIV (nach 48–72 h nicht mehr sinnvoll), für die jeder Beschäftigte mit erhöhtem Nadelstichrisiko eine 24-Stunden-Beratungsstelle (telefonisch) vom Arbeitgeber genannt bekommen sollte (z. B. Infektionsambulanzen, D-Ärzte)
- Wenn möglich, Infektionsstatus der Indexperson ermitteln und dokumentieren
- Bei unklarer Immunität Hepatitis B (kein anti-Hbs-Titer bekannt): Serologie anti-HBs innerhalb von 24 (48) h bestimmen lassen:
  - Über 100 U/l: keine weiteren Maßnahmen
  - 10–100 U/l: Hepatitis-Impfung innerhalb von 72 h
  - Unter 10 U/l: innerhalb von 48 h Hepatitis B-Immunglobulin und Hepatitis B-Impfung
- Zeitnahe „Nullwert-Bestimmung": Serologie anti-HCV und anti-HIV, bei unklarer Immunität Hepatitis B auch anti-HBc
- Vorstellung beim D-Arzt (Unfallanzeige an Unfallversicherung)
- Vorstellung beim Betriebsarzt (weitere Termine für Nachkontrollen vereinbaren)

Die im Rahmen der Nachsorge einer beruflichen Nadelstichverletzung entstehenden Kosten trägt die zuständige gesetzliche Unfallversicherung. Eine durch eine berufliche Nadelstichverletzung erworbene Infektionskrankheit ist eine **BK 3101.**

17.7 Beruflicher Umgang mit Kindern

Durch den engen körperlichen Kontakt insbesondere im Rahmen der Betreuung von Säuglingen und Kindern bis zum Schulalter besteht eine **erhöhte Infektionsgefährdung** bezüglich aerogen übertragbarer Infektionserkrankungen (Kinderkrankheiten) sowie durch Kontakt zu Urin und Stuhlgang auch für fäkal-oral übertragbare Infektionskrankheiten wie Hepatitis A, virale und bakterielle Enteritiden. Säuglinge und Kleinkinder bis zum 3. Lebensjahr sind häufig gesunde Ausscheider des Zytomegalievirus. Schwangere Erzieherinnen sollten sich zeitnah bei ihrem Betriebsarzt vorstellen zur Beurteilung, ob ein weiterer Umgang mit Kindern ohne erhöhte Gefährdung möglich ist (➤ Kap. 7 und ➤ Kap. 14).

Im Rahmen des Schulunterrichts sind die körperlichen Kontakte zu den Schülern nicht mehr so direkt. Eine Ausnahme stellt Unterricht bei körperlich oder geistig behinderten Schülern dar, in welchem oftmals auch pflegerische Aufgaben übernommen werden. Bei schwangeren Lehrkräften sind jedoch in Abhängigkeit vom Immunstatus ggf. Freistellungen vom Schulunterricht erforderlich, insbesondere bei Auftreten eines Erkrankungsfalls in der Klasse oder in der Schule (➤ Kap. 7).

17.8 Beruflicher Tierkontakt

Zoonosen können aerogen, durch Schmierinfektionen, von Vektoren und durch Bisse übertragen werden. Neben meist bakteriellen lokalen Wundinfektionen sind über Bisse speziesabhängig auch systemische Erkrankungen möglich (➤ Tab. 17.2).

CAVE

Jeder Biss sollte sofort ausgiebig desinfiziert und ggf. ärztlich behandelt werden.
Sind die Tiere gezielt mit bestimmten Erregern im Rahmen von Forschungsprojekten infiziert worden, ist dies bei der Behandlung eines Bisses zu berücksichtigen.

Umgang mit Labortieren Personal in Forschungsbereichen (Institute, Pharmafirmen, Kliniken): In experimentellen Einrichtungen sind bislang keine Infektionen des Menschen durch zoonotische Erreger bekannt geworden, was auf strenge hygienische Maßnahmen im Versuchstierbereich mit Überwachung der Labortiere auf Krankheitserreger zurückgeführt werden kann. Nichtsdestotrotz kommen Infektionen von Labortieren mit zoonotischen Erregern aktuell noch vor, sodass diese durchaus eine Gefährdung für Personal in experimentellen Einrichtungen darstellen können.

Tab. 17.2 Zoonosen, übertragen durch Kontakt zu Haus-, Nutz- und Wildtieren

Erkrankung (Erreger)	Inkubationszeit	Reservoir	Gefährdung	Symptomatik
Bartonellose (Katzenkratzkrankheit)	3–14 Tage (bis 60 Tage)	Katzen	Biss- und Kratzverletzungen	Lokalinfektion mit Beteiligung regionärer Lymphknoten, leichte Fieber
Borreliose	Tage bis Wochen	Zecken	Zeckenbiss	Erythema migrans, frühe Neuroborreliose, Lymphozytom, Lyme-Arthritis
Brucellose	1–3 Wochen	Rinder, Ziegen, Wildtiere	Direkter Tierkontakt	Fieber (undulierend), Übelkeit, Müdigkeit, Kopfschmerzen, Nachtschweiß. Chronischer Verlauf möglich.
Campylobacteriose	2–5 Tage	Haustiere, Geflügel	Schmierinfektion (Fäzes)	Fieber, Kopf- und Muskelschmerzen, Gastroenteritis. Postinfektiöse Komplikationen: Arthritiden, Guillain-Barré-Syndrom
Echinokokkose	< 5 bis 15 Jahre	Alveolär: Fuchs, Katze, Feldmaus (*E. multilocularis*) Zystisch: Hund (*E. granulosus*)	Mit Kot kontaminierte Nahrung	Zysten in Leber, Lunge, Gehirn
Enterohämorrhagische *Escherichia coli* (EHEC)	2–10 Tage	Wiederkäuer (Rind, Schaf, Ziege)	Direkter Tierkontakt	Enteritis, Fieber, selten hämolytisch-urämischen Syndrom (HUS)
Frühsommer-meningoenzephalitis	1–2 (–4) Wochen	Zecken	Zeckenbiss	Grippeähnlich, Fieber, Meningoenzephalitis mit Paresen
Hantavirus-Erkrankungen	2–4 Wochen	Rötelmaus, weitere Nager	Aerogen (Staub) Schmierinfektion (Fäzes) über verletzte Haut, Bisse	Oft asymptomatisch, grippeähnlich, selten milde Form des hämorrhagischen Fiebers mit renalem Syndrom
Hepatitis E (Genotyp 3)	15–64 Tage	Hausschwein, Wildschwein	Schmierinfektion (Fäzes), direkter Tierkontakt	Oft asymptomatisch. Wie andere infektiöse Hepatitiden, zusätzlich neurologische Symptome möglich.
Leptospirose	5–15 Tage	Ratten, Mäuse, Hunde, Schweine, Rinder, Ziegen, Schafe	Kontakt mit Urin infizierter Tiere, über kleine Hautverletzungen oder Schleimhäute	1. Stadium: mildes Fieber, Schüttelfrost, Kopf- Gliederschmerzen. 2. Stadium: Leber, Niere (Morbus Weil), Meningoenzephalitis
Nutztier-assoziierte Methicillin-resistente *Staphylococcus aureus* (La-MRSA)	Entfällt bei Kolonisierung, bei Infektionen unklar	Besiedelte Nutztiere, Rinder, Schweine, Masthühner	Direkter Tierkontakt	Asymptomatische Kolonisierung Selten Haut-Weichgewebeinfektionen
Ornithose (*Chlamydophila psittaci* und *pneumoniae*)	1–4 Wochen	Vögel, Rinder Schafe, Katzen, Hunde	Aerogen, direkter Kontakt, in Exkrementen, Sekreten, Federn	Grippeähnlich, uncharakteristisches Exanthem, interstitielle Pneumonie, Splenomegalie
Pasteurellose		Katze, Hund, Nagetiere, Schwein	Bisse, aerogen (Staub)	Wundinfektion, Bronchitis, Pneumonie
Q-Fieber	2–4 Wochen	Nager, Zecken, Schaf, Ziege Rind, Wildtiere	Aerogen (Staub), direkter Kontakt zu Ausscheidungen	Hohes Fieber, retrobulbärer Kopfschmerz, atypische Pneumonie
Rindertuberkulose (*Mycobacterium bovis*)	Unklar, wie bei *Mycobacterium tuberculosis*	Rinder	Aerogen bei Lungenbefall der Rinder	Wie bei Infektionen mit *Mycobacterium tuberculosis*
Rotlauf-Erysipeloid	2–5 Tage	Fische, Schalentiere, Schweine	Verarbeitung, direkter Tierkontakt	Wundinfektion, Lymphangitis, selten Fieber, Arthritiden, Endokarditis
Salmonellose	12–36 h	Reptilien, Geflügel (inkl. der Eier), seltener auch Hund, Katze	Direkter Tierkontakt, Schmierinfektion (Fäzes)	Gastroenteritis
Tollwut	Wenige Tage bis 3 Monate (bis 1 Jahr)	Fledermäuse, illegal importierte Tiere (Füchse, Hunde, Katzen, Affen, Flughunde, Fledermäuse)	Bisse, Speichel auf nicht intakter Haut	Parästhesien im Bereich der Verletzung, Unruhe, Tremor, Krämpfe, Paralyse, Tod

Tab. 17.2 Zoonosen, übertragen durch Kontakt zu Haus-, Nutz- und Wildtiere *(Forts.)*

Erkrankung (Erreger)	Inkubationszeit	Reservoir	Gefährdung	Symptomatik
Toxokarose (Spulwurm)		Hund, Fuchs, Katze	Schmierinfektion (Fäzes), orale Aufnahme Eier	Oft asymptomatisch, selten viszerales oder okuläres Larva-migrans-Syndrom
Toxoplasmose	Wochen bis Monate	Katzen	Schmierinfektion (Fäzes, kontaminierte Erde)	Akut: grippeähnlich, Lymphadenopathie, Meningoenzephalitis Chronisch: schubweise Fieber, Arthralgien, Organmanifestationen Fehlbildungen durch diaplazentale Infektion des Fetus
Tularämie	1–14 Tage	Nagetiere, Wildtiere, Haus- und Nutztiere	Direkter Kontakt zu infizierten, (toten) Tieren, zu Tiermaterial. Aerogen (Staub, Aerosole).	Grippeähnliche Symptome, Pneumonie, Lymphadenopathie, (Schleim)hautinfektionen

Wichtig ist, dass die Labortiere aus zertifizierten Bezugsquellen bezogen werden. Wildfänge (Affen) könnten theoretisch menschenpathogene Herpes-B-Viren, Schimpansen-Immundefizienzviren (SIV), Marburgviren, Hepatitis-A- und -B-Viren sowie Nematoden und Protozoen übertragen.

Umgang mit Haus- und Nutztieren Mitarbeiter in Tierheimen und Tiermedizin, Schlachthofpersonal, Landwirte, Förster und Jäger, aber auch in der Weiterverarbeitung von Tierprodukten wie Gerbereien.

(Ungewollter) Kontakt zu Wildtieren Landwirte, Jäger, Förster, Gärtner, Wildhüter, Waldarbeiter, Betreuer im Waldkindergarten.

In ➤ Tab. 17.2 sind die in Deutschland auftretende Zoonosen durch Umgang mit oder Kontakt zu Haus-, Nutz- und Wildtieren aufgeführt.

17.9 Berufliche Auslandsreisen

Eine reisemedizinische Beratung beim Betriebsarzt sollte mindestens 6 Wochen vor Reisebeginn erfolgen, damit über sinnvolle Impfprävention entschieden und ggf. mit den Impfungen begonnen werden kann.

Die individuelle Infektionsgefährdung bei beruflichen Auslandsreisen ist abhängig von folgenden Faktoren:

- Reiseland/Reisezeit
- Reisedauer
- Aufenthaltsort im Reiseland (Hygiene, Art der Unterbringung, Stadt-, Landaufenthalt)
- Berufliche Tätigkeiten im Reiseland
- Medizinischer Standard im Reiseland
- Grunderkrankungen des Reisenden

Für viele Schutzimpfungen existieren Schnell-Impfschemata (➤ Tab. 17.3).

Die Entscheidung über eine **Malaria-Chemoprävention** sollte nach den immer aktuellen Seiten der Deutschen Gesellschaft für Tropenmedizin (DTG) erfolgen. Falls grundsätzlich eine Stand-By Medikation empfohlen wird, ist diese nur notwendig, wenn die Reise länger als 5 Tage dauert (Inkubationszeit Malaria) und ein Krankenhaus der Tertiärversorgung nicht innerhalb von 24 h aufgesucht werden kann (Reisen außerhalb von Großstädten).

Viele Tropenerkrankungen sind **nicht impräventabel,** hierunter Hepatitis E (Genotyp 1, bei Schwangeren, insbesondere im letzten Schwangerschaftsdrittel, hoher Anteil fulminanter Hepatitiden mit Todesraten von bis zu 30 %), Dengue-Fieber, Chikungunya-Fieber, Krim-Kongo-Fieber, Ebola.

Ein striktes Einhalten von Hygienemaßnahmen (cook it, peel it or forget it), nicht barfuß gehen und nicht in stehenden Gewässern baden sowie Mückenschutz sind dringend erforderlich.

CAVE

Reiserückkehrer mit unklaren Symptomen, die auf Infektionserkrankungen hinweisen könnten, insbesondere bei Fieber, Durchfall- und/oder Hautexanthemen, sollten zeitnah bei einem tropenmedizinischen Institut zur weiteren Diagnostik vorgestellt werden.

17.10 Mit Infektionskrankheiten am Arbeitsplatz

17.10.1 Aerogene und Kontaktinfektionskrankheiten

Bei akuten Infektionserkrankungen liegt Arbeitsunfähigkeit vor (➤ Kap. 4). Das gilt auch für alle **infektiösen Hauterkrankungen,** wenn sie nicht vollständig abgedeckt werden

Tab. 17.3 Schnell-Impfschemata: Maximalvariante: auch Grundimmunisierungen fehlen (Lebendimpfung [= fettgedruckt], auf jeden Fall am 1. Termin wegen Mindestabstand 4 Wochen)

	5 Wo. vor Reise	4 Wo. vor Reise	3 Wo. vor Reise	2 Wo. vor Reise	1 Wo. vor Reise	1 Jahr nach Reise	Schutzdauer
MMR	**X**						Lebenslang
Gelbfieber	**X**						Lebenslang
Pertussis	X						10 Jahre
Tetanus-Diphterie-Polio (ggf. Pertussis)	X				X	X	10 Jahre
Hepatitis B oder A + B	X	X		X		X	Lebenslang
Hepatitis A				X		X	25–40 Jahre
Tollwut	X	X		X			3–5 Jahre Bei Exposition weitere Impfungen!
FSME	X	X		X			3–5 Jahre
Meningokokken				X			3–5 Jahre
Typhus				X			3 Jahre
Japanische Enzephalitis	X				X		1 Jahr
Influenza				X			1 Jahr
Pneumokokken				X			6 Jahre
Cholera	Oral		Oral		Oral		0,5–2 Jahre

können (➤ Kap. 12). Zusätzlich sind die Tätigkeitsverbote nach Infektionsschutzgesetz bezüglich Gemeinschaftseinrichtungen (➤ Kap. 17.4) und bei Umgang mit Lebensmitteln zu beachten (➤ Kasten). Es gilt, zu Hause zu bleiben, zum einen um gesund zu werden, zum anderen um keine anderen Menschen anzustecken. Bei Symptomen wie Durchfall und/oder Erbrechen als Hinweis auf eine potenziell infektiöse Darmerkrankung und bei Allgemeinsymptomen mit Krankheitsgefühl und evtl. Fieber, Kopf-, Hals-, oder Gliederschmerzen sollte zunächst gleichfalls daheim geblieben werden, da diese Symptome eine beginnende Infektiosität (z. B. Phase der Virusvermehrung) im Rahmen einer Infektionserkrankung anzeigen können.

CAVE

Tätigkeitsverbote nach Infektionsschutzgesetz

Umgang mit Lebensmitteln (§ 42)

- Personen, die an Typhus abdominalis, Paratyphus, Cholera, Shigellenruhr, Salmonellose, einer anderen infektiösen Gastroenteritis oder Virushepatitis A oder E erkrankt oder dessen verdächtig sind
- Personen, die an infizierten Wunden oder an Hautkrankheiten erkrankt sind, bei denen die Möglichkeit besteht, dass deren Krankheitserreger über Lebensmittel übertragen werden können
- Personen, die Shigellen, Salmonellen, enterohämorrhagische *Escherichia coli* oder Choleravibrionen ausscheiden,

dürfen nicht tätig sein oder beschäftigt werden mit Kontakt zu Lebensmitteln. Über eine Wiederzulassung ist nach ärztlichem Ermessen zu entscheiden.

Personen mit Lehr-, Erziehungs-, Pflege-, Aufsichts- und sonstigen Tätigkeiten in Gemeinschaftseinrichtungen, die an:

- Cholera, Diphtherie, Enteritis durch enterohämorrhagische *E. coli* (EHEC), virusbedingtem hämorrhagischen Fieber, *Haemophilus influenzae* Typ b-Meningitis, Impetigo contagiosa (ansteckende Borkenflechte), Keuchhusten, ansteckungsfähiger Lungentuberkulose, Masern, Meningokokken-Infektion, Mumps, Paratyphus, Pest, Poliomyelitis, Skabies (Krätze), Scharlach oder sonstigen *Streptococcus-pyogenes*-Infektionen, Shigellose, Typhus abdominalis, Virushepatitis A oder E, Windpocken erkrankt oder dessen verdächtig oder die verlaust sind, dürfen nicht in der Gemeinschaftseinrichtung tätig sein.

Personen mit Lehr-, Erziehungs-, Pflege-, Aufsichts- und sonstigen Tätigkeiten in Gemeinschaftseinrichtungen, die Ausscheider sind von:

- *Vibrio cholerae* O 1 und O 139, *Corynebacterium diphtheriae* (toxinbildend), *Salmonella Typhi*/Paratyphi, *Shigella sp.*, enterohämorrhagischen *E. coli* (EHEC), dürfen nur mit Zustimmung des Gesundheitsamts tätig sein.

Informationen zu möglichen Postexpositionsprophylaxen (PEP) für Kontaktpersonen, Inkubationszeiten und zu der Dauer der Infektiosität bzw. Fristen bis zur Wiederzulassung in Gemeinschaftseinrichtungen der häufigsten Erkrankungen sind ➤ Tab. 17.4 zu entnehmen. Bezüglich infektiöser Hauterkrankungen wird auf ➤ Kap. 12 verwiesen. Im Zweifel sollte der Hausarzt kontaktiert werden, bevor die Arbeit wiederaufgenommen wird. Bei einigen Erkrankungen sind

Tab. 17.4 PEP, Inkubationszeiten, Meldepflicht, Wiederzulassung, Attestpflicht

Erkrankung	PEP Kontaktpersonen	Inkubationszeit	Meldepflicht: Arzt an Gesundheitsamt	Meldepflicht an Gemeinschaftseinrichtung	Wiederzulassung für Gemeinschaftseinrichtung	Ärztliches Attest
Diphtherie	Chemoprävention Erythromycin (oral) bei engen Kontaktpersonen. Zusätzlich Impfung, wenn letzte > 5 Jahre zurück.	2–5 Tage, selten bis zu 8 Tage	Ja, auch Verdachtsfall	Ja, auch Verdachtsfall und auch, wenn nur Person aus Wohngemeinschaft erkrankt ist	Nach 3 negativen Nasen- und Rachenabstrichen (Abstand 24 h), beginnend frühestens 24 h nach Abschluss der Therapie. Kontaktpersonen: mit Antibiose nach 3 Tagen, sonst wie Erkrankte	Ja
Cholera, Enteritis durch enterohämorrhagische *E. coli* (EHEC), Typhus abdominalis, Shigellose	Strikte Händehygiene	0–5 Tage (Cholera), 2–10 Tage (EHEC), 0–10 Tage (Typhus), 12–96 h (Shigellose)	Ja, auch Verdachtsfall	Ja, auch Verdachtsfall und auch, wenn nur Person aus Wohngemeinschaft erkrankt ist	Nach klinischer Genesung und dem Vorliegen von 3 negativen Stuhlproben i. A. von 1–2 Tagen, entnommen frühestens 24 h nach Ende einer Antibiotikatherapie. Kontaktpersonen Rücksprache Gesundheitsamt.	Ja, auch für Kontaktpersonen
Übrige Magen-Darm-Erkrankungen, bakteriell, viral	Nicht erforderlich	Bakteriell: 7–10 Tage, Rotavirus: 1–3 Tage, Norovirus: 1–3 Tage, Adenovirus: 5–8 Tage	Bei ≥ 2 Fällen, die in Zusammenhang stehen	Ja, wenn erkranktes Kind < 6 Jahre	48 h nach letztem Durchfall	Nein
Hepatitis A Hepatitis E	Wenn keine Immunität Impfung (Hepatitis A) innerhalb von 3 Tagen nach Exposition. Bei Hochrisiko ggf. zusätzlich Immunglobulin.	25–30 Tage (15–50 Tage möglich)	Ja, auch Verdachtsfall	Ja, auch Verdachtsfall und auch, wenn nur Person aus Wohngemeinschaft erkrankt ist	Nach 2 Wochen ab Erkrankungsbeginn (Ikterus, Transaminasenerhöhung). Kontaktpersonen: 2 Wochen nach Impfung (PEP); sonst 4 Wochen nach letztem Kontakt	Nein
Krätzmilbe (Skabies)	Untersuchung aller Kontaktpersonen. Simultane Behandlung nur bei Mitgliedern in gleicher Wohngemeinschaft.	Erstinfektion: 20–35 Tage Reinfektion: wenige Tage	Nein	Ja, auch Verdachtsfall und auch, wenn nur Person aus Wohngemeinschaft erkrankt ist	Nach Behandlung und klinischer Abheilung. Kontaktpersonen: nach unauffälliger Untersuchung	Ja
Influenza	Antivirale Mittel bei Ausbruchssituation in Krankenhaus oder Alten-/Pflegeheim. Immungeschwächte Kontaktpersonen.	1–2 Tage	Bei ≥ 2 Fällen, die in Zusammenhang stehen	Nein, aber bitte dringend anraten!	7 Tage ab Symptombeginn	Nein
Kopfläuse	Nicht erforderlich	Lebenszyklus ca. 3 Wochen	Nein	Ja	Direkt nach korrekter Behandlung	Nur bei erneutem Befall
Masern	Impfung innerhalb von 3 Tagen nach Exposition für alle mit < 2 Impfungen in Kindheit oder ohne Impfung im Erwachsenenalter	8–10 Tage bis zu ersten Symptomen. 14 Tage bis Ausbruch des Exanthems	Ja, auch Verdachtsfall	Ja, auch Verdachtsfall und auch wenn nur Person aus Wohngemeinschaft erkrankt ist	Nach Abklingen der Symptome, frühestens 5 Tage nach Auftreten des Exanthems Bei nicht dokumentierter Immunität und potenzieller Inkubation 18 Tage nach Exposition	nein

Tab. 17.4 PEP, Inkubationszeiten, Meldepflicht, Wiederzulassung, Attestpflicht *(Forts.)*

Erkrankung	PEP Kontaktpersonen	Inkubationszeit	Meldepflicht: Arzt an Gesundheitsamt	Meldepflicht an Gemeinschaftseinrichtung	Wiederzulassung für Gemeinschaftseinrichtung	Ärztliches Attest
Meningokokken	Chemoprophylaxe mit Rifampicin (Ciprofloxacin) bei engen Kontaktpersonen schnellstmöglich. Sinnvoll maximal bis 10 Tage nach dem letzten Kontakt zu einem Erkrankten.	3–4 Tage (2–10 Tage möglich)	Ja, auch Verdachtsfall	Ja, auch Verdachtsfall und auch, wenn nur Person aus Wohngemeinschaft erkrankt ist	Nach Genesung	Nein
Mumps	Impfung innerhalb von 3 Tagen nach Exposition für alle mit < 2 Impfungen	16–18 Tage (12–25 Tage möglich)	Ja, auch Verdachtsfall	Ja, auch Verdachtsfall und auch wenn nur Person aus Wohngemeinschaft erkrankt ist	Nach Abklingen der Symptome, frühestens 5 Tage nach Beginn der Parotisschwellung	Nein
Pertussis	Chemoprophylaxe (Makrolide) bei engen Kontaktpersonen zeitnah. Auch bei Geimpften mit Kontakt zu Ungeimpften! Zusätzlich Impfung, wenn letzte > 5 Jahre zurückliegt.	9–10 Tage (6–20 Tage möglich)	Ja, auch Verdachtsfall	Ja, auch Verdachtsfall	Bei antibiotischer Therapie nach 5 Tagen, sonst 3 Wochen nach Beginn des Stadium convulsivum. Kontaktpersonen: wenn Husten auftritt, Ausschluss Pertussis notwendig, sonst keine Auflagen	Nein
Polio	Bei Grundimmunisierten: IPV-Impfung. Bei nicht (vollständig) Grundimmunisierten Grundimmunisierung vervollständigen	Ca. 3–35 Tage	Ja, auch Verdachtsfall	Ja, auch Verdachtsfall	Nach 3 Wochen und nach 2 negativen virologischen Kontrolluntersuchungen im Abstand von 7 Tagen. Jede Kontrolluntersuchung besteht aus 2 Stuhlproben, im Abstand von 24–48 h. Kontaktpersonen: • Vollständig Geimpfte: keine Auflagen • Bei nicht (vollständig) Grundimmunisierten 3 Wochen nach letzter Exposition und nach 2 negativen Stuhlproben im Abstand von 24–48 h	Ja
Ringelröteln	Nicht bekannt	4–14 Tage (max. 21 Tage)	Bei ≥ 2 Fällen, die in Zusammenhang stehen	Nein, aber bitte dringend anraten!	Nach Abklingen der Symptome, mit Auftreten des Hautausschlags möglich	Nein
Röteln	Impfung möglichst rasch nach Exposition für alle mit < 2 Impfungen	14–21 Tage	Ja, auch Verdachtsfall	Ja, auch Verdachtsfall und auch, wenn nur Person aus Wohngemeinschaft erkrankt ist	Nach Genesung Gesundheitsamt kontaktieren	Nein
Scharlach (*Streptococcus pyogenes*)	Ggf. Chemoprophylaxe mit Penicillin	2–4 Tage	Ja, auch Verdachtsfall	Ja, auch Verdachtsfall	2 Tage nach Beginn einer wirksamen Antibiotikatherapie, sonst nach Genesung	Nein

Tab. 17.4 PEP, Inkubationszeiten, Meldepflicht, Wiederzulassung, Attestpflicht *(Forts.)*

Erkrankung	PEP Kontaktpersonen	Inkubationszeit	Meldepflicht: Arzt an Gesundheitsamt	Meldepflicht an Gemeinschaftseinrichtung	Wiederzulassung für Gemeinschaftseinrichtung	Ärztliches Attest
Varizellen	Ungeimpfte mit negativer Anamnese und Kontakt zu Risikopersonen Impfung innerhalb von 5 Tagen nach Exposition oder von 3 Tagen nach Beginn des Exanthems beim Indexfall. Immunglobuline innerhalb von 96 h für Personen mit Risiko für Komplikationen	14–16 Tage (8–28 Tage möglich)	Ja, auch Verdachtsfall	Ja, auch Verdachtsfall und auch wenn nur Person aus Wohngemeinschaft erkrankt ist	Bei unkompliziertem Verlauf nach 1 Woche. Kontaktpersonen: Bei unklarer Immunität und potenzieller Inkubation AU von Tag 10–21 nach Exposition (bis Tag 28 nach Immunglobulingabe)	
Impetigo contagiosa	Keine wirksame Postexpositionsprophylaxe bekannt	2–10 Tage	Bei ≥ 2 Fällen, die in Zusammenhang stehen	Ja, auch Verdachtsfall	24 h nach Antibiotikagabe, sonst nach Abheilen. Kontaktpersonen: keine Auflagen	Ja
Tuberkulose	Umgebungsuntersuchung durch Gesundheitsamt	6–7 Wochen	Ja, wenn behandlungsbedürftig	Ja, bei ansteckungsfähiger Lungentuberkulose, auch wenn nur Person aus Wohngemeinschaft erkrankt ist	Nach Einleitung wirksamer Therapie: Genesung und in 3 aufeinanderfolgenden Proben von Sputum, Bronchialsekret oder Magensaft mikroskopisch negative Befunde. Kontaktpersonen: abhängig vom Ergebnis Umgebungsuntersuchung	Ja, auch für Kontaktpersonen

für die Wiederzulassung für Gemeinschaftseinrichtungen ärztliche Atteste mit Gesundschreibung erforderlich.

Nach Infektionsschutzgesetz gibt es nach §6 eine Meldepflicht für Ärzte und Laboratorien an das Gesundheitsamt sowie eine Pflicht nach §34 für Erkrankte mit bestimmten Infektionserkrankungen, wenn sie in Gemeinschaftseinrichtungen (Kindertagesstätten, Schule, Heime) beruflich tätig sind oder dort betreut werden, diese über die Diagnose zu informieren und die Gemeinschaftseinrichtungen bis zur Wiederzulassung nicht zu betreten.

17.10.2 Parenterale Infektionskrankheiten

Pauschale Tätigkeits- oder Arbeitsverbote wegen einer chronischen Infektionskrankheit mit **Hepatitis B-, Hepatitis C- oder HI-Virus** gibt es in Deutschland nicht. Seit 2013 mit Umsetzung einer EU-Verordnung können nun auch Berufspiloten mit positivem HIV-Befund im Gegensatz zu früher vorbehaltlich einer zufriedenstellenden flugmedizinischen Beurteilung als tauglich beurteilt werden. Die betroffenen Piloten müssen jedoch vom Fliegerarzt an die Genehmigungsbehörde verwiesen werden, der die Entscheidung über eine Tauglichkeit obliegt.

Ein Mitarbeiter hat bei Erkrankungen, die eine Auswirkung auf seine arbeitsvertraglich geschuldete Arbeit haben können, eine Offenbarungspflicht gegenüber dem Arbeitgeber (➤ Kap. 2).

Für eine Übertragung der drei Infektionserkrankungen über Kontamination von Lebens- oder Arzneimitteln oder von Lebensmitteln oder anderen Produkten, die im weiteren zeitlichen Verlauf von Menschen aufgenommen werden, gibt es keine wissenschaftliche Evidenz.

Bei Tätigkeiten im Gesundheitsdienst können die Erkrankungen jedoch in Abhängigkeit von der Viruslast und von der Art der Tätigkeiten zu einer Gefährdung von Patienten führen.

Übertragungen von Mitarbeitern auf Patienten konnten ab einer Viruslast von über 100 000 Virusgenomäquivalenten pro ml Blut (Gäq/ml) (Hepatitis B und C) und über 300 HIV-RNA-Kopien pro ml Blut (HIV) gezeigt werden. Sogenannte verletzungsträchtige Tätigkeiten sind im ➤ Kasten aufgeführt.

CAVE

Tätigkeiten mit erhöhter Übertragungsgefahr

- Operationen in beengtem Operationsfeld
- Operieren mit unterbrochener Sichtkontrolle
- Operationen mit einer Dauer über 30 min
- Operationen, bei denen mit den Fingern/Händen in der Nähe scharfer/spitzer Instrumente gearbeitet wird
- Operationen mit manueller Führung bzw. Tasten der Nadel
- Verschluss der Sternotomie
- Vergleichbare verletzungsträchtige operative Tätigkeiten (gilt auch für solche in der kieferchirurgischen/zahnärztlichen Praxis)

Hepatitis B und C Mit einem Sicherheitsspielraum sind daher nach den Empfehlungen der Deutschen Vereinigung zur Bekämpfung von Viruserkrankungen (DVV) bei Hepatitis B und C bei Messwerten unter 1000 Gäq/ml keine Einschränkungen der Berufstätigkeit und keine zusätzlichen Sicherheitsmaßnahmen notwendig. Dies ist jedoch nur möglich, wenn engmaschige Kontrollen der Viruslast (mindestens alle 6 Monate) erfolgen.

HIV Für HIV gilt, dass bei einer dauerhaften Viruslast von ≤ 50 Kopien/ml unter der Einhaltung der festgelegten Maßnahmen (z. B. Tragen doppelter Handschuhe, regelmäßige arbeitsmedizinische Betreuung, mindestens vierteljährliche Kontrollen der HI-Viruslast, regelmäßige Betreuung durch einen in der HIV-Therapie erfahrenen Arzt) von dem HIV-positiven medizinischen Beschäftigten alle operativen und invasiven Tätigkeiten durchgeführt werden können.

Wenn im Rahmen der Einstellungsuntersuchung eine blutübertragbare Infektionserkrankung bestätigt worden ist, sollte der Betroffene in eine Datenweitergabe an den Betriebsärztlichen Dienst der medizinischen Einrichtung einwilligen. Auf diese Weise kann eine longitudinale Betreuung unter Wahrung der Schweigepflicht gegenüber dem Arbeitgeber gesichert werden.

Erkrankt ein im Gesundheitswesen tätiger Mitarbeiter während seiner Anstellung an einer blutübertragbaren Infektionserkrankung, hat er als arbeitsvertragliche Nebenpflicht eine Offenbarungspflicht gegenüber dem Arbeitgeber, falls er Tätigkeiten ausübt, die im obigen ➤ Cave-Kasten aufgelistet sind.

17.10.3 Besiedlung mit MRSA

Grundsätzlich wird bei Mitarbeitern im Gesundheitsdienst **kein routinemäßiges Screening** bezüglich MRSA-Besiedlung empfohlen, daher sollte es auch nicht anlasslos durchgeführt werden.

Ein **Screening bei Personal** kann sinnvoll sein im Rahmen eines Ausbruchgeschehens (mehrere MRSA-Infektionen bzw. Übertragungen ohne erkennbares Risiko zeitlich assoziiert in einem Bereich, wie z. B. Station, Wohnbereich, ambulante OP-Einrichtung), wenn keine plausible andere Ursache für den Ausbruch gefunden wird. Das Screening sollte in diesen Fällen nach den Empfehlungen des zuständigen Ausbruchmanagement-Teams in Zusammenarbeit mit dem Betriebsarzt erfolgen.

Wenn ein Mitarbeiter im Gesundheitsdienst in Kenntnis einer eigenen Besiedlung ist, sollten Sanierungsmaßnahmen mit Kontrollabstrichen durchgeführt werden. Ob eine Offenbarungspflicht gegenüber dem Arbeitgeber vorliegt (➤ Kap. 2), sollte im Einzelfall nach Gefährdungsbeurteilung und Tätigkeitsprofil des Betroffenen entschieden werden. Hierzu sollte sich der Betroffene von seinem Betriebsarzt beraten lassen, der der ärztlichen Schweigepflicht unterliegt.

17.10.4 Immunsuppression

INTERPROFESSIONELLES TEAM

Grundsätzlich sollte die berufliche Infektionsgefährdung bei immunsuppressiver Therapie in Zusammenarbeit von therapierendem Arzt und Betriebsarzt bewertet werden.

TNF-α-Blocker und Glukokortikoide können im Rahmen der Therapie einer **Multiplen Sklerose** zu einer Risikoerhöhung bezüglich Tuberkulose sowie für andere bakterielle und für Pilzinfektionen führen. Beide Medikamente sowie auch Fingolimod erhöhen deutlich das Risiko für Infektionen mit Herpes-Viren und CMV. Hieraus wäre abzuleiten, dass entsprechend therapierte Personen den beruflichen Umgang mit frisch Transplantierten und mit Kindern bis zum 3. Lebensjahr meiden sollten. Azathioprin kann darüber hinaus eine Hepatitis B-Reaktivierung und Infektionen mit *Pneumocystis jiroveci* begünstigen.

Nach **Transplantation** ist insbesondere in den ersten 6–9 Monaten von einem erhöhten Infektionsrisiko auszugehen. Danach kann es sich bei klinisch stabilem Zustand verringern. Eine individuelle fachärztliche Beurteilung ist erforderlich.

Impfungen sollten am besten vor Einleitung einer immunsuppressiven Therapie erfolgen, insbesondere Lebendimpfungen, die unter immunsuppressiver Medikation oftmals kontraindiziert sind.

Bei einer Therapie mit Sulfasalazin, Chloroquin, Goldpräparaten, Penicillamin und niedrig dosierten Glukokortikoiden (< 20 mg Prednisolonäquivalent pro Tag) ist das Immunsystem nicht stark supprimiert, weshalb Lebendimpfstoffe verabreicht werden können.

In den meisten Fällen ist davon auszugehen, dass ein ausreichender Infektionsschutz durch Impfungen auch unter Immunsuppression erreicht werden kann.

KAPITEL

18

Dennis Nowak, begutachtet von Christa Bongarth

Kardiologie und Arbeitsplatz

Kernaussagen

- Psychosoziale Arbeitsplatzeinflüsse tragen zu einer relevanten Erhöhung des kardiovaskulären Erkrankungsrisikos bei.
- Eine differenzierte kardiale Leistungsdiagnostik sowie ein Abgleich mit den Leistungsanforderungen am Arbeitsplatz können in vielen Fällen die berufliche Wiedereingliederung bei Herzerkrankungen optimieren.

18.1 Koronare Herzerkrankung als arbeitsbedingte Erkrankung

18.1.1 Risikofaktor „Arbeitsstress"

In ➤ Kap. 11 wurde bereits auf den Einfluss psychosozialer Stressoren und Gefäßerkrankungen hingewiesen. Lärm und Bleibelastung als weitere berufs- oder umweltbedingte Risikofaktoren wurden genannt.

Seit ca. 1990 zeigen sich erhebliche Erkenntnisfortschritte im Bereich „Herz-Kreislauf-Erkrankungen durch Arbeitsplatzeinflüsse". Diese beruhen im Wesentlichen auf drei Tatsachen:

- Der Begriff „Arbeitsstress" wurde anhand theoretischer Modelle und ihrer psychometrisch validierten Messung mehr und mehr in die Herz-Kreislauf-Forschung integriert. Dies gilt insbesondere für:
  - Das **Anforderungs-Kontroll-Modell** (Karasek und Theorell)
  - Das **Modell beruflicher Gratifikationskrisen** (Siegrist)
  - Das **Modell der Organisationsgerechtigkeit**
- Diese Modelle wurden in eine Reihe laufender und neu konzipierter Kohortenstudien einbezogen, sodass ihr Beitrag zur Erklärung von Herz-Kreislauf-Erkrankungen in prospektiven Studien mittels quantitativer Risikoschätzung in multivariaten statistischen Modellen überprüft werden konnte.
- Experimentelle und klinische Studien haben wichtige Beiträge zur Erhellung der pathophysiologischen Mechanismen geliefert, welche chronischen Arbeitsstress mit kardiovaskulären Risiken verbinden.

EVIDENZ

Große Kohortenstudien zeigen, dass das Risiko für koronare Herzerkrankung unter Bedingungen chronischen Arbeitsstresses etwa

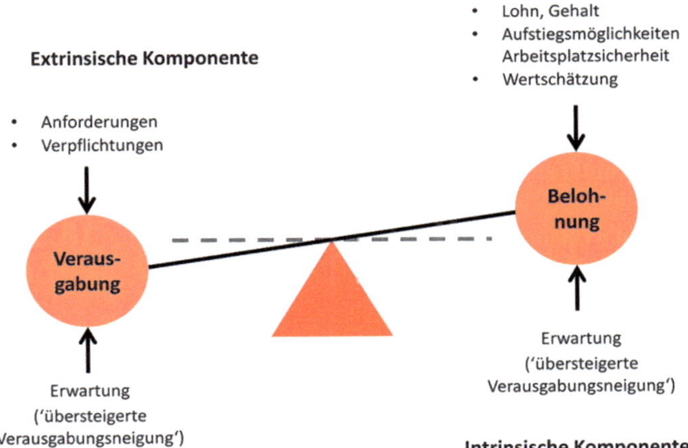

Abb. 18.1 Modell beruflicher Gratifikationskrisen [M911]

um 40 % erhöht ist. Für Männer sind diese Befunde ausgeprägter als für Frauen. Arbeitsbedingte Risikofaktoren sind:
- Hohe Anforderung, geringe Kontrolle über die Arbeit
- Gratifikationskrise (hohe Verausgabung, geringe Belohnung) (➤ Abb. 18.1)
- Mangelnde organisationale Gerechtigkeit
- Überforderung durch Mehrarbeit und Überstunden
- Arbeitsplatzunsicherheit und Arbeitsplatzverlust

18.1.2 Risikofaktor Schichtarbeit

Eine Reihe unabhängiger Untersuchungen zeigt, dass Schichtarbeit mit einem erhöhten relativen Risiko von etwa 1,2–1,3 für eine koronare Herzkrankheit einhergeht. Schichtarbeit ist häufig: Etwa 17 % aller Erwerbstätigen in Deutschland arbeiten in Schicht, Tendenz steigend, davon etwa zwei Drittel auch nachts. Der Zusammenhang kann teilweise, aber bei weitem nicht vollständig durch Erhöhung von Cholesterin und Triglyzeriden sowie durch vermehrten Zigarettenkonsum erklärt werden. Viele andere denkbare Mechanismen wurden nur unvollständig oder gar nicht untersucht.

Es gibt auch Belege, dass die Schichtarbeit an sich durch Schlafmangel und/oder Störung des natürlichen chronobiologischen Rhythmus das Risiko für eine koronare Erkrankung erhöht. In dieser Situation wird als praktischer Ansatz eine intensivierte Kontrolle beeinflussbarer koronarer Risikofaktoren bei Schichtarbeitern vorgeschlagen.

18.1.3 Risikofaktor Schwefelkohlenstoff

➤ Kap. 11

18.2 Myokarditis als arbeitsbedingte Erkrankung

Myokarditiden können infolge einer Reihe von Infektionskrankheiten auftreten, die sich auch durch berufliche Tätigkeit akquirieren lassen.

Eine myokardiale Beteiligung kommt vor bei viralen Infektionen, darunter auch Influenza, HIV, Mumps, und Hepatitis; Rickettsien-Infektionen wie Q-Fieber; bakterielle Infektionen wie Tuberkulose, Diphtherie, Brucellose; Clamydien-Infektionen wie Ornithose; und Spirochäteninfektionen wie Leptospirose und Borreliose. Letztere, die Lyme-Erkrankung durch *Borrelia burgdorferi,* betrifft in ca. 10 % auch das Herz. Wochen bis Monate nach den charakteristischen Hauterscheinungen kommt es dann meist zu AV-Blockierungen verschiedenen Ausmaßes.

Wurden diese Infektionskrankheiten beruflich bei versicherter Tätigkeit akquiriert, ist an eine Berufskrankheit oder an einen Arbeitsunfall zu denken und die Myokarditis wäre BK- oder Unfallfolge (➤ Kap. 17).

18.3 Kardiovaskuläres Ereignis als Arbeitsunfall

Ein **akutes Koronarereignis,** ischämiegetriggertes Kammerflimmern und akuter Herztod können ein Arbeitsunfall sein. Zwei Konstellationen (und deren Kombinationen) sind zu nennen:
- Außergewöhnliche körperliche Belastung, beispielsweise Freischaufeln eines festgefahrenen Lastwagens
- Erheblicher Schreck, Schock bei schwerem Unfall oder anderweitiger extremer psychischer Belastung

Eine **koronare Herzerkrankung** ist meist vorbestehend. Der akute betriebliche Anlass für das Koronarereignis darf keine austauschbare „Gelegenheitsursache“ sein, sondern muss eine besondere, heftige Einwirkung sein. Bei solchen Konstellationen: Unfallanzeige an zuständigen Träger der gesetzlichen Unfallversicherung, D-Arzt.

CAVE

Ein akutes Koronarereignis kann unter besonderen Bedingungen auch ein Arbeitsunfall sein (➤ Kap. 10).

18.4 Herzrhythmusstörungen und akutes Herzversagen durch chemische Noxen

Gelegentlich wird über Herzrhythmusstörungen bei beruflicher Exposition gegenüber chlorierten oder fluorierten Kohlenwasserstoffen berichtet. **Chloroform** und andere halogenierte Kohlenwasserstoffe können in hohen Konzentrationen, wie sie durch technische Unfälle entstehen können, akutes Herzversagen hervorrufen. Der Pathomechanismus ist nicht geklärt.

18.5 Mit Herzerkrankung am Arbeitsplatz

18.5.1 Kardiologische Rehabilitation

Es gibt gute Evidenz dafür, dass die stationäre oder ambulante kardiologische Rehabilitationsbehandlung zu einer Verbesserung der physischen und psychischen Situation bei Herz-Kreislauf-Erkrankungen beiträgt und die soziale Integration fördern und aufrechterhalten kann. Nach akuten Ereignissen können im Rahmen einer Anschlussrehabilitation folgende Ziele erreicht werden:

- Überwachte Remobilisierung des Patienten
- Optimierung der medikamentösen und nicht-medikamentösen Therapie
- Unterstützung des Patienten bei der Krankheitsverarbeitung
- Nachhaltige Vermittlung der individuell notwendigen Lebensstiländerung und der medikamentösen Langzeittherapie
- Beratung und Unterstützung des Patienten bei der beruflichen und sozialen Wiedereingliederung, einschließlich der sozialmedizinischen Begutachtung erwerbstätiger Patienten

INTERPROFESSIONELLES TEAM

Kontaktaufnahme Reha-Arzt – Betriebsarzt

Bei der Einleitung und Durchführung von Leistungen zur Teilhabe und/oder innerbetrieblicher Umsetzung, je nach individueller Gesundheitsproblematik und Einschränkung der Leistungsfähigkeit des Patienten, kann die Kontaktaufnahme zwischen Reha-Arzt und Betriebsarzt wertvolle Hilfestellung leisten (➤ Kap. 1).

18.5.2 Leistungsfähigkeit im Erwerbsleben

Im Hinblick auf die Erstellung eines negativen bzw. positiven Leistungsbilds ist bei kardiovaskulären Erkrankungen bedeutsam, ob und wie die körperliche (Dauer-)Belastbarkeit eingeschränkt ist und ob ein **Gefährdungspotenzial** von Herzrhythmusstörungen ausgehen kann.

Eine zuverlässige **Beurteilung der kardialen Belastbarkeit** erfolgt in der Regel unter Einschluss von (Spiro-)Ergometrie und Echokardiografie und ggf. weiteren Funktionsuntersuchungen (z. B. Langzeit-EKG, Stress-Echokardiografie, Herzkatheteruntersuchung).

CAVE

Aus der alleinigen Einschränkung der linksventrikulären Funktion kann nicht direkt eine Einschränkung der Belastbarkeit abgeleitet werden.

Eine Schlüsselrolle in der Einschätzung der Leistungsfähigkeit nimmt die **Spiroergometrie** ein. Bei der Bewertung der Leistungsfähigkeit am Arbeitsplatz darf nicht allein von der maximalen Leistung ausgegangen werden (➤ Tab. 18.1). Entscheidend ist die Dauerbelastbarkeit. Dabei ist zu beachten, dass die Dauerleistungsgrenze immer unter der VT 1 (ventilatorische Schwelle 1, Beginn des aerob-anaeroben Übergangs, früher auch anaerobe Schwelle genannt) und bei etwa 30–40 % der maximalen Sauerstoffaufnahme Peak-VO_2 liegt.

Tab. 18.1 Einschätzung der Leistungsfähigkeit mittels Spiroergometrie

Leistungsfähigkeit	Peak-VO_2 in % des Sollwerts
Normal	> 85 %
Leicht eingeschränkt	70–84 %
Mittelgradig eingeschränkt	50–69 %
Schwergradig eingeschränkt	< 50 %

DEFINITION

Leistungsfähigkeit = Belastungshöhe, die eine Person maximal ausüben kann

Belastbarkeit = Belastungshöhe, die ohne pathologische Veränderungen der Organsysteme über einen längeren Zeitraum durchgeführt werden kann

Neben der maximalen Sauerstoffaufnahme ist für die Beurteilung der Belastbarkeit auch relevant, bei welcher Sauerstoffaufnahme erste Insuffizienzkriterien (O_2-Abfall, erhöhte $AaDO_2$, dynamische Überblähung, erhöhte Atemäquivalente, aufgebrauchte ventilatorische Reserve) auftreten.

Alternativ wird oftmals die Ergometrie als Bewertungsgrundlage herangezogen. Nach den Leitlinien zur sozialmedizinischen Beurteilung von Menschen mit koronarer Herzkrankheit ist bei einer maximalen ergometrischen Leistung von unter 50 Watt in der Regel von einer dauerhaft aufgehobenen Leistungsfähigkeit auszugehen. Für die Eignung, leichte Arbeit über 8 h zu leisten, ist eine Mindestbelastbarkeit von 50–75 Watt zu fordern, für mittelschwere Arbeit 75–125 Watt und für schwere Arbeit mindestens 125 Watt.

Einteilung der Arbeitsschwere entsprechend der Leitlinie für die sozialmedizinische Beurteilung von Menschen mit koronarer Herzkrankheit Belastende Körperhaltungen (Zwangshaltungen, Haltearbeit) erhöhen die Arbeitsschwere um jeweils eine Stufe:

- **Leichte Arbeit:** Tätigkeiten wie Handhaben leichter Werkstücke und Handwerkszeuge, Tragen von weniger als 10 kg, Bedienen leichtgehender Steuerhebel und Kontroller oder ähnlicher mechanisch wirkender Einrichtungen und lang dauerndes Stehen oder ständiges Umhergehen (bei Dauerbelastung)
- **Mittelschwere Arbeit:** Tätigkeiten wie Handhaben etwa 1–3 kg schwergehender Steuereinrichtungen, unbelastetes Begehen von Treppen und Leitern (bei Dauerbelastung), Heben und Tragen mittelschwerer Lasten in der Ebene von 10–15 kg oder Hantierungen, die den gleichen Kraftaufwand erfordern
- **Schwere Arbeit:** Tätigkeiten wie Tragen von bis zu 40 kg schweren Lasten in der Ebene oder Steigen unter mittleren Lasten und Handhaben von Werkzeugen (über 3 kg Gewicht), auch von Kraftwerkzeugen mit starker Rückstoßwirkung, Schaufeln, Graben und Hacken

18.5.3 Fahreignung bei kardiologischen Erkrankungen

Die Anlage 4 der Fahrerlaubnisverordnung ist bindend, jedoch teilweise unpräzise und auf Einzelfallentscheidung verweisend, sodass im Einzelfall die Begutachtungsleitlinien zur Kraftfahrereignung der Bundesanstalt für Straßenwesen oder das Positionspapier Fahreignung bei kardiovaskulären Erkrankungen der Deutschen Gesellschaft für Kardiologie zur Beurteilung herangezogen werden sollten (➢ Tab. 18.2).

Tab. 18.2 Auszug aus Anlage 4 Fahrerlaubnisverordnung – kardiale Erkrankungen

	Fahrerlaubnis für „Privatfahrer": Klassen A, A1, A2, B, BE, AM, L, T (d. h. Pkw bis 3,5 t, Krafträder)	Fahrerlaubnis für „Berufsfahrer": Klassen C, C1, CE, C1E, D, D1, DE, D1E, FzF (d. h. Kfz über 3,5 t und Fahrerlaubnis zur Fahrgast-beförderung)
Herzrhythmusstörungen mit anfallsweiser Bewusstseinstrübung oder Bewusstlosigkeit	Nein	Nein
– nach erfolgreicher Behandlung durch Arzneimittel oder Herzschrittmacher	Ja – kardiologische Untersuchung Auflage: Kontrollen gemäß Begutachtungsleitlinien	Ja – kardiologische Untersuchung Auflage: Kontrollen gemäß Begutachtungsleitlinien
Erhöhter Blutdruck mit zerebraler Symptomatik und/oder Sehstörungen	Nein	Nein
Hypertonie: > 180 mmHg systolisch und/oder > 110 mmHg diastolisch	In der Regel ja Auflage: Nachuntersuchungen	Einzelfallentscheidung Auflage: Nachuntersuchungen
Akutes Koronarsyndrom (Herzinfarkt): EF > 35 %	Ja, bei komplikationslosem Verlauf Auflage: kardiologische Untersuchung	Fahreignung kann 6 Wochen nach Ereignis gegeben sein Auflage: kardiologische Untersuchung
Akutes Koronarsyndrom (Herzinfarkt) EF ≤ 35 % oder akute dekompensierte Herzinsuffizienz im Rahmen eines akuten Herzinfarkts	Fahreignung kann 4 Wochen nach Ereignis gegeben sein Auflage: kardiologische Untersuchung	In der Regel nein, kardiologische Untersuchung
Herzleistungsschwäche durch angeborene oder erworbene Herzfehler oder sonstige Ursachen	Für die NYHA Stadien bis einschließlich III gilt: fachärztliche Untersuchung	Für alle NYHA Stadien bis einschließlich II gilt: wenn Fahrerlaubnis erteilt, jährlich kardiologische Kontrolluntersuchungen
NYHA I und NYHA II	Ja	Ja, wenn EF > 35 %
NYHA III	Ja (wenn stabil)	Nein
NYHA IV	Nein	Nein
Periphere Gefäßerkrankungen: • Bei Ruheschmerz	Nein	Nein
• Nach Intervention	Fahreignung nach 24 h	Fahreignung nach einer Woche fachärztliche (internistische/chirurgische) Untersuchung
• Operation	Fahreignung nach 1 Woche	Fahreignung nach 4 Wochen fachärztliche (internistische/chirurgische) Untersuchung
Aortenaneurysma, asymptomatisch	Keine Einschränkung fachärztliche (internistische/chirurgische) Untersuchung	Keine Einschränkung bei Aortendurchmesser bis 5,5 cm Keine Fahreignung bei Aortendurchmesser > 5,5 cm fachärztliche (internistische/chirurgische) Untersuchung und Kontrollen des Aneurysmadurchmessers
Aortenaneurysma, nach erfolgreicher Operation/Intervention	Fahreignung zwei bis 4 Wochen nach dem Eingriff, fachärztliche (internistische/chirurgische) Untersuchung	Fahreignung 3 Monate nach dem Eingriff, fachärztliche (internistische/chirurgische) Untersuchung. Auflage: Kontrollen des Aneurysmadurchmessers

KAPITEL

19

Dennis Nowak, begutachtet von Nicolas Chmelar

Nephrologie und Arbeitsplatz

Kernaussagen

- Nephrotoxische Arbeitsstoffe lösen an den Nieren meist eine (tubulo-) interstitielle Nephritis aus. Glomerulonephritiden sind hier deutlich seltener.
- Die berufliche Genese einer chronischen Niereninsuffizienz kann zum Teil schwer eruierbar sein oder wird häufig übersehen, sodass hier eine genaue, auch länger zurückliegende Arbeitsplatz- und Stoffanamnese nötig ist.

Die verbesserte Arbeits- und Umwelthygiene hat dazu geführt, dass Erkrankungen durch nephrotoxische Arbeitsstoffe insgesamt selten geworden sind. Unfallartige hohe Expositionen sind aber nach wie vor möglich; Stoffe, die nur dann Nierenschäden hervorrufen, werden hier nur am Rande erwähnt.

Auf nephrologischem Fachgebiet kommen im Wesentlichen die aufgeführten Berufskrankheiten infrage. Darüber hinaus wäre zu überlegen, mit Einverständnis des Patienten nach Öffnungsklausel §9 (2) SGB VII anzuzeigen – allerdings aufgrund der oft unsicheren Datenlage mit eher geringen Erfolgschancen für den Patienten.

DEFINITION

Berufskrankheiten

- **BK 1101:** Erkrankungen durch Blei oder seine Verbindungen
- **BK 1102:** Erkrankungen durch Quecksilber oder seine Verbindungen
- **BK 1104:** Erkrankungen durch Cadmium oder seine Verbindungen

19.1 Tubulointerstitielle Nierenerkrankungen

EVIDENZ

Eine interstitielle Nephritis kann akut oder chronisch verlaufen und wird in ca. 75 % der Fälle durch Medikamente ausgelöst.
Neben einem akuten Nierenversagen mit Kreatininanstieg findet sich häufig eine sterile Leukozyturie oder Eosinophilurie.

Schwermetalle werden typischerweise glomerulär filtriert vom proximalen Nierentubulus reabsorbiert und verursachen in hohen Konzentrationen akute tubuläre Nekrosen. Einige Stoffe, z. B. Blei und Cadmium, akkumulieren im Körper: Eine aktuelle Nierenerkrankung kann daher auf eine lange zurückliegende Exposition zurückzuführen sein.

Im Urin können neben den jeweiligen auslösenden Stoffen, unter anderem N-Acetyl-Beta-D-Glucosaminidase (β-NAG) oder Beta-2-Mikroglobulin als Zeichen einer tubulären Schädigung nachgewiesen werden.

19.1.1 Blei

Länger dauernde Belastung mit hohen Mengen von Blei am Arbeitsplatz oder in der Umwelt kann eine **chronische interstitielle Nephritis** hervorrufen. Dazu sind Blutbleikonzentrationen von mindestens 600 µg/l erforderlich, erste gesundheitliche Auswirkung einer erhöhten inneren Belastung mit Blei ist die Anämie.

Diagnostik

Zeichen beginnender Schädigung der tubulären Funktion durch Blei können eine erhöhte Ausscheidung von Beta-2-Mikroglobulin und N-Acetyl-beta-D-Glucosaminidase im Urin sein. Die Bedeutung dieser Frühzeichen für die spätere Entwicklung einer Erkrankung (vorausgesetzt die Exposition wird beendet) ist jedoch unklar. Das Fehlen typischer Zeichen einer Bleivergiftung (Darmkoliken, Anämie, Radialislähmung durch periphere Neuropathie, Störungen des Zentralnervensystems durch organische Bleiverbindungen) schließt die Möglichkeit einer Nierenschädigung nicht aus. Histologisch werden eine progressive interstitielle Fibrose, Erweiterung der Tubuli und Atrophie der Tubuluszellen beschrieben. Klinisch können zudem eine Gicht sowie eine Hypertonie beobachtet werden. Eine akute Belastung kann durch Bestimmung der Bleikonzentration in Blut oder Urin (in Abhängigkeit von der Bleiverbindung) verifiziert werden. Da die Bluthalbwertszeit etwa 14 Tage beträgt, 95 % der Gesamtkörperbelastung sich aber im Knochen befinden, lässt sich prinzipiell eine zurückliegende Bleibelastung über einen EDTA-Mobilisationstest oder durch aufwändige radiologische Verfahren (K-shell x-ray fluorescence) bestimmen. Dies sollte Gutachten vorbehalten bleiben, da die Evidenz fehlt, dass eine Chelatbildner-Therapie die chronische interstitielle Nephropathie bessert, während diese Behandlung bei der akuten Bleiintoxikation mit Fanconi-Syndrom (hier nicht beschrieben) als effektiv beschrieben wurde.

19.1.2 Quecksilber

Insbesondere anorganische Quecksilberverbindungen wie Quecksilberchlorid gelten als nephrotoxisch, sie akkumulieren am stärksten in der Niere. Es werden sowohl **tubuläre** als auch **glomeruläre Schäden** beobachtet. Bei akuter Intoxikation kann es durch Nekrosen des Tubulusepithels innerhalb von 24 h zu einem Nierenversagen kommen. Unter den derzeitigen arbeitshygienischen Bedingungen sind Schädigungen selten. Anorganische Quecksilberverbindungen werden nach oraler Aufnahme (bis zu 15 %) aber auch dermal (bis zu 8 %) resorbiert (Antiseptika, Bleichcremes). Die Halbwertszeit wird mit 41 Tagen angegeben.

Diagnostik

Eine nach Beendigung der Exposition reversible Proteinurie gilt als typische Nierenschädigung. Dosisunabhängig und sporadisch wurden Fälle von Glomerulonephritis verschiedener Typen (meist membranöse oder Minimal-Change) berichtet. Daneben wurden Zeichen von tubulärer Funktionsstörung beschrieben (z. B. Ausscheidung von Beta-2-Mikroglobulin und N-Acetyl-beta-D-Glucosaminidase im Urin).

Zur speziellen Diagnostik einer inneren Belastung mit metallischen und anorganischem Quecksilber kann Quecksilber Urin (v. a. anorganisch, z. B. Zahnfüllungen) bestimmt werden. Organische Quecksilberverbindungen, vor allem durch nutritive Aufnahme (Fisch) werden im Blut bestimmt.

19.1.3 Cadmium

Beruflich wird Cadmium überwiegend inhalativ aufgenommen, sonst vor allem über die Nahrung (bis zu 60 mg pro Tag), auch Zigarettenrauch (2 mg bei 20 Zigaretten pro Tag) ist eine relevante Quelle. Im Blut ist Cadmium hauptsächlich an die Erythrozyten gebunden, die Halbwertszeit beträgt 10–20 Jahre, es akkumuliert vor allem in der Leber und in den Nieren. Chronische Belastung auch durch geringe Mengen Cadmium ist mit verschiedenen **Nierenfunktionsstörungen** assoziiert, deren pathophysiologischer Zusammenhang untereinander weitgehend ungeklärt ist: Proteinurie, tubuläre Partialfunktionsstörungen, interstitielle Nephritis, glomeruläre Funktionsstörungen, Konzentrationsdefekte und Mischbilder.

Diagnostik

Die in der Niere akkumulierte Cadmiumbelastung lässt sich am besten durch die im Urin ausgeschiedene Menge abschätzen. Bereits ab 2 µg/g Kreatinin (= 2 µmol/mol Kreatinin) lässt sich bei einem Teil der Betroffenen eine erhöhte Ausscheidung von Beta-2-Mikroglobulin als Zeichen einer Funktionsstörung tubulärer Zellen nachweisen. Dieser irreversible tubuläre Schaden ist umso häufiger und umso ausgeprägter, je höher die Exposition ist. Anlass zu erhöhter Vorsicht geben neuere Befunde einer inversen Korrelation zwischen Blutcadmium und glomerulärer Filtrationsrate (GFR), sowie tubulärer Störung und GFR. Eine erhöhte Ausscheidung von Albumin und Transferrin wird als frühes Zeichen einer gestörten glomerulären Filtration durch niedrige Dosen von Cadmium interpretiert.

Ein erhöhtes Risiko für Osteoporose/Osteomalazie mit steigender Cadmiumbelastung wird als Folge der Nierenfunktionsstörungen gewertet, der genaue Pathomechanismus (verminderte Aktivierung von Calcidiol zu Calcitriol?) ist jedoch unklar.

EVIDENZ

Berufliche Tätigkeiten/Expositionen gegenüber Arbeitsstoffen, die tubulointerstitielle Nierenerkrankungen auslösen können

Blei (BK 1101)
Anorganisches Blei und organische Bleiverbindungen werden v. a. inhalativ aufgenommen. Gefährdende Tätigkeiten gibt es beispielsweise in der Herstellung und Verwendung von Farben, von Glas und Tonlasuren, von Batterien und Akkumulatoren, beim Verschrotten und beim Wiedergewinnen von Metallen und beim Entfernen von Rostschutzanstrichen (Bleimennige). Durch alte Wasserrohre kann der Bleigehalt im Trinkwasser erhöht sein.

Quecksilber (BK 1102)
Metallisches Quecksilber spielt beim Abbau von Quecksilber, in der Chloralkali-Industrie, bei der Herstellung von Thermometern und in Dentallabors eine Rolle. Durch hohen Dampfdruck kommt es leicht zu inhalativer Aufnahme. Anorganische Quecksilberverbindungen wurden früher in Desinfektionsmitteln, Fungiziden und Insektiziden sowie als Holz-, Saatgut und Tierhaarbeizen eingesetzt. Die Toxizität der arbeitsmedizinisch weniger bedeutsamen organischen Quecksilberverbindungen hängt von der organischen Komponente ab, besonders nephrotoxisch sind die Chlor-, Phenyl- und Methoxymethylsalze.

Anmerkung: Unter beruflicher Amalgam-Exposition bei zahnmedizinischem Personal wurden keine relevanten Nierenfunktionsstörungen beobachtet.

Cadmium (BK 1104)
Cadmium wird zur Herstellung metallischer Legierungen, Batterien, Farbpigmenten oder zur Galvanisierung verwendet. Am Arbeitsplatz erfolgt die Aufnahme vorwiegend inhalativ, aus der Umwelt auch durch belastete Nahrungsmittel. Raucher nehmen zusätzlich Mengen auf, die denen durch Umweltbelastung gleichkommen.

19.2 Akute tubuläre Nekrosen

Über akute tubuläre Nekrosen wurde durch hohe (unfallartige oder suizidale) Expositionen mit anderen Metallen wie **Uran, Bismut** (früher: Wismut), **Kupfer** und **Chrom** kasuistisch berichtet. Die chronische Exposition mit wasserlöslichem Chrom VI in einer Dosis, die mit renaler Ausscheidung von mehr als 15 µg Chrom/g Kreatinin verbunden ist, wurde als Schwellendosis für Nierentoxizität vorgeschlagen. Da sechswertige wasserlösliche Chromverbindungen als kanzerogen angesehen werden, besteht ohnehin das Gebot, ihre Anwendung zu minimieren. Inhalation von hohen Konzentrationen des Gases Arsenwasserstoff bewirkt eine Hämolyse, die zu einem akuten tubulären Nierenschaden führen kann; nephrotoxische Wirkungen von chronischen, niedrigen Expositionen sind nicht bekannt.

19.3 Glomerulonephritiden

DEFINITION

Glomerulonephritiden treten primär und sekundär (d. h. im Rahmen einer anderen Grunderkrankung) auf. Sie verlaufen klinisch variabel, von asymptomatischen Verläufen bis hin zur rapid-progressiven Glomerulonephritis mit fulminantem Nierenversagen.

19.3.1 Kristalline Silikate (Quarzstaub)

Kristalline Silikate (Quarzstaub) stehen im Verdacht, tubuläre und glomeruläre Nierenschädigungen zu bewirken. Insbesondere im Zusammenhang mit einer Silikose wurde über eine Häufung von ANCA-assoziierten Vaskulitiden (Granulomatose mit Polyangiitis, eosinophile Granulomatose mit Polyangiitis, mikroskopische Polyangiitis) und von fokalen Glomerulonephritiden berichtet. Mortalitätsstudien zeigen bei Quarzstaub-Exponierten im Vergleich zu Kontrollpopulationen eine erhöhte Häufigkeit von Nierenerkrankungen, jedoch ohne eindeutige Dosis-Wirkungs-Beziehung.

19.3.2 Organische Lösungsmittel

Verschiedene organische Lösungsmittel stehen im Verdacht, neben ihren bekannten toxischen Effekten auf das zentrale und periphere Nervensystem sowie auf die Leber auch nephrotoxisch zu sein.

In Fall-Kontroll-Studien wurde bei Patienten mit verschiedenen primären **Glomerulonephritiden** deutlich häufiger eine chronische berufliche Exposition gegenüber organischen Lösungsmitteln gefunden als bei Patienten mit anderen Nierenerkrankungen und bei Gesunden. In einem Teil der Untersuchungen wurde eine Dosis-Effekt-Beziehung beobachtet. Weitere Befunde weisen darauf hin, dass der Verlauf einer primären Glomerulonephritis unter fortgesetzter Lösungsmittel-Exposition schwerer ist. Auch der Verlauf diabetischer Nephropathien scheint unter Lösungsmittelexposition ungünstiger zu sein. Der Mechanismus ist weitgehend ungeklärt; eine Hypothese besagt, dass eine (experimentell nachweisbare) tubuläre Schädigung durch Lösungsmittel einen lokalen Autoimmunprozess initiiert. In Querschnittsstudien unter gegenwärtigen Arbeitsplatzbedingungen ließen sich vermehrt Frühzeichen von glomerulären und tubulären Schäden bei Exponierten aufzeigen, nicht jedoch manifeste Erkrankungen. Damit übereinstimmend war in Kohorten-Studien keine Übersterblichkeit an renalen Ursachen nachweisbar. Dies kann evtl. mit der relativen Seltenheit von Glomerulonephritiden erklärt werden.

Trotz Unsicherheit im wissenschaftlichen Kenntnisstand bleibt als Fazit, dass eine primäre Glomerulonephritis nach hoher (grenzwertüberschreitender) chronischer Exposition gegenüber organischen Lösungsmitteln eine Berufskrankheit sein kann.

EVIDENZ

Berufliche Tätigkeiten/Expositionen gegenüber Arbeitsstoffen, die Glomerulonephritiden auslösen können

Kristalline Silikate (Quarzstaub)
➤ Kap. 23.2 (Silikose)

Lösungsmittel
Organische Lösungsmittel, d. h. aliphatische, alizyklische, aromatische oder halogenierte Kohlenwasserstoffe, werden vor allem in zahlreichen industriellen Reinigungsprozessen zur Lösung von Fett eingesetzt.

19.4 Nierenkrebs durch berufliche Einflüsse

Cadmium und Trichlorethen können Nierenzellkarzinome auslösen, sodass an folgende beiden Berufskrankheiten zu denken ist:

DEFINITION

Berufskrankheiten

- **BK 1104:** Erkrankungen durch Cadmium oder seine Verbindungen
- **BK 1302:** Erkrankungen durch Halogenkohlenwasserstoffe

EVIDENZ

Berufliche Tätigkeiten/Expositionen gegenüber Nieren-kanzerogenen Arbeitsstoffen

Cadmium

Expositionen siehe ➤ Kap. 19.1.3

Trichlorethen („Tri")

- Organisches Lösungsmittel für die Entfettung von Metallen
- Intermediäre Chemikalie für die Herstellung von Polyvinylchlorid
- Intermediäre Chemikalie für die Herstellung von chlorierten und fluorierten Kohlenwasserstoffen
- Einsatz in der Textilindustrie, u. a. beim Färben von Textilien
- Lösungsmittel in Farben, Lacken, Pestiziden etc.
- Lösungsmittel in der Trockenreinigung von Textilien (bis Mitte der 50er-Jahre)

19.5 Mit Nierenerkrankungen am Arbeitsplatz

EVIDENZ

- Die häufigste Ursache einer terminalen Niereninsuffizienz in Deutschland ist der Diabetes mellitus.
- Ungefähr 95 % der terminal Niereninsuffizienten wählen in Deutschland die Hämodialyse als Nierenersatzverfahren.
- Patienten nach Transplantation haben eine deutlich höhere Lebenserwartung im Vergleich zu Dialysepatienten.

Zum Erhalt oder zur Wiederherstellung der Arbeitskraft sollte ein Antrag auf eine stationäre Rehabilitation bei der zuständigen Rentenversicherung gestellt werden. Bei dauerhaft eingeschränktem beruflichem Leistungsvermögen sollte an einen Antrag auf Schwerbehinderung gedacht werden.

Bestehen Diskrepanzen zwischen der körperlichen Leistungsfähigkeit und der körperlichen Belastung am Arbeitsplatz, sollte der Betriebsarzt eingeschaltet werden. Bei fortschreitendem Krankheitsbild muss auch eine Frühberentung (Antrag auf Erwerbsunfähigkeit bei der Rentenversicherung) erwogen werden.

CAVE

Patienten mit glomerulären Nierenschäden sowie mit diabetischer Nephropathie sollten im Umgang mit Schwermetallen und organischen Lösungsmitteln besondere Vorsicht walten lassen, durch guten Arbeitsschutz lässt sich eine schädigende Exposition vermeiden.

19.5.1 Chronische Niereninsuffizienz

Bei terminaler Niereninsuffizienz (GFR < 15 ml/min) ist die Leistungsfähigkeit durch die Grunderkrankung meist deutlich herabgesetzt.

Der Patient muss zusätzlich lernen, mit den Folgeerscheinungen der chronischen Niereninsuffizienz (renale Anämie, arterielle Hypertonie, Elektrolytstörungen, sekundärer Hyperparathyreodismus mit Knochenschmerzen und Frakturen) umzugehen.

Die Stadieneinteilung der chronischen Niereninsuffizienz erfolgt neben der Ursache anhand der glomerulären Filtrationsrate und der Albuminurie.

19.5.2 Nierenersatzverfahren

Besteht die Indikation zu einem dauerhaften Nierenersatzverfahren, stehen dem Betroffenen drei verschiedene Verfahren zu Verfügung: die Hämodialyse über einen Shunt oder einen Dialysekatheter, die Bauchfelldialyse sowie die Nierentransplantation.

Die **Hämodialyse** ist das in Deutschland am häufigsten angewandte Verfahren und wird in der Regeln 3-mal pro Woche über 4–5 h durchgeführt. Am arbeitnehmerfreundlichsten sind hier die Heim-Hämodialyse und Dialysezentren, welche abendliche oder nächtliche Dialyse anbieten.

Die **Bauchfelldialyse** wird normalerweise vom Patienten selbstständig zu Hause durchgeführt. Je nach Anzahl der Beutelwechsel – abhängig vom gewählten Therapieregime und von den Eigenschaften des Bauchfells – ist hier die Arbeitsfähigkeit nicht wesentlich eingeschränkt.

Im Jahr 2016 wurden in Deutschland ca. 2100 **Nierentransplantationen** durchgeführt (www.dso.de/organspende-und transplantation/transplantation/nierentransplantation.html). Der Anteil an Lebendspenden lag abhängig vom jeweiligen Transplantationszentrum bei ca. einem Drittel. Im Vergleich zu gleichaltrigen Dialysepatienten liegt die Lebenserwartung nach Transplantation deutlich höher.

Durch die medikamentöse Immunsuppression nach Transplantation kann es zu einer erhöhten Infektneigung kommen. Der berufliche Einsatz in Bereichen mit deutlich erhöhter beruflicher Infektionsgefährdung (➤ Kap. 17) muss individuell beurteilt werden. Vor allem im ersten Jahr nach Transplantation, aber auch noch danach, kann es zu Einschränkungen der Arbeitsfähigkeit im Rahmen von Abstoßungsreaktionen oder Infekten kommen.

19.5.3 Fahreignung bei nephrologischen Erkrankungen

Tab. 19.1 Auszug aus Anlage 4 Fahrerlaubnisverordnung – Nierenerkrankungen

	Fahrerlaubnis für „Privatfahrer": Klassen A, A1, A2, B, BE, AM, L, T (d. h. Pkw bis 3,5 t, Krafträder)	**Fahrerlaubnis für „Berufsfahrer": Klassen C, C1, CE, C1E, D, D1, DE, D1E, FzF (d. h. Kfz über 3,5 t und Fahrerlaubnis zur Fahrgastbeförderung)**
Schwere Niereninsuffizienz mit erheblicher Beeinträchtigung	Nein	Nein
Niereninsuffizienz in Dialysebehandlung	Ja, wenn keine Komplikationen oder Begleiterkrankungen vorliegen Auflage: ständige ärztliche Betreuung und Kontrolle, Nachuntersuchung	Ausnahmsweise ja Auflage: ständige ärztliche Betreuung und Kontrolle Nachuntersuchung
Erfolgreiche Nierentransplantation mit normaler Nierenfunktion	Ja Auflage: ärztliche Betreuung und Kontrolle, jährliche Nachuntersuchung	Ja Auflage: ärztliche Betreuung und Kontrolle, jährliche Nachuntersuchung

KAPITEL

20

Dennis Nowak, begutachtet von Kai Bötzel

Neurologie und Arbeitsplatz

Kernaussagen

- Hohe Lösungsmittelexpositionen können eine toxische Enzephalopathie oder Polyneuropathie auslösen.
- Bei Nervenkompressionssyndromen ist an berufliche Ursachen zu denken.
- Infektiöse Meningoenzephalitiden können beruflich erworben sein.

DEFINITION

Berufskrankheiten

- **BK 1317:** Enzephalopathie und Polyneuropathie durch Lösungsmittel und deren Gemische

EVIDENZ

Gesicherte neurotoxische organische Lösungsmittel

- Aliphatische Kohlenwasserstoffe (v. a. n-Hexan, geringer n-Heptan)
- Ketone (Methyl-Ethyl-Keton, 2-Hexanon)
- Alkohole (Methanol, Ethanol, 2-Methoxyethanol)
- Aromatische Kohlenwasserstoffe (Benzol, gering auch Toluol, Xylol, Styrol)
- Chlorierte aliphatische Kohlenwasserstoffe (Monochlormethan)
- Dichlormethan, 1,1,1-Trichlorethan, Trichlorethen, Tetrachlorethen

20.1 Schädigungen des Zentralnervensystems

20.1.1 Akute Symptome

Organische Lösungsmittel und ihre Gemische (BK 1317) sowie Schwefelkohlenstoff (BK 1305) Die Mehrzahl der organischen Lösungsmittel wirkt dosisabhängig akut narkotisch auf das Zentralnervensystem. Klinisch imponieren Schwindel, Kopfschmerzen, Trunkenheitsgefühl, Appetitlosigkeit, Übelkeit. Ganze Belegschaften führten sich zeitweilig „wie betrunken" auf. Nach Feierabend besondere Müdigkeit. Alkoholintoleranz (schon bei geringerer Dosis rascher betrunken). An der frischen Luft ist die Symptomatik rasch rückläufig. Akute Intoxikationssymptome sind bei wiederholtem Auftreten ein Prädiktor („Brückensymptom") für chronische Toxizität.

Arsen (BK 1108) Es kann akut Kopfschmerzen, Verwirrtheitszustände und Krampfanfälle verursachen.

Organische Phosphorsäureester (BK 1307) Sie werden auch Organophosphate genannt und weltweit als Insektizide, Fungizide und Herbizide eingesetzt. Durch Hemmung der Cholinesterase treten Zeichen der cholinergen Erregung auf, z. B. Akkommodationsstarre, Miosis, Tremor, Muskelzuckungen und tonisch-klonische Krämpfe.

20.1.2 Berufliche infektiöse Meningoenzephalitis

Möglich durch am Arbeitsplatz erworbene Infektionserkrankungen wie Meningokokken-Meningitis, Frühsommermeningoenzephalitis (Zeckenbisse bei Förstern und Waldarbeitern), bei beruflichen Auslandsreisen (Japanische Enzephalitis) und als Komplikation von beruflich erworbenen Infektionserkrankungen (insbesondere Masern, Mumps, Varizellen, Pertussis, Tuberkulose, infektiöse Mononukleose, Zytomegalie, Borreliose, bei Auslandsreisen auch Tollwut und Malaria).

20.1.3 Berufliche Enzephalopathie

Toxische Enzephalopathie durch organische Lösungsmittel (BK 1317) Diffuse Störungen der Hirnfunktion, Konzentrations- und Merkschwäche, Auffassungsschwierigkeiten, Denkstörungen, Persönlichkeitsveränderungen mit Antriebsarmut, Affektstörungen wie Reizbarkeit. Primärdiagnostik: psychologische Testverfahren (z. B. Fragebögen). Das „hirnorganische Psychosyndrom" (überholte Nomenklatur) äußert sich vielgestaltig.

CAVE

Enzephalopathie durch organische Lösungsmittel

Die Erkrankungsmanifestation erfolgt typischerweise zu Zeiten der chronischen Exposition, nach Expositionsende ist die Erkrankung meist rückläufig. Eine Erstmanifestation nach Expositionsende macht eine Lösungsmittel-Verursachung unwahrscheinlich, Persistenz oder Verschlechterung nach Expositionsende sind selten.

Quecksilber (BK 1102) In seiner elementaren (metallischen) Form oder seinen anorganischen Verbindungen kann es zu zentralnervösen Symptomen mit Erethismus mercurialis (Schreckhaftigkeit), Tremor mercurialis (Zittern) und Psellismus mercurialis (Sprachstörungen) führen. Organische Quecksilberverbindungen sind gleichfalls neurotoxisch mit Seh- und Hörstörungen sowie motorischen und kognitiven Hirnentwicklungsstörungen bei Kindern (plazentagängig).

Blei (BK 1101) Blei hat auch in niedrigen (Umwelt-)Konzentrationen zentral-neurotoxische Wirkungen, die mit sensitiven neurokognitiven Tests erfassbar sind. Insbesondere ist die kognitive Hirnentwicklung bei Kindern gestört (plazentagängig).

EVIDENZ

Berufliche Tätigkeiten mit Expositionen gegenüber ZNS-schädlichen Arbeitsstoffen

Lösungsmittel (BK 1317)
Abbeizen, Versiegeln, großflächiges Aufbringen von Klebstoffen und Lacken, großflächiges Auftragen von Polyesterharzen. Besondere Risikoberufe sind Lackierer, Bodenleger, Parkettleger, Handlaminierer, teilweise Tankreiniger, Säurebaumonteure.

Blei (BK 1101)
Arbeit in Blei- und Zinkhütten, beim Aufbringen und Entfernen bleihaltiger Farben, Bleilöten, in der Herstellung bleihaltiger Glasuren, in der Akkumulatorenfertigung, vielfältige andere Arbeitsplätze (➤ Kap. 19)

Quecksilber (BK 1102)
- Metallisches Quecksilber/anorganische Verbindungen: Arbeiten in der Holzkonservierung, Haarhutindustrie, Porzellanmalerei, Kunsthandwerk (historische Spiegel), Umgang mit alten Messinstrumenten
- Anorganische und organische Verbindungen: Arbeiten mit Saatbeize, Holzkonservierung (➤ Kap. 19)

20.1.4 Parkinson-Syndrom

Mangan (BK 1105) Nach mehrjähriger beruflicher Exposition (Gewinnung, Verarbeitung, Elektroschweißen mit manganhaltigen Elektroden) kann es zum Manganismus, einem Parkinson-ähnlichen Krankheitsbild (Hahnentritt, Erhöhung des Muskeltonus, Tremor, Maskengesicht, Mikrographie, Stottern) kommen.

Parkinson durch Lösungsmittel? Es gibt gewisse Hinweise auf das vermehrte Auftreten von Parkinson-Erkrankungen nach langjährigem Umgang mit Lösungsmitteln, besonders Trichlorethen und Tetrachlorethen.

Parkinson durch Pestizide? Eine Unterscheidung zwischen spontanem Auftreten der Erkrankung und einem Pestizid-verursachtem Auftreten ist in der Regel nicht möglich. Die Betrachtung der Assoziation zwischen Pestizidexposition und Parkinsonerkrankungen zeigt schwache, teilweise moderate Zusammenhänge. Bei Aufgliederung nach einzelnen Substanzklassen finden sich inkonsistente Befunde, am ehesten scheinen sie positiv für Paraquat.

20.1.5 Neurodegenerative Erkrankungen

Eine Neurotoxizität von hohen inneren Belastungen mit **Aluminium** ist unzweifelhaft. Klinisch relevante, neurotoxische Effekte wurden bei Dialysepatienten beschrieben. Als ursächliche Agenzien wurden Aluminiumsalze identifiziert, die dem Dialysat früher als Phosphatbinder zugesetzt wurden. Die Patienten wiesen erhöhte Aluminiumkonzentrationen in Plasma und Hirngewebe auf und zeigten Verwirrtheit, Gedächtnisstörungen und im fortgeschrittenen Stadium Demenz.

Ob die berufliche Einwirkung von Aluminium, z. B. in Schweißrauchen, zu neurodegenerativen Erkrankungen führt, ist bislang fraglich. Allerdings wurde in einer aktuellen Studie festgestellt, dass in einer Gruppe von Aluminiumschweißern, die 100-fach gegenüber dem Referenzwert erhöhte Aluminium-Konzentrationen im Urin aufwiesen, eine erhöhte Inzidenz von neuropsychischen Symptomen nachweisbar war.

20.1.6 Exkurs: Kopfschmerzen am Arbeitsplatz

Auslöser oder unspezifische Verstärker am Arbeitsplatz können organische Lösungsmittel (s. oben), unzureichende Lüftung mit hohen CO_2-Raumluftkonzentrationen, unzureichende Ergonomie, inadäquate Sehanforderungen und übermäßiger Stress bzw. Schlafmangel durch Schichtarbeit darstellen.

CAVE

Eine Anerkennung von arbeitsplatzassoziiertem Kopfschmerz als Berufskrankheit ist nicht möglich.

20.2 Periphere Nervenschädigungen

20.2.1 Berufliche Nervenkompressionssyndrome

DEFINITION

Berufskrankheiten

- **BK 2106:** Druckschädigung der Nerven
- **BK 2113:** Druckschädigung des N. medianus im Karpaltunnel (Karpaltunnelsyndrom) durch repetitive manuelle Tätigkeiten mit

Beugung und Streckung der Handgelenke, durch erhöhten Kraftaufwand der Hände oder durch Hand-Arm-Schwingungen
- Bezüglich der Bandscheibensyndrome, bei denen chronische HWS- **(BK 2109)** oder LWS-Schmerzen **(BK 2108, 2110)** im Vergleich zu Nervenkompressionen mit radikulären Ausfällen weit im Vordergrund stehen, sei auf das ➤ Kap. 22 verwiesen.

Druckschädigung der Nerven (BK 2106) Nerven können sowohl akut als auch chronisch durch mechanische Druckeinwirkungen geschädigt werden. Betroffen sind meist oberflächlich verlaufende Nerven.

EVIDENZ

Berufliche Tätigkeiten/Expositionen, die zu Druckschädigungen der Nerven führen können

- Ständig wiederholte, gleichartige Körperbewegungen im Sinne von mechanischen Überbelastungen
- Überwiegend haltungskonstante Arbeiten mit nicht oder nur schwer korrigierbaren Zwangshaltungen, z. B. Daueraufstützen des Handgelenks oder der Ellbogen, Andrücken eines Werkzeugs oder bestimmte Gelenkstellungen, die längere Zeit beibehalten werden müssen
- Überbeanspruchung von Muskeln mit nachfolgender Druckeinwirkung auf Nerven, z. B. Schädigung des N. radialis bei Supinatorsyndrom nach längerem Schrauben
- Dehnungs- und Traktionswirkungen mit indirekter Einwirkung auf den Nerv
- Von außen kommende direkte Druck- oder Zugbelastungen
- Wiederholte Einwirkungen von Schlag- oder Reibungskräften
- Häufiges Greifen mit hohem Kraftaufwand

Es bestehen Hinweise auf vermehrt betroffene Berufsgruppen, z. B. Berufsmusiker, Schleifer, Metzger, Lebensmittelhändler, Beschäftigte in der Tiefkühlkostherstellung, Supermarktkassierer und Bodenreiniger.

Sonderfall Karpaltunnelsyndrom (BK 2113)

EVIDENZ

Berufliche Tätigkeiten/Expositionen, die zum Karpaltunnelsyndrom führen können

- Repetitive manuelle Tätigkeiten mit Beugung und Streckung der Hände im Handgelenk oder
- Erhöhter Kraftaufwand der Hände (kraftvolles Greifen) oder
- Einwirkung von Hand-Arm-Schwingungen, z. B. durch handgehaltene vibrierende Maschinen (handgeführte Motorsägen und Steinbohrer)

Die Literatur zeigt die höchsten Erkrankungsrisiken bei Berufen und Tätigkeiten, die einer intensiven manuellen Belastung ausgesetzt sind – z. B. Fleischverpacker, Fließbandarbeiter in der Automobilindustrie, Forstarbeiter beim Umgang mit handgehaltenen vibrierenden Werkzeugen (z. B. Motorsägen, Steinbohrer o. Ä.), Geflügelverarbeiter, Kassierer im Supermarkt mit Umsetzen von Lasten, Masseure, Polsterer etc.

Für Tätigkeiten am Computer mit PC-Tastatur und Maus liegen keine Hinweise auf eine Risikoerhöhung für das Karpaltunnelsyndrom vor, sodass diese nicht durch die BK 2113 erfasst werden.

20.2.2 Berufliche Polyneuropathie

Toxische Polyneuropathie durch organische Lösungsmittel (BK 1317) und Schwefelkohlenstoff (BK 1305) Symmetrisch-distale, bein- und armbetonte sensible, motorische oder sensomotorische Ausfälle mit strumpf- bzw. handschuhförmiger Verteilung. Einschränkungen des Vibrationsempfindens, des Lagesinns, der Ästhesie, Algesie und Zweipunktdiskrimination.

Schwefelkohlenstoff (BK 1305) Dieser kann gleichfalls eine symmetrisch-sensible bis symmetrisch-paretische Polyneuropathie verursachen.

Thallium (BK 1106) Früher führte es bei erhöhter Exposition zu polyneuritischen Veränderungen.

EVIDENZ

Berufliche Tätigkeiten/Expositionen, die zu einer Polyneuropathie führen können

Organische Lösungsmittel (BK 1317)

➤ Kap. 20.1.3

Schwefelkohlenstoff (BK 1305)

- Herstellung und Weiterverarbeitung zu Tetrachlorkohlenstoff
- Verwendung (z. B. in der chemischen Industrie) als Löse- und Extraktionsmittel
- Verwendung in der Viskoseindustrie (Kunstseide-, Zellwolle-, Zellglasherstellung)
- Kohleveredlung
- Herstellung und Verwendung bestimmter Schädlingsbekämpfungsmittel (z. B. Wühlmausmittel)

Thallium (BK 1106)

- Frühere Expositionsmöglichkeiten in der Erzaufbereitung und im Bleikammerschlamm der Schwefelsäurefabrikation, in der Glas-, Farben- und Pyrotechnik

20.2.3 Berufliche Mononeuritiden

Organische Lösungsmittel und Kohlenmonoxid Vereinzelt wurde die Verursachung einer Neuritis des N. acusticus und des N. vestibularis beschrieben.

Schwefelkohlenstoff (BK 1305) Dieser kann zu einer Optikusatrophie führen. Dies gilt auch für **Methanol,** allerdings sind die akuten Optikusatrophien v. a. bei Unglücksfällen nach Trinken von Methanol beschrieben.

Chronische Arsen-Expositionen (BK 1108) In der Erzverhüttung und -röstung, beim Gerben und bei Kürschnern kann es zu peripheren Neuritiden kommen.

„Bleilähmung" Es handelt sich um motorische Ausfälle peripherer Nerven bei chronischer Bleivergiftung mit sehr hohen Blutbleikonzentrationen. Häufig ist der N. radialis betroffen. Hierzulande ist die „Bleilähmung" heute nicht mehr anzutreffen. Erstsymptom einer gesundheitlichen Schädigung durch eine erhöhte innere Belastung mit Blei ist eine Anämie.

20.2.4 Berufliche fokale Dystonie

Bei der Musikerdystonie im Sinne der Berufskrankheit 2115 handelt es sich um eine Sonderform der fokalen Dystonie des Erwachsenenalters, nämlich um eine aufgabenspezifische Dystonie. Diese äußert sich primär hoch selektiv ausschließlich bei der Ausübung des Instrumentenspiels.

DEFINITION

Berufskrankheiten

- **BK 2115:** Fokale Dystonie als Erkrankung des zentralen Nervensystems bei Instrumentalmusikern durch feinmotorische Tätigkeit hoher Intensität

Diagnostik

Das durchschnittliche Manifestationsalter ist mit etwa 38 Jahren deutlich jünger als bei den idiopathischen fokalen Dystonien mit etwa 55 Jahren. Die Erstmanifestation findet oft zeitnah mit Karrieresprüngen mit intensiviertem Üben statt. Dabei gibt es eine Instrumenten-charakteristische, nahezu eindeutige Zuordnung zwischen dem gespielten Instrument bzw. der feinmotorischen Hauptlast und der Manifestation der fokalen Dystonie.

Klinik

Es kommt zur länger andauernden Verkrampfung einer oder mehrerer Extremitäten oder der Mundmuskulatur (Embouchure), die mit Funktionsverlust oder -einschränkung einhergeht. Dystone Bewegungen sind meist irregulär und verstärken sich bei Bewegung und emotionalem Stress.

EVIDENZ

Berufliche Tätigkeiten/Expositionen, die zu einer Musikerdystonie führen können

Betroffen sind Spieler von Tasten-, Streich-, Zupf-, Holz- und Blechblas- sowie Perkussionsinstrumenten. Die aufsummierte Übungszeit beträgt in der Regel mindestens etwa 10 000 h nach dem 18. Lebensjahr, zumindest mehr als ca. 5 000 h.

20.2.5 Berufliche Hirntumore

Wenngleich immer wieder in der Öffentlichkeit diskutiert, reichen die bisherigen wissenschaftlichen Forschungsergebnisse nicht aus, Kausalzusammenhänge zwischen der beruflichen Nutzung von **Mobiltelefonen** und der Entstehung von Hirntumoren zu bestätigen. Analoges gilt für den Zusammenhang von beruflicher **Lösungsmittelexposition** und Hirntumoren.

20.3 Mit neurologischer Erkrankung am Arbeitsplatz

20.3.1 Neurologische Rehabilitation

In zahlreichen neurologischen Leitlinien wird auf die Evidenz der Funktionsverbesserung durch spezifische neurologische Rehabilitation verwiesen. Im Rahmen der Anschlussrehabilitation können erreicht werden:

- Überwachte Remobilisierung, Training kognitiver Funktionen
- Optimierung der medikamentösen und nicht-medikamentösen Therapie
- Unterstützung bei der Krankheitsverarbeitung
- Beratung und Unterstützung bei beruflicher und sozialer Wiedereingliederung, einschließlich sozialmedizinischer Begutachtung erwerbstätiger Patienten

20.3.2 Leistungsfähigkeit im Erwerbsleben

Die sozialmedizinische Beurteilung von Patienten mit neurologischen Krankheitsbildern ist nicht nur von der medizinischen Diagnose und dem Ausmaß der daraus folgenden Beeinträchtigung abhängig, sondern auch von den Kompensationsmöglichkeiten des Individuums und dem Vorhandensein von Hilfsmitteln. Diese Faktoren können mit dem **ICF-Modell** (International Classification of Functioning, Disability and Health) der WHO umfassend beschrieben werden (➤ Kap. 1). In der sehr differenzierten Leitlinie der Deutschen Rentenversicherung zur sozialmedizinischen Beurteilung wird auf dieses System Bezug genommen. Es wird allerdings erwähnt, dass es wegen noch fehlender Operationalisierung in der sozialmedizinischen Beurteilung noch nicht umfassend angewendet werden kann.

Bei dauerhaften gesundheitlichen Einschränkungen, die einen Einfluss auf die angestrebte oder bereits ausgeübte Tätigkeit haben, besteht eine Offenbarungspflicht gegenüber dem Arbeitgeber. Dies bezieht sich jedoch nicht auf zukünftige Risiken der Erkrankung.

INTERPROFESSIONELLES TEAM

Wenn aus gesundheitlichen Gründen die bisherige berufliche Tätigkeit nicht mehr dauerhaft ausgeübt werden kann, die Erwerbsfähigkeit erheblich gefährdet oder ein Berufs(wieder)einstieg ohne Unterstützung nicht möglich ist, können Leistungen zur Teilhabe am Arbeitsleben bei der zuständigen Rentenversicherung beantragt werden.

Multiple Sklerose

Bei der Berufswahl sollten neben den individuellen Fähigkeiten und Interessen mögliche Einschränkungen durch die Erkrankung berücksichtigt werden. Folgende Faktoren bei der beruflichen Tätigkeit können problematisch werden:

- Schwere körperliche Arbeit
- Schichtarbeit/Akkord/Leistungsdruck
- Tätigkeiten mit hohen Anforderungen an die Feinmotorik
- Tätigkeiten mit hohen Anforderungen an den Gleichgewichtssinn
- Fahr-, Steuer-, Überwachungstätigkeiten

Das Risiko zukünftiger möglicher gesundheitlicher Einschränkungen durch weitere Schübe muss dem Arbeitgeber nicht offenbart werden.

Viele MS-Erkrankte können ihren Beruf bis zu ihrem Rentenalter ausüben. Es ist jedoch sinnvoll, die körperliche Belastbarkeit während eines Arbeitstags zu berücksichtigen. MS-Erkrankte können schneller ermüden, mehrere Pausen über den Tag verteilt sind daher wichtig. Bei verminderter Leistungsfähigkeit helfen Teilzeitstellen und/oder leichtere Tätigkeiten dabei, trotz der chronischen Erkrankung weiter im Berufsleben zu bleiben.

Epilepsie

Entscheidend ist, ob die Anfälle zu einer Selbst- und/oder Fremdgefährdung am Arbeitsplatz führen. In Abhängigkeit von der Häufigkeit und vom Ausmaß der Anfälle können Eignungseinschränkungen vorliegen, insbesondere bei Tätigkeiten mit Absturzgefährdung, Fahr-, Steuer-, Überwachungstätigkeiten, Alleinarbeit, Nacht- und Schichtarbeit, Umgang mit rotierenden, drehenden, sägenden Werkzeugen oder Maschinen, Umgang mit Gefahrstoffen und elektrischem Strom sowie Tätigkeiten mit Verantwortung für andere Menschen. Entscheidend ist, ob ein Anfall das Bewusstsein stört und ob die Haltungskontrolle durch den Anfall gestört wird. Sind diese Gefährdungen gegeben, so darf der Betroffene auch in Anbetracht eventueller günstiger Faktoren (s. u.) keine beruflichen Arbeiten mit Gefährdungspotenzial (s. o.) ausführen. Diese Auflage kann jedoch entfallen, wenn der Betroffene ohne Medikation 5 Jahre lang anfallsfrei gewesen ist. Bei allen anderen Anfällen soll die Gefährdungsbeurteilung immer individuell erfolgen. Da manche Anfälle durch Langeweile, Monotonie und Unterforderung begünstigt werden, ist eine Aufmerksamkeit fordernde Tätigkeit risikoärmer als ein monotones Arbeiten.

CAVE

Wechselschichten können bei Menschen mit Epilepsie durch unregelmäßigen Schlaf und Schlafentzug die Anfallshäufigkeit erhöhen. Eine individuelle präzise fachärztliche Einschätzung des Krankheitsbildes ist für die betriebsärztliche Beratung des Mitarbeiters und für die Entscheidung seiner beruflichen Einsatzfähigkeit von hoher Wichtigkeit.
Hilfreich ist auch das Portal: www.epilepsie-arbeit.de/

Die heutzutage fast ausschließlich eingesetzten Bildschirme mit Flüssigkristallanzeige (LCD) führen wegen des fehlenden zeilenweisen Bildaufbaus zu keinem Risiko einer Anfallsauslösung. Andere Monitore oder auch flackernde Lichtreize mit einer Frequenz von 5–50/s können nur bei Personen mit Epilepsie und sog. Fotosensibilität (selten) Anfälle auslösen.

EVIDENZ

Folgende Faktoren sind prognostisch günstig:

- Anfallsfreiheit seit 2 Jahren unter Medikamentenbehandlung
- Anfälle treten seit 3 Jahren nur im Schlaf auf oder nach dem Aufwachen.
- Aura tritt verlässlich vor einem Anfall auf und der Betroffene ist in der Lage, die Tätigkeit zu unterbrechen und sich in Sicherheit zu bringen.
- Vorhersehbare Anfallsauslöser sind bekannt und lassen sich vermeiden.
- Das Bewusstsein ist während eines Anfalls immer erhalten und es kommt zu keinen schwerwiegenden motorischen Beeinträchtigungen.
- Nach einer epilepsiechirurgischen Operation besteht seit einem Jahr Anfallsfreiheit.

20.3.3 Fahreignung bei neurologischen Erkrankungen

Tab. 20.1 Auszug aus Anlage 4 Fahrerlaubnisverordnung – neurologische Erkrankungen

	Fahrerlaubnis für „Privatfahrer": **Klassen A, A1, A2, B, BE, AM, L, T** **(d. h. Pkw bis 3,5 t, Krafträder)**	**Fahrerlaubnis für „Berufsfahrer":** **Klassen C, C1, CE, C1E, D, D1, DE, D1E, FzF** **(d. h. Kfz über 3,5 t und Fahrerlaubnis zur Fahrgastbeförderung)**
Erkrankungen und Folgen von Verletzungen des Rückenmarks Erkrankungen der neuromuskulären Peripherie	Ja, abhängig von der Symptomatik Auflage: Bei fortschreitendem Verlauf Nachuntersuchungen	Nein
Parkinson-Krankheit	Ja, bei leichten Fällen und erfolgreicher Therapie Auflage: Nachuntersuchungen in Abständen von 1, 2 und 4 Jahren	Nein
Kreislaufabhängige Störungen der Hirntätigkeit	Ja, nach erfolgreicher Therapie und Abklingen des akuten Ereignisses ohne Rückfallgefahr Auflage: Nachuntersuchungen in Abständen von 1, 2 und 4 Jahren	Nein
Schädelhirnverletzungen oder Hirnoperationen ohne Substanzschäden	Ja, in der Regel nach 3 Monaten Auflage: bei Rezidivgefahr nach Operationen von Hirnkrankheiten Nachuntersuchung	
Substanzschäden durch Verletzungen oder Operationen Angeborene oder frühkindliche Hirnschäden	Ja, unter Berücksichtigung von Störungen der Motorik, chron.-hirnorganischer Psychosyndrome und hirnorganischer Wesensänderungen Auflage: bei Rezidivgefahr nach Operationen von Hirnkrankheiten Nachuntersuchung	
Epilepsie	Ausnahmsweise ja, wenn kein wesentliches Risiko von Anfallsrezidiven mehr besteht, z. B. 1 Jahr anfallsfrei (auch mit Therapie) Auflage: Nachuntersuchungen	Ausnahmsweise ja, wenn kein wesentliches Risiko von Anfallsrezidiven mehr besteht, z. B. 5 Jahre anfallsfrei ohne Therapie Auflage: Nachuntersuchungen

KAPITEL

21 Ophthalmologie und Arbeitsplatz

Dennis Nowak, begutachtet von Annelie Burk

Kernaussagen

- Am häufigsten werden unspezifische Augenbeschwerden bei Büroarbeit geäußert.
- Die Optimierung der Ergonomie kann hilfreich sein.
- Eine Bildschirmarbeitsplatzbrille ist nur bei Presbyopie indiziert.

21.1 Arbeitsbedingte Erkrankungen am Auge

21.1.1 Konjunktiven und Cornea

Allergische Konjunktivitis Sie kann durch berufliche aerogene Allergenexposition allein oder als Begleiterkrankung von Rhinitis und Asthma bronchiale bei Typ-I-Allergien auftreten. Eine isolierte berufsbedingte Konjunktivitis wäre ggf. unter BK 5101 (Hauterkrankungen) zur Anerkennung zu bringen. Siehe auch ➤ Kap. 16, Kap. 23.

Irritative Konjunktividen Diese können mechanisch durch Zugluft am Arbeitsplatz und durch aerogene Exposition gegenüber irritativen oder ätzenden Gefahrstoffen in Dampf- oder Aerosolform verursacht werden. Als „offen liegende" Schleimhaut können die Konjunktiven ein sensitiver Indikator für suboptimale Arbeitsbedingungen sein. Der Patient sollte in diesem Fall an den Betriebsarzt verwiesen werden. Dieser kann im Rahmen einer anlassbezogenen Arbeitsplatzbegehung die Arbeitsbedingungen beurteilen und dem Arbeitgeber ggf. Vorschläge zur Verbesserung des Arbeitsschutzes unterbreiten.

Keratoconjunctivitis photoelectrica Das sog. „Verblitzen", entsteht durch künstliche UV-Strahlung bei Schweißerarbeiten. Die Augen müssen durch einen geeigneten Schutzschild, einen geeigneten Schutzschirm mit Schweißerschutzfiltern oder ggf. durch eine Schweißerbrille geschützt werden. Es können auch ungeschützte Bystander in unmittelbarer Nähe eines Schweißarbeitsplatzes betroffen sein.

„Trockenes Auge" Es resultiert aus einer Funktionsstörung des präokularen Tränenfilms. Im Zusammenhang mit der Reduktion der Blinkfrequenz um zwei Drittel bei Bildschirmarbeit und der Verringerung der benetzten Augenoberfläche stellt Bildschirmarbeit möglicherweise einen kausalen Kofaktor für das „trockene Auge" dar. Bewusste Lidschläge, kurze Pausen, Tränenersatzpräparate können hilfreich sein.

Das Risiko von Schädigungen an Konjunktiven und Cornea bei beruflichen, für die Augen gefährlichen Tätigkeiten kann durch das konsequente Tragen von Schutzbrillen, regelmäßige Unterweisungen am Arbeitsplatz und das Vorhalten von Augenduschen verringert werden.

Hornhautschädigung durch Benzochinon Diese ist als **Berufskrankheit (BK 1313)** zu nennen. Gefahrenquellen sind Benzo- und Hydrochinonherstellung und -verwendung, besonders wenn diese in Verbindung mit Wasserdampf oder Staub den Arbeitsplatz verunreinigen. Klinisch stellen sich Reizerscheinungen an Bindehaut und Hornhaut, gelbbraune Tingierungen im Lidspaltenbereich, Hornhauttrübung, irregulärer Astigmatismus, verminderte Regenerationsfähigkeit sowie eine Anfälligkeit gegen Sekundärinfektionen dar.

21.1.2 Katarakt

Grauer Star (Katarakt) durch Wärmestrahlung (BK 2401)

Diagnostik Initial am hinteren Linsenpol subkapsulär Vakuolen und bröckelige Trübungen, schalen- oder sternförmige Trübung mit dichterem, gegen die Linsenmitte prominentem Zentrum. Gleichzeitig oder auch vorher kann sich die oberflächliche Lamelle der vorderen Linsenkapsel ablösen. Während ein Teil an der Linsenkapsel haften bleibt, rollt sich der freie Teil ein und ragt in die Vorderkammer **(Feuerlamelle).** Auftreten meist zunächst einseitig, oft erkrankt zuerst das der Wärmequelle zugewandte Auge.

Grauer Star (Katarakt) durch ionisierende Strahlen (BK 2402)

Diagnostik Die Augenlinse muss als sehr strahlenempfindliches Organ angesehen werden. Ausgangspunkt ist der hintere Linsenpol, die Lokalisation ist jedoch nicht auf posteriore subkapsuläre Katarakte beschränkt; es treten ebenso kortikale Veränderungen bis hin zu totalen Trübungen auf. Radiogene Linsentrübungen treten nach einer Latenzzeit auf, die sich invers zur Dosis verhält und mehrere Jahrzehnte betragen kann.

EVIDENZ

Berufliche Expositionen, die zu einer Katarakt führen können

Wärmestrahlung (BK 2401)
Mehrjährige, in der Regel über 20 Jahre dauernde Einwirkung von infraroten Strahlen beim Umgang mit glühendem Glas in Glashütten, seltener der Umgang mit glühenden Schmelzmassen in Eisenhütten, Metallschmelzereien, in Betrieben der Weißblechherstellung und in Karbidfabriken.

Ionisierende Strahlen (BK 2402)
Einmalige hohe Dosen oder nach langzeitiger oder wiederholter Einwirkung kleiner Dosen: Katarakte nach Bestrahlung der Augen mit höheren Dosen (>2 Sv; vorwiegend bei Neutronen und schweren Teilchen, aber auch bei locker ionisierender Strahlung).

21.1.3 Optikus-Atrophie

Beruflich durch Expositionen gegenüber Schwefelkohlenstoff und Methanol möglich.

Schwefelkohlenstoff (Kohlenstoffdisulfid) Es ist fettlöslich und wird gut über Haut und Lunge resorbiert. Zur Exposition siehe ➤ Kap. 11.3.
Methanol Häufiger Syntheserohstoff in der chemischen Industrie. Verwendung findet Methanol daneben auch als Energierohstoff und Lösungsmittel. Es kann sowohl inhalativ als auch dermal resorbiert werden. Da Methanol schwerer als Luft ist, besteht in schlecht belüfteten, tiefliegenden oder geschlossenen Räumen Erstickungsgefahr. Beschwerden können auch erst mit Latenzzeiten von Stunden bis Tagen auftreten. Nach akuter Exposition (inhalativ, dermal) ist ein Biomonitoring im Urin möglich.

21.1.4 Komplikationen anderer Berufskrankheiten

An Katarakte, diabetische Retinopathien und Makula-Ödeme als Folge von Berufskrankheiten ist auch bei Patienten zu denken, bei denen die Therapie einer Berufskrankheit (z. B. schweres Asthma) mit oralen Steroiden zu einem Diabetes geführt hat.

21.1.5 Mögliche arbeitsbedingte Augenerkrankungen

Computer-Vision-Syndrom?

In der amerikanischen Literatur wird hierunter ein Syndrom verstanden, das nach längerer Tätigkeit am Bildschirm auftreten kann:

- Augenanstrengung/-ermüdung, -schmerzen
- Trockene, gereizte, brennende Augen
- Verschleiert sehen
- Doppelbilder
- Muskuloskelettale Schmerzen (Nacken, Schulter)

Tatsächlich klagen etwa die Hälfte bis zwei Drittel der Beschäftigten mit Bildschirmarbeit über Beschwerden im HWS-Bereich, etwa ein Drittel über Schulterbeschwerden und etwa 50 % über trockene Augen. Ergonomische Maßnahmen mit häufigerer Fernakkomodation und Mikropausen können hilfreich sein. Mitunter manifestiert sich aber auch ein schlechtes Arbeitsklima mit problematischem Führungsverhalten in solchen Beschwerden.

Augenmelanome durch UV-Strahlung bei Schweißern?

Die International Agency for Research on Cancer (IARC) hat 2012 eine ausreichende Evidenz für eine ursächliche Beziehung zwischen der beruflichen UV-Einwirkung als Schweißer und der Entstehung von Augenmelanomen angenommen. Eine klare Dosis-Wirkungs-Beziehung ist bislang nicht zu erkennen.

Myopie durch exzessive Smartphone-Nutzung?

Die Häufigkeit der Myopie nimmt in den letzten Jahrzehnten zu. Die Prävalenz der Myopie ist positiv mit Intelligenz und Bildungsstand korreliert, aber nach einigen Studien auch mit der Zeit, die am Bildschirm/Display verbracht wird. Hingegen ist Myopie bei Kindern, die viel im Freien (mit Fernakkommodation und UV-Exposition) spielen, seltener als bei Kindern, die wenig im Freien sind.

Ob tatsächlich langfristig ununterbrochene Nahakkommodation im naturwissenschaftlichen Sinne ursächlich für Myopie ist, oder ob zu einem gewissen Anteil auch eine umgekehrte Kausalität (vielleicht lesen intelligente Kurzsichtige mehr?) oder eine unvollständige Adjustierung für Confounder vorliegt, ist letztlich nicht geklärt.

21.2 Mit Augenerkrankungen am Arbeitsplatz

21.2.1 Leistungsfähigkeit im Erwerbsleben

Je nach den individuellen Anforderungen des Arbeitsplatzes sind besondere Voraussetzungen in puncto

- Visus,
- Gesichtsfeld,
- Farbensehen,
- Binokularität – Stereosehen

zu erfüllen. Primär ist zunächst der Mitarbeiter gefordert, Einschränkungen seines Sehvermögens so korrigieren zu lassen, dass die Sehleistung im Alltag hinreichend ist. Während der Arbeitsmediziner auf diesen Gebieten in der Regel die Screeningtests durchführt und der Augenarzt in Zweifels- und Grenzfällen tätig wird, kann meist erst die **Interaktion von Augenarzt und Betriebsarzt** zu einer sachgerechten Einschätzung der Eignung des Erkrankten für seine spezifische Arbeitssituation führen.

21.2.2 Bildschirmarbeitsplatzbrille

Mit zunehmendem Elastizitätsverlust der Linse reicht eine einfache „Lesebrille" manchmal nicht mehr aus, um Unterlagen im Leseabstand und Informationen auf dem Monitor scharf sehen zu können.

Wenn eine Gleitsichtbrille getragen wird, können die Zeichen auf dem Bildschirm mit dem stufenlosen Übergang zwischen Nah- und Fernteil zwar scharf gesehen werden, manchmal ist dies jedoch nur mit einer unergonomischen Kopfhaltung möglich. Wenn also aufgrund der Altersweitsichtigkeit die oben benannten Probleme bei der Bildschirmarbeit auftreten, kann eine **Bildschirmarbeitsplatzbrille** erforderlich sein. Diese muss der Arbeitgeber als Arbeitsmittel zur Verfügung stellen.

Hierfür kommen – je nach den individuellen Voraussetzungen – folgende Gläser infrage:

- **Einstärkengläser** (Monofokalgläser), wenn der Sehabstand zu Vorlagen und Bildschirm weitgehend identisch ist, bzw. keine Vorlagen gelesen werden müssen.
- **Zweistärkengläser** (Bifokalgläser), wenn die Arbeitsaufgabe scharfes Sehen im Leseabstand (30–40 cm) und Bildschirmabstand erfordert (oberer Teil: Monitorabstand – unterer Teil: Leseabstand).
- **Stufenlose Nahsichtgläser** (Businessgläser) mit einem Sichtbereich von 35 cm
- 1,2 m bei speziellen Tätigkeiten (z. B. Bildschirmarbeit mit gleichzeitigen Kundengesprächen).

Bildschirmarbeitsplatzbrillen sind für den Alltag (z. B. Autofahren) nicht geeignet, da sie keinen Fernbereich besitzen und somit kein scharfes Sehen in der Ferne ermöglichen. Eine einfache Entspiegelung genügt und eine Tönung der Gläser ist ungeeignet.

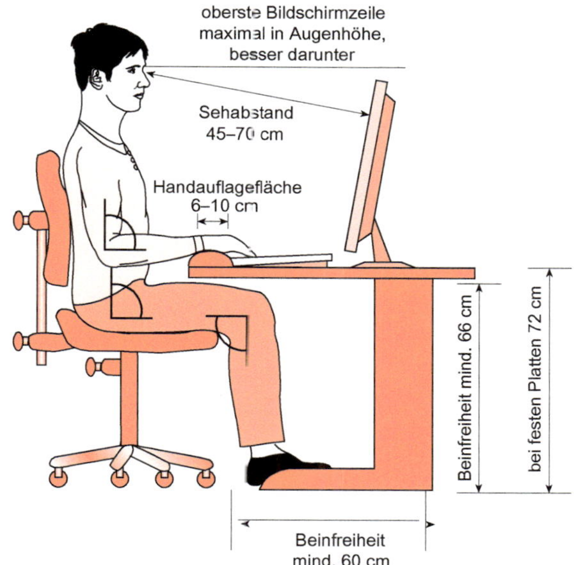

Abb. 21.1 Büroarbeitsplatz. Beispiel für Abmessung entsprechend der DIN-Normen. [L231]

Nicht immer ist eine eingeschränkte Sehleistung Grund für berichtete Probleme am Bildschirmarbeitsplatz (➤ Abb. 21.1). Auch eine **unergonomische Positionierung von Vorlage** und/oder **Monitor** können ursächlich sein. In diesen Fällen sollte eine Beratung beim Betriebsarzt, ggf. mit Arbeitsplatzbegehung, erfolgen.

INTERPROFESSIONELLES TEAM

Vorgehen bei Frage nach einer Bildschirmarbeitsplatzbrille

- Wenn auch unabhängig vom Arbeitsplatz Einschränkungen des Sehvermögens bemerkt werden, muss zunächst die Sehleistung augenärztlich zu Lasten der Krankenversicherung überprüft und ggf. eine Sehhilfe neu angepasst werden.
- Eine neu angepasste Sehhilfe sollte danach über etwa 2–3 Wochen am Bildschirmarbeitsplatz ausprobiert werden.
- Sind (danach) ausschließlich bei der Bildschirmarbeit Sehschwierigkeiten vorhanden, sollte sich der Betroffene mit der aktuellen Sehhilfe beim Betriebsarzt vorstellen. Dieser entscheidet dann über die Sinnhaftigkeit und die Notwendigkeit einer Bildschirmarbeitsplatzbrille.

Visus

Viele Vorschriften bezüglich der Anforderungen an das Sehvermögen beziehen sich auf die zentrale Tagessehschärfe (Fernvisus) (➤ Tab. 21.1). Bei der Beurteilung einer beruflichen Einsetzbarkeit spielt jedoch der Nahvisus meist eine größere Rolle. Im Rahmen der Einzelfallbeurteilung müssen auch die konkreten Arbeitsbedingungen (Beleuchtungsstär-

Tab. 21.1 Einteilung des Sehvermögens, zentrale Tagessehschärfe (ggf. mit Korrektur)

Gruppe	Sehvermögen	Beidäugig	Auge einzeln mindestens	
0	Voll	1,0	0,8	Mindestanforderung für Berufskraftfahrer, Polizei, Feuerwehr, Lokführer, Piloten
1	Gröbere einseitige Einschränkung	1,0	0,5	Einschränkungen nur durch spezielle Tauglichkeitsvorschriften (s. Gruppe 0)
2	Mäßige beidseitige Einschränkung	0,4–0,9		Auswirkungen auf Arbeitsleben: ggf. sind visuelle Kontrolle und Arbeitsgeschwindigkeit reduziert, individuelle Beurteilung
3	Sehbehinderung	0,06–0,3		Nur noch bestimmte Berufe sinnvoll: z. B. PC-Arbeitsplätze mit speziellen Monitoren, Physiotherapie, ggf. Produktionsbereiche; individuelle Beurteilung
4	Hochgradige Sehbehinderung	0,003–0,005		
5	Blindheit	≤ 0,002		Individuelle Beurteilung

ke, Möglichkeit des Einsatzes von technischen Lesehilfen und weiteren Hilfsmitteln) berücksichtigt werden. Hier sind ggf. auch Leistungen zur Teilhabe am Arbeitsleben über die zuständige Rentenversicherung möglich.

Gesichtsfeld

Auswirkungen von **Einschränkungen des Gesichtsfelds** hängen ab von der Lage (peripher, zentral, untere Hälfte) und von der Ausdehnung. Für die Orientierung und Mobilität sind Gesichtsfeldausfälle in der unteren Hälfte besonders beeinträchtigend.

Für Berufe mit erhöhter Unfallgefährdung (z. B. Beton- oder Gerüstbauer, Dachdecker) ist ein uneingeschränktes Gesichtsfeld notwendig. Bei Einschränkungen sollte immer eine individuelle fachärztliche Einschätzung erfolgen.

Farbsehvermögen

Zirka 8 % aller Männer haben eine **Farbsinnstörung.** Hohe Anforderungen an das Farbsehen bestehen im Verkehrswesen, bei der Polizei, in Mal-, Textil und Druckereiberufen, Mediengestaltung und in der Elektrobranche. Es gibt allerdings keine pauschalen Ausschlusskriterien, sodass immer eine Einzelfallentscheidung, am besten in Zusammenarbeit von Facharzt und Betriebsarzt, notwendig ist.

Man kann die Diagnostik mit Farbsinnestafeln und Anomaloskop – beispielsweise bei Elektrikern – durch einen Praxistest mit einem Kabelbaum erweitern. Dieser ist in der Mitte über eine längere Strecke umwickelt, und an dessen Ende schauen bunte Kabelbündel heraus. Die Aufgabe des Probanden ist es dann, zu benennen, welche Kabel an beiden Enden identisch sind. Wenn dies fehlerfrei gelingt, wird man schlussfolgern dürfen, dass die beruflichen Anforderungen zu schaffen sind.

Binokularität – Stereosehen

DEFINITION

Binokularsehen setzt voraus, dass Bildeindrücke beider Augen gleichzeitig wahrgenommen werden **(Simultansehen).** Ist das Gehirn darüber hinaus in der Lage, die Bildeindrücke beider Augen zu einem einzigen Bild zu verschmelzen, so spricht man von **Fusion.** Die höchste Stufe des Binokularsehens, die Fähigkeit zur dreidimensionalen Wahrnehmung, ist die **Stereopsis** (= stereoptisches Tiefensehen), der Wirkungsbereich ist auf den unmittelbaren Handlungsbereich begrenzt und endet bei ca. 6 m Entfernung.

Für räumliches Sehen in weiterer Entfernung stehen uns diverse auch monokular funktionierende Hinweisreize zur Verfügung wie z. B. Größenvergleiche, Höhe, Verdeckung und Aufdeckung, Perspektive, Schatten. Nützlich ist auch die Bewegungsparallaxe: Wenn man sich bewegt und andere Dinge anschaut, wandern weiter entfernte Dinge langsamer durch das Blickfeld als nähere. Diese erlernten Techniken funktionieren bis ca. 300 m. Danach helfen Farbeindrücke: Beim Betrachten von Bergketten erscheinen die hinteren Berge blauer als die vorderen.

Der Einäugige kann durch Übung das räumliche Sehen in der Nähe durch obige monokulare Techniken meist gut kompensieren. Bei plötzlicher Einäugigkeit wären somit befristete Einschränkungen für berufliche Tätigkeiten mit Notwendigkeit eines guten räumlichen Sehens in der Nähe (Staplerfahrer, Dachdecker, Beton- und Gerüstbauer, feinste manuelle Tätigkeiten wie Goldschmied) zu diskutieren.

21.2.3 Fahreignung mit Augenerkrankungen

Bei **Berufskraftfahrern** muss nach einer neu eingetretenen relevanten Einschränkung des Sehvermögens ein geeigneter Anpassungszeitraum eingehalten werden, währenddessen das Führen von Kraftfahrzeugen nicht erlaubt ist

Tab. 21.2 Auszug aus Anlage 6 Fahrerlaubnisverordnung – Anforderungen an das Sehvermögen

	Fahrerlaubnis für „Privatfahrer": **Klassen A, A1, A2, B, BE, AM, L, T** **(d. h. Pkw bis 3,5 t, Krafträder)**	**Fahrerlaubnis für „Berufsfahrer":** **Klassen C, C1, CE, C1E, D, D1, DE, D1E, FzF** **(d. h. Kfz über 3,5 t und Fahrerlaubnis zur Fahrgastbeförderung)**
Zentrale Tagessehschärfe	Sehschärfe des besseren Auges oder beidäugige Sehschärfe: 0,5	Sehschärfe des besseren Auges oder beidäugige Sehschärfe: 0,8, Sehschärfe des schlechteren Auges: 0,5 Sehschärfe ohne Korrektur auf keinem Auge weniger als 0,05 Korrektur m t Gläsern von mehr als plus 8,0 Dioptrien (sphärisches Äquivalent) nicht zulässig (gilt nicht für intraokulare Linsen oder Kontaktlinsen) (In Einzelfällen augenärztliches Gutachten erforderlich)
Gesichtsfeld	Normales Gesichtsfeld eines Auges oder gleichwertiges beidäugiges Gesichtsfeld mit horizontalem Durchmesser von mindestens 120 Grad, normales zentrales Gesichtsfeld bis 20 Grad	Normales binokulares Gesichtsfeld mit horizontalem Durchmesser von mindestens 140 Grad, normales zentrales Gesichtsfeld bis 30 Grad
Beweglichkeit und Stereosehen	Bei Beidäugigkeit Augenzittern sowie Schielen ohne Doppeltsehen im zentralen Blickfeld bei normaler Kopfhaltung zulässig Doppeltsehen außerhalb eines zentralen Blickfeldbereichs von 20 Grad im Durchmesser zulässig Bei Einäugigkeit ausreichende Beweglichkeit des funktionstüchtigen Auges	Ausschluss bei Doppeltsehen im Gebrauchsblickfeld (d. h. 25 Grad Aufblick, 30 Grad Rechts- und Linksblick, 40 Grad Abblick); Ausschluss bei Schielen ohne konstantes binokulares Einfachsehen
Farbensehen	Keine Anforderungen	Bei Rotblindheit oder Rotschwäche mit Anomalquotienten unter 0,5 Aufklärung des Betroffenen über die mögliche Gefährdung
Kontrast- oder Dämmerungssehen, Blendempfindlichkeit	Keine Anforderungen	Ausreichendes Kontrast- oder Dämmerungssehen geprüft mit einem standardisierten anerkannten Prüfverfahren, einschließlich Prüfung der Blendempfindlichkeit
Sonderregelungen für die Tagessehschärfe bei Inhabern einer bis zum 31. Dezember 1998 erteilten Fahrerlaubnis	Mindestwerte für die zentrale Sehschärfe für Klasse 2 und Fahrgastbeförderung: Bei Beidäugigkeit: 0,7/0,2[1] (Klasse 2), 0,7/0,5[1] (Fahrgastbeförderung) Bei Einäugigkeit: 0,7	

1 Nachweis ausreichenden Wahrnehmungsvermögens bei Sehschärfe unter 0,5 auf dem schlechteren Auge erforderlich
2 Als einäugig gilt auch, wer auf einem Auge eine Sehschärfe von weniger als 0,2 besitzt.
3 Sehschärfe unter 0,5 auf dem schlechteren Auge oder Einäugigkeit nur zulässig bei Beschränkung der Fahrerlaubnis zur Fahrgastbeförderung auf Taxen und Mietwagen
Für die Inhaber einer bis zum 31. Dezember 1998 erteilten Fahrerlaubnis gelten auch für die übrigen Sehfunktionen Sonderregelungen, s. Anlage 6 FEV

(➤ Tab. 21.2). Danach darf erst nach augenärztlicher Untersuchung und Beratung wieder ein Kraftfahrzeug geführt werden. Besteht eine fortschreitende Augenkrankheit, sind eine regelmäßige augenärztliche Untersuchung und Beratung erforderlich.

Für **Privatfahrer** gilt: Nach dem Verlust des Sehvermögens auf einem Auge oder bei neu aufgetretener Diplopie muss ein geeigneter Zeitraum (mindestens 3 Monate) eingehalten werden, währenddessen das Führen von Kraftfahrzeugen nicht erlaubt ist Danach darf erst nach augenärztlicher Untersuchung und Beratung wieder ein Kraftfahrzeug geführt werden. Besteht eine fortschreitende Augenkrankheit, sind eine regelmäßige augenärztliche Untersuchung und Beratung erforderlich.

KAPITEL

22

Dennis Nowak, begutachtet von Thomas Gottfried

Orthopädie und Arbeitsplatz

Kernaussagen

- Faktoren des Arbeitsplatzes, v. a. auch psychosoziale Risikofaktoren, tragen wesentlich zur Chronifizierung (oder Nicht-Chronifizierung) muskuloskelettaler Schmerzen bei („altersbedingt", aber keine Berufskrankheit).
- Demgegenüber stehen Berufskrankheiten des Bewegungsapparats quantitativ weit im Hintergrund.

Muskuloskelettale Erkrankungen sind weltweit die führende Ursache von chronischen Schmerzen, körperlichen Funktionseinschränkungen und Verlust an Lebensqualität. Erkrankungen und Beschwerden des Bewegungsapparats gehören zu den häufigsten Leiden in Deutschland.

22.1 Rückenschmerz

22.1.1 Chronischer nicht-spezifischer Rückenschmerz

Angesichts der Häufigkeit von Rückenschmerzen und angesichts des Verhältnisses von spezifischen zu nicht-spezifischen Rückenschmerzen (1 : > 4) ist nicht hinter jedem Rückenschmerz eine mehr oder weniger schwere Krankheit zu vermuten.

EVIDENZ

Risikofaktoren für die Chronifizierung

Psychosoziale Risikofaktoren (Yellow Flags)
- Depressivität, Distress (negativer Stress, v. a. berufs-/arbeitsplatzbezogen); schmerzbezogene Kognitionen: z. B. Katastrophisieren, Hilf-/Hoffnungslosigkeit, Angst-Vermeidungs-Überzeugungen (Fear-Avoidance-Beliefs)
- Passives Schmerzverhalten: z. B. ausgeprägtes Schon- und Angst-Vermeidungsverhalten
- Überaktives Schmerzverhalten: beharrliche Arbeitsamkeit (Task Persistence), suppressives Schmerzverhalten
- Schmerzbezogene Kognitionen: Gedankenunterdrückung (Thought Suppression)
- Neigung zur Somatisierung

Arbeitsplatzbezogene Risikofaktoren (Blue/Black Flags)
- Überwiegend körperliche Schwerarbeit (Tragen, Heben schwerer Lasten)
- Überwiegend monotone Körperhaltung
- Überwiegend Vibrationsexposition
- Geringe berufliche Qualifikation
- Geringer Einfluss auf die Arbeitsgestaltung
- Geringe soziale Unterstützung
- Berufliche Unzufriedenheit
- Verlust des Arbeitsplatzes
- Kränkungsverhältnisse am Arbeitsplatz, chronischer Arbeitskonflikt (Mobbing)
- Eigene negative Erwartung hinsichtlich der Rückkehr an den Arbeitsplatz
- Angst vor erneuter Schädigung am Arbeitsplatz

Iatrogene Risikofaktoren
- Mangelhafte Respektierung der multikausalen Genese
- Überbewertung somatischer/radiologischer Befunde bei nicht-spezifischen Schmerzen
- Lange, schwer begründbare Krankschreibung
- Förderung passiver Therapiekonzepte
- Übertriebener Einsatz diagnostischer Maßnahmen

Weitere Risikofaktoren
- Rauchen
- Übergewicht
- Geringe körperliche Kondition
- Alkohol

CAVE

Psychosozialen Risikofaktoren für Rückenschmerzen (Führung, Unterstützung, Konflikte u. a.) ist mit ergonomischen Maßnahmen (höhenverstellbare Tische, Stehhilfen, spezielle Sitzmöbel) ganz und gar nicht abzuhelfen.

22.1.2 Bandscheibenbedingte Wirbelsäulenerkrankung

DEFINITION

Berufskrankheiten

- **BK 2108:** Bandscheibenbedingte Erkrankungen der Lendenwirbelsäule durch langjähriges Heben oder Tragen schwerer Lasten oder durch langjährige Tätigkeiten in extremer Rumpfbeugehaltung, die zur Unterlassung aller Tätigkeiten gezwungen haben, die für die Entstehung, die Verschlimmerung oder das Wiederaufleben der Krankheit ursächlich waren oder sein können
- **BK 2109:** Bandscheibenbedingte Erkrankungen der Halswirbelsäule durch langjähriges Tragen schwerer Lasten auf der Schulter, die zur Unterlassung aller Tätigkeiten gezwungen haben, die für die Entstehung, die Verschlimmerung oder das Wiederaufleben der Krankheit ursächlich waren oder sein können
- **BK 2110:** Bandscheibenbedingte Erkrankungen der Lendenwirbelsäule durch langjährige, vorwiegend vertikale Einwirkung von Ganzkörperschwingungen im Sitzen, die zur Unterlassung aller Tätigkeiten gezwungen haben, die für die Entstehung, die Verschlimmerung oder das Wiederaufleben der Krankheit ursächlich waren oder sein können

Lendenwirbelsäule

Wird als Ursache eines Rückenschmerzes ein **chronisches Lumbalsyndrom** mit oder ohne radikuläre Ausstrahlung in Folge einer bandscheibenbedingten Wirbelsäulenerkrankung diagnostiziert, kann dies unter bestimmten Voraussetzungen auf eine Berufskrankheit hinweisen. Da eine bandscheibenbedingte Wirbelsäulenerkrankung auch unabhängig von äußeren beruflichen Einflüssen eine hohe Prävalenz hat, sind die Auslösekriterien für eine Berufskrankheit genau präzisiert.

Bei einer bandscheibenbedingten Lendenwirbelsäulenerkrankung durch die berufliche Tätigkeit müssen **Art, Intensität und Gesamtdauer der Wirbelsäulenbelastung** typisch sein und zu einer kumulativen Mindestdruckkraft an den Bandscheiben geführt haben.

Diese kann in Berufen mit hoher Belastung der Wirbelsäule durch fortgesetztes Heben und Tragen schwerer Lasten oder häufiges Arbeiten in extremer Rumpfbeugehaltung, Lastenhandhabungen wie Um- oder Absetzen, Halten, Ziehen oder Schieben schwerer Lasten sowie Schaufeln von Schüttgütern, nicht jedoch alleiniges Ziehen oder Schieben von Lasten ohne Heben oder Tragen erreicht werden (BK 2108).

Beispiele rückenschonenden Tragens und Umsetzens von Lasten sind in ➤ Abb. 22.1 illustriert.

Im Rahmen einer Begutachtung gehen zur Abgrenzung des belastungskonformen Krankheitsbilds weitere Kriterien wie Alter beim Auftreten der Erkrankung, Schadensausmaß, Schadensverteilung an der Wirbelsäule und konkurrierende Erkrankungen, z. B. ausgeprägte Skoliose oder Spondylolisthesis, in die Bewertung ein.

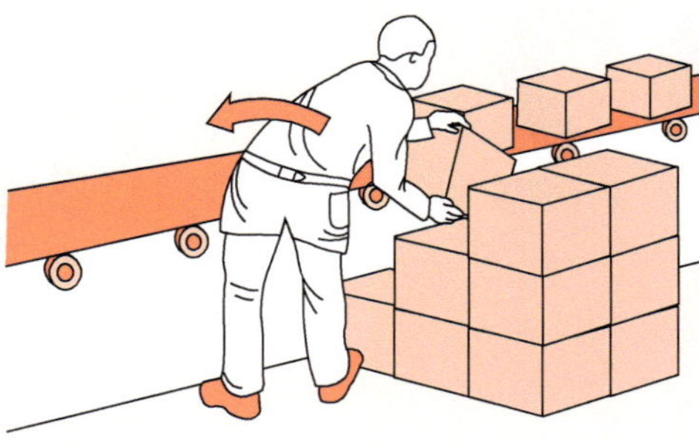

a falsch

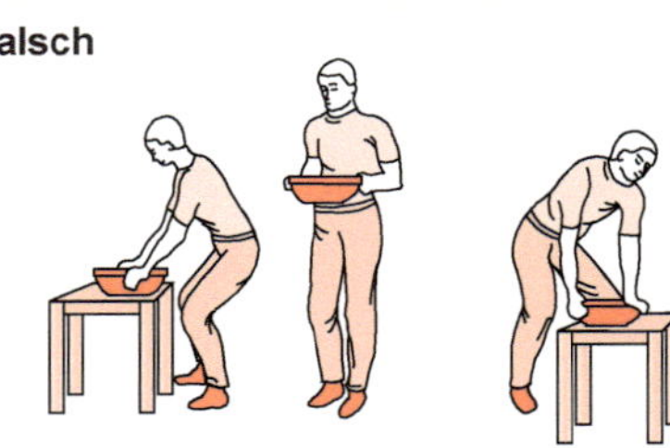

b richtig

Die Schüssel wird mit geradem Kreuz und angewinkelten Beinen angehoben, man steht direkt vor dem anzuhebenden Gegenstand. Die Drehbewegung wird durch kleine Schritte vollzogen, der Rumpf bleibt dabei gerade.

Abb. 22.1 Vermeiden von Wirbelsäulenschäden [L231]

EVIDENZ

Berufliche Tätigkeiten/Expositionen, die zu einer bandscheibenbedingten Erkrankung der LWS führen können

Erkrankungen der LWS durch Heben und Tragen schwerer Lasten oder häufiges Arbeiten in extremer Rumpfbeugehaltung (BK 2108)

- Untertägiger Bergbau
- Maurer
- Steinsetzer
- Stahlbetonbauer
- Bauhelfer
- Schauerleute
- Möbel-, Kohlen-, Fleisch- und anderen Lastenträger
- Landwirte
- Fischer
- Waldarbeiter
- Arbeit in der Kranken-, Alten- und Behindertenpflege

Erkrankungen der LWS durch vertikale Ganzkörperschwingungen im Sitzen (BK 2110)

- Fahrer von Baumaschinen, Transportern, Staplern etc. auf unebenen Grund:
  - Baustellenfahrzeuge, land- und forstwirtschaftliche Schlepper
  - Bagger bei intensiver Schwingungsbelastung (z. B. Abbrucharbeiten)
  - Gabelstapler auf unebenen Fahrbahnen (Hofflächen, Pflaster etc.)
  - Militärfahrzeuge im Gelände

Aufgrund der standardmäßigen Ausstattung von Fahrzeugen mit schwingungsgedämpften Sitzen tritt diese Berufskrankheit nur noch sehr selten auf.

Halswirbelsäule

Eine bandscheibenbedingte Halswirbelsäulenerkrankung wird gleichfalls äußerst selten als Berufskrankheit anerkannt **(BK 2109),** gefordert ist fortgesetztes Tragen schwerer Lasten auf der Schulter, einhergehend mit einer statischen Belastung der zervikalen Bewegungssegmente und außergewöhnlicher Zwangshaltung der HWS.

Der Vollständigkeit halber sei noch die **BK 2107,** Abrissbrüche der Wirbelfortsätze, genannt. Anerkannt werden Ermüdungsbrüche der Dornfortsätze der unteren Hals-und oberen Brustwirbelsäule. Typisch sind plötzlich heftige stechende Schmerzen im Nacken oder zwischen den Schulterblättern. Gefahrenquellen: Schaufelarbeiten mit überhohen und überweiten Würfen („Schipperkrankheit"), auch Arbeitsschwünge, bei ungewöhnlichen oder selten ausgeführten Körperbewegungen, z. B. beim Aufheben oder Ablegen einer Last, vor allem im untertägigen Bergbau, bei Lastenträgern, Maurern, Steinsetzern, Stahlbetonbauern und Bauhelfern.

22.2 Schmerzen im Schulter-Arm-Bereich

22.2.1 „Mausarm"-Repetitive Strain Injury (RSI)

RSI ist ein Syndrom und keine klar abgrenzbare Krankheit. Es sind Beschwerden, die durch eine dauerhafte monotone Stellung bzw. Bewegung beim Tippen entstehen können. Betroffen sind Personen mit überwiegender PC-Arbeit und häufiger Eingabe über die PC-Maus.

Das RSI-Syndrom setzt sich aus verschiedenen **Symptomen** und **Diagnosen** zusammen: Kraftverlust, Einschränkung der Beweglichkeit, Sensibilitätsstörungen, Spannungs- und Taubheitsgefühl, Gefühl geschwollener Finger und Hände, Bewegungs- und Ruheschmerzen, Muskelkrämpfe, Sehnen-(scheiden-)entzündung, Sehnenansatzerkrankungen (Tennisellenbogen), Karpaltunnelsyndrom.

INTERPROFESSIONELLES TEAM

Prävention des „Mausarms"

Um RSI-Beschwerden zu vermeiden, müssen die Arbeitsbedingungen gesundheitsförderlich gestaltet sein. Neben einer unzureichenden Ergonomie werden auch ungünstige psychosoziale Arbeitsbedingungen als beschwerdeauslösend eingeschätzt. Wichtig sind regelmäßige kurze Pausen mit Bewegungsübungen. Hilfreich kann das regelmäßige Verändern der Mausposition sein, bei ersten Beschwerden auch die Verwendung einer anders konfigurierten PC-Maus (z. B. Senkrecht-Maus), einer Handgelenksauflage, einer abgewinkelten Tastatur oder das intermittierende Umstellen auf Spracheingabe.

Der Begriff des RSI ist medizinisch nicht hilfreich. Gleichwohl gibt er Ansätze für die Prävention dieser arbeitsbedingten Gesundheitsstörung. **Einzelne** unter RSI subsummierte spezifische Krankheitsbilder können eine Berufskrankheit sein (Sehnen- und Sehnenscheidenerkrankungen im Sinne der BK 2101, Karpaltunnelsyndrom als BK 2113):

Sehnen- und Sehnenscheidenerkrankungen (BK 2101)

- Paratenonitis (Tendovaginitis) crepitans mit Druck- und Bewegungsschmerz sowie fühlbarem schneeballartigem Knirschen über dem betreffenden Sehnengebiet. Bevorzugt ist die Umgebung der Strecksehnen der Finger, besonders des Daumens, betroffen.
- In seltenen Fällen handelt es sich um die Tendovaginitis stenosans. Hierbei führen die krankhaften Wandveränderungen der Sehnenscheide zur Einengung des Sehnenfachs; vorwiegend sind die Sehnenscheiden der Daumen betroffen (Tendovaginitis stenosans De Quervain).
- Periostosen an Sehnenansätzen (Epikondylitis und Styloiditis). Bei den Periostosen finden sich ein umschriebener Druckschmerz am Muskelursprung bzw. Knochenansatzpunkt sowie eine Infiltration im Bereich des betroffenen Epikondylus und Spontanschmerz im erkrankten Gebiet.

EVIDENZ

Berufliche Tätigkeiten und Expositionen, die zu einer Sehnen- und Sehnenscheidenerkrankung führen können

Diese Erkrankungen können durch einseitige, langdauernde mechanische Beanspruchung und ungewohnte Arbeiten aller Art bei fehlender oder gestörter Anpassung entstehen. Überwiegend sind die oberen Extremitäten, insbesondere die Unterarme, betroffen. Auslösend sind dann v. a. Tätigkeiten mit Positionen der Handgelenke, die nicht der Ruhehaltung entsprechen, repetitive Drehbewegungen oder forciertes starkes Strecken der Handgelenke (häufige Nutzung von Hämmern, Tennisspielen).
Besonders gefährdete berufliche Tätigkeiten sind Pianospielen, Montage mit häufigen Dreh-/Schraubbewegungen, Bügeln und Obstpflücken.

Karpaltunnelsyndrom (BK 2113)

Die Druckschädigung des N. medianus durch repetitive manuelle Tätigkeiten mit Beugung und Streckung der Handgelenke, durch erhöhten Kraftaufwand der Hände oder durch

Hand-Arm-Schwingungen ist zwar als neurologisches Krankheitsbild im ➢ Kap. 20.2.1 abgehandelt, sie wird hier nur als mögliche Differenzialdiagnose von arbeitsplatzassoziierten Arm-Hand-Beschwerden erwähnt.

22.2.2 Knochen- und Gelenkerkrankungen durch Erschütterung (BK 2103)

Typische Krankheitsbilder sind:
- Arthrosis deformans am Handgelenk, Ellenbogengelenk und Akromioklavikulargelenk
- Aseptische Nekrose des Os lunatum (Mondbeinnekrose, Lunatummalazie, M. Kienböck)
- Ermüdungsbruch des Os scaphoideum (Kahnbein, früher auch Os naviculare) mit möglicher Folge einer Kahnbeinpseudarthrose bis hin zur karpalen Instabilität
- Osteochondrosis dissecans im Ellenbogengelenk

EVIDENZ

Berufliche Tätigkeiten und Expositionen, die zu Knochen- und Gelenkerkrankungen durch Erschütterung führen können

Niederfrequente (8–50 Hz) Vibrationen, deren Schwingungsenergie über die Handgriffe auf das Hand-Arm-Schulter-System übertragen wird, z. B. Arbeiten mit schlagenden Werkzeugen, Geräten oder Maschinen wie Aufbruchhämmer, Abbauhämmer, schwere Meißelhämmer, Gleisstopfer, Bohrhämmer, Vibrationsstampfer und Bodenverdichter. Solche Geräte werden v. a. im Hoch- und Tiefbau, im Tunnelbau, in Steinbrüchen und bei der Steinbearbeitung, im Bergbau, in Kesselschmieden, Gussputzereien sowie im Schiffs- und Straßenbau verwendet.

22.3 Knieschmerzen

DEFINITION

Berufskrankheiten

- **BK 2112:** Gonarthrose durch eine Tätigkeit im Knien oder vergleichbare Kniebelastung mit einer kumulativen Einwirkungsdauer während des Arbeitslebens von mindestens 13 000 h und einer Mindesteinwirkungsdauer von insgesamt einer Stunde pro Schicht
- **BK 2102:** Meniskusschäden nach mehrjährigen andauernden oder häufig wiederkehrenden, die Kniegelenke überdurchschnittlich belastenden Tätigkeiten

22.3.1 Gonarthrose (BK 2112)

Neben typischen Kniegelenksbeschwerden und mindestens einer Funktionsstörung bei der orthopädischen Untersuchung muss die Diagnose auch röntgenologisch mit mindestens Grad 2 nach Kellgren bestätigt werden.

Funktionsstörungen:
- Eingeschränkte Streckung und/oder Beugung
- Kniegelenkserguss
- Kapselentzündung mit Verdickung oder Verplumpung der Gelenkkontur
- Krepitation bei der Gelenkbewegung
- Hinkendes Gangbild
- Atrophie der Oberschenkelmuskulatur

Röntgenologische Klassifikation einer Gonarthrose nach Kellgren:
- Grad 2: definitive Osteophyten und mögliche Verschmälerung des Kniegelenkspalts
- Grad 3: multiple Osteophyten und definitive Verschmälerung des Kniegelenkspalts, Sklerose und mögliche Verformung der Tibia und des Femurs
- Grad 4: ausgeprägte Osteophyten, starke Verschmälerung des Kniegelenkspalts, ausgeprägte Sklerose und definitive Verformung der Tibia und des Femurs

EVIDENZ

Berufliche Tätigkeiten und Expositionen, die zu Gonarthrose führen können

Da auch die Gonarthrose eine sog. Volkskrankheit mit hoher Prävalenz ist, ist die Abgrenzung der beruflichen Verursachung an bestimmte Kriterien geknüpft:
Gefordert wird eine Tätigkeit im Knien oder vergleichbarer Kniebelastung mit einer kumulativen Einwirkungsdauer während des Arbeitslebens von mindestens 13 000 h und einer Mindesteinwirkungsdauer von insgesamt 1 h pro Schicht.
Betroffene Berufsgruppen sind u. a.
- Fliesenleger, Bodenleger, Teppichleger, Parkettleger, Natur- und Kunststeinleger, Estrichleger, Pflasterer
- Dachdecker
- Installateure
- Maler
- Betonbauer
- Bergleute im untertägigen Bergbau bei Tätigkeiten, die Arbeiten im Knien, Hocken, im Kriechen oder im Fersensitz erzwingen
- Schweißer
- Schiffbauer
- Werftschlosser
- Gärtner
- Rangierer

22.3.2 Meniskusschäden (BK 2102)

Auch bei dieser BK sind mehrjährige andauernde oder häufig wiederkehrende, die Kniegelenke überdurchschnittlich belastenden Tätigkeiten auslösend. Anerkannt werden primäre Meniskusschäden, meist klinisch relevante größere Meniskusrisse oder Zerreibungen des Meniskus.

EVIDENZ

Berufliche Tätigkeiten und Expositionen, die zu Meniskusschäden führen können

Eine überdurchschnittliche Belastung der Kniegelenke ist biomechanisch gebunden an eine
- Dauerzwangshaltung, insbesondere bei Belastungen durch Hocken oder Knien bei gleichzeitiger Kraftaufwendung oder
- häufig wiederkehrende erhebliche Bewegungsbeanspruchung, insbesondere Laufen oder Springen mit häufigen Knick-, Scher- oder Drehbewegungen auf grob unebener Unterlage.

Gefahrenquellen gibt es im Bergbau unter Tage, ferner bei Ofenmaurern, Fliesen- oder Parkettlegern, bei Rangierarbeitern, bei Berufssportlern und bei Tätigkeiten unter besonders beengten Raumverhältnissen.

Die Abgrenzung zur BK 2112 ist manchmal schwierig, da nach Meniskusschäden sekundär auch eine Gonarthrose auftreten kann und eine primäre Gonarthrose sekundär die Menisken schädigen kann.

22.4 Weitere orthopädische Krankheitsbilder

DEFINITION

Berufskrankheiten

- **BK 2105:** Chronische Erkrankungen der Schleimbeutel durch ständigen Druck
- **BK 2201:** Erkrankungen durch Arbeit in Druckluft
- **BK 1109:** Erkrankungen durch Phosphor oder seine anorganischen Verbindungen
- **BK 1308:** Erkrankungen durch Fluor oder seine Verbindungen

22.4.1 Schleimbeutelerkrankungen durch Druck (BK 2105)

Als Krankheitsbilder treten Schleimbeutelreizung, -erguss, gelegentlich hämorrhagisch, chronisch ggfs. Schleimbeutelhygrom mit Spannungsgefühl, ggfs. Bewegungsbehinderung, ggfs. Sekundärinfektion auf.

EVIDENZ

Berufliche Tätigkeiten und Expositionen, die zu Schleimbeutelerkrankungen durch Druck führen können

Beruflich ursächlich sind Druckbelastungen im Bereich der Knie-, Ellbogen- und Schultergelenke, insbesondere bei Bergleuten, Bodenlegern und -abziehern, Fliesenlegern, Straßenbauern, Steinsetzern, Reinigungspersonal, Glas- und Steinschleifern sowie Lastenträgern.

22.4.2 Knochennekrosen (BK 2201, 1109)

- Besonders Knochennekrosen im Femur und Humerus können Spätschäden nach unsachgemäßer Dekompression bei Druckluftarbeit und Tauchen sein (BK 2201).
- Vorrangig im Unterkiefer können Knochennekrosen durch Phosphor in der Sprengstoffherstellung ausgelöst werden (BK 1109).

22.4.3 Fluorose (BK 1308)

Die Fluorose ist radiologisch stadienabhängig erkennbar an aufgelockerten Knochenstrukturen und verwaschenen Randkonturen der Knochen (Stadium 1), Bänderverkalkungen an der Wirbelsäule (Stadium 2) und diffuser Knochenverdichtung (Eburnisation, Stadium 3). Sie kann nach langjähriger hoher Exposition gegenüber Fluor als Fluss- und Trübungsmittel in der Emaille- und Glasindustrie, bei galvanischen Prozessen, beim Schmelzen von Metallen, beim Schweißen und Löten von Leichtmetalllegierungen, in der Farben- und Erdölindustrie und besonders bei der elektrolytischen Herstellung von Aluminium vorkommen. Ein Biomonitoring von Fluoriden ist im Urin während oder kurz nach Exposition möglich. Bis zu 3 mg Fluorid werden täglich mit der Nahrung und dem Trinkwasser aufgenommen.

22.5 Mit orthopädischen Erkrankungen am Arbeitsplatz

Bei zunächst vorliegender Arbeitsunfähigkeit aufgrund einer orthopädischen Erkrankung sollte frühzeitig die Möglichkeit einer Rückkehr an den Arbeitsplatz geprüft werden, ein Weg wäre auch die stufenweise Wiedereingliederung (➤ Kap. 4.5).

22.5.1 Orthopädische Rehabilitation

Der orthopädischen Rehabilitation kommt eine Schlüsselrolle in der Vermeidung von wiederholten und längeren Arbeitsunfähigkeiten sowie Frühverrentungen bei orthopädischen Leiden zu. Die Indikationsstellung erfolgt entsprechend den Leitlinien zur Rehabilitationsbedürftigkeit bei Erkrankungen des Stütz- und Bewegungsapparats der Deutschen Rentenversicherung.

INTERPROFESSIONELLES TEAM

Kontaktaufnahme Reha-Arzt – Betriebsarzt

Bei der Einleitung und Durchführung von Leistungen zur Teilhabe und/oder innerbetrieblichen Umsetzung je nach individueller Gesundheitsproblematik und Einschränkung der Leistungsfähigkeit des Patienten kann die Kontaktaufnahme zwischen Reha-Arzt und Betriebsarzt wertvolle Hilfe leisten. Siehe auch ➤ Kap. 1.

Eine stationäre Rehabilitationsmaßnahme gibt oftmals auch die (erste) Gelegenheit, die Wechselbeziehungen zwischen Schmerzen, Depressivität, ängstlich-passiver Erwartungshaltung, dysfunktionalem Schmerzgedächtnis, Verspannung im Sinne eines Circulus vitiosus zu bearbeiten.

Rückenschmerzen und somatoforme Störungen

Die Übergänge in ein somatoformes Beschwerdebild sind z. B. bei Wirbelsäulen- und Rückenleiden teilweise fließend. Es fällt sowohl den Betroffenen als auch den behandelnden Ärzten oft schwer, psychosomatische Aspekte der Krankheitsgenese zu berücksichtigen. Deutliche anamnestische Hinweise für eine psychosomatische Beteiligung oder Genese sind:

- Depressive Verstimmung, Ängstlichkeit, pessimistische Erwartungen
- Ausgeprägter Leidensdruck ohne eindeutiges pathologisch-anatomisches Korrelat
- Starke (Selbst-)Überforderung, verbunden mit hohem Leistungsanspruch als Verhaltensdisposition
- Massiver Analgetikakonsum
- „Ärzte-Hopping"
- Längere Arbeitsunfähigkeitszeiten ggf. in Kombination mit geringer Arbeitszufriedenheit

In solchen Konstellationen ist vielfach die Indikation zur psychosomatischen/psychotherapeutischen Mitbehandlung gegeben.

Leistungsfähigkeit im Erwerbsleben

CAVE

Das unreflektierte Ausstellen von Attesten, z. B. bei nicht-spezifischem Rückenschmerz „darf nicht mehr schwer heben", kann zum Arbeitsplatzverlust führen, wenn der Arbeitnehmer durch das Umsetzen des Attests die arbeitsvertraglich geschuldete Leistung nicht mehr erbringt. Besser sollte der Patient an seinen Betriebsarzt verwiesen werden. Der Betriebsarzt kann Mitarbeiter und Arbeitgeber beraten und in Kenntnis des Arbeitsplatzes ggf. eine ergonomische Verbesserung oder eine technische Hebehilfe empfehlen zum Erhalt der Arbeitsfähigkeit des Mitarbeiters an dem Arbeitsplatz. Die Möglichkeiten der Rehabilitationsmedizin sind vom Haus- bzw. Facharzt und vom Betriebsarzt zu prüfen.

Orthopädische Hilfsmittel am Arbeitsplatz

Büroarbeitsplätze Bei einem trotz adäquater Therapie **dauerhaftem lumbalen Schmerzsyndrom** kann bei überwiegend sitzender beruflicher Tätigkeit ein elektrisch höhenverstellbarer Schreibtisch mit regelmäßigem Wechsel zwischen sitzender und stehender Körperhaltung schmerzlindernd sein und die Arbeitsfähigkeit erhalten. Studien, die höhenverstellbare Schreibtische als Primärprävention evaluieren, gibt es nicht. Bei intermittierenden Rückenproblemen beim Sitzen sind regelmäßiges Aufstehen, kurze Bewegungsübungen, eine ergonomische Positionierung der Arbeitsmittel (Vorlage, Tastatur, Maus, Monitor) sowie eine individuell angepasste Einstellung von Stuhl und Schreibtisch zunächst anzuwendende Maßnahmen.

Ein spezieller „orthopädischer" Stuhl ist nicht notwendig, da mittlerweile alle Bürostühle diverse Verstell- und Anpassungsmöglichkeiten haben. Indikationen für einen speziellen Bürostuhl wären bei sehr großer Körperlänge (XL-Stuhl) oder als Orthesenstuhl mit geteilter Sitzfläche bei entsprechenden orthopädischen gesundheitlichen Einschränkungen gegeben.

Auch weitere „Hilfsmittel" wie Unterarm- und Nackenstützen sind meist nicht sinnvoll und sollten ohne individuelle Kenntnis des Arbeitsplatzes nicht attestiert werden.

Arbeitsplätze mit Vorschrift Sicherheitsschuhe Eigenmächtige Änderungen am Sicherheitsschuh sind nicht zulässig. In Sicherheitsschuhen sind nur die von den Herstellern vorgesehenen Einlagen zulässig. Eine x-beliebige Einlage im Sicherheitsschuh zu verwenden, würde eine Veränderung gegenüber dem geprüften Baumuster bedeuten, wodurch der geprüfte Status des Sicherheitsschuhs erlischt. Das gilt auch für Lammfell- oder Gel-Einlagen.

Der Orthopäde legt die Art der notwendigen Anpassung der Sicherheitsschuhe aufgrund der medizinischen Erfordernisse fest und sollte dies in einer möglichst detaillierten Bescheinigung dokumentieren.

Zuerst ist durch einen Orthopädieschuhmacher zu prüfen, ob die notwendige Anpassung mit konfektioniertem oder semikonfektioniertem Schuhwerk zu erreichen ist. Mittlerweile gibt es eine Vielzahl von industriell gefertigtem Fußschutz, welcher entsprechend der individuellen orthopädischen Erfordernisse angepasst (zugerichtet) werden kann. Bei der Zurichtung kommen zum einen die unterschiedlichen Arten der Absatz-, Sohlen- und Sohlenranderhöhungen sowie Abrollhilfen in Betracht, zum anderen das Zusammenstellen eines Schuhs im Baukastensystem. Nur wenn dies nicht der Fall ist, besteht die Indikation für orthopädische Maßschuhe.

Die Kosten für die persönliche Schutzausrüstung trägt grundsätzlich der Arbeitgeber, orthopädischer Fußschutz kann jedoch eine Leistung für Teilhabe am Arbeitsleben über die Rentenversicherung sein.

Tab. 22.1 Einflussgrößen auf das positive und negative Leistungsbild bei chronischen Schmerzen

Mögliche Auswirkungen körperlicher Funktionseinschränkungen	Arbeitsschwere, Heben und Tragen von Lasten, Tätigkeiten im Stehen, Gehen und Sitzen, Tätigkeiten in Zwangshaltungen und mit häufigem Bücken, Überkopfarbeiten, Tätigkeiten in Kälte und Nässe, Erfordernis der Gebrauchsfähigkeit beider Hände
Mögliche Auswirkungen psychischer Funktionseinschränkungen (einschließlich Medikamentennebenwirkungen)	Schicht- und Akkordtätigkeiten, Publikumsverkehr, Übernahme von Verantwortung, Anforderungen an das Umstellungs- und Anpassungsvermögen sowie an das Konzentrations- und Reaktionsvermögen

Hilfsmittel zum Heben und Tragen

Für das Bewegen schwerer Lasten sowie auch in der Kranken- und Altenpflege gibt es viele verschiedene technische Handhabungs- und Transporthilfen. Verweisen Sie Ihren Patienten bei Verdacht auf fehlende Hilfsmittel an den Betriebsarzt, der den Arbeitgeber in Kenntnis des Arbeitsplatzes diesbezüglich beraten kann.

Sozialmedizinische Einschätzung

Die Leistungsfähigkeit und damit die sozialmedizinische Einschätzung orientieren sich letztlich an zwei entscheidenden Kriterien:

- Funktionseinschränkung:
  - Stabilität
  - Muskulatur
  - Bewegungsausmaße, -abläufe
  - Kompensationsmechanismen
- Schmerz

➤ Tab. 22.1 beschreibt Einflussgrößen auf das positive und negative Leistungsbild bei chronischen Schmerzen.

22.5.2 Fahreignung bei orthopädischen Erkrankungen

Tab. 22.2 Auszug aus Anlage 4 Fahrerlaubnisverordnung – Bewegungsbehinderungen

	Fahrerlaubnis für „Privatfahrer": Klassen A, A1, A2, B, BE, AM, L, T (d. h. Pkw bis 3,5 t, Krafträder)	**Fahrerlaubnis für „Berufsfahrer": Klassen C, C1, CE, C1E, D, D1, DE, D1E, FzF (d. h. Kfz über 3,5 t und Fahrerlaubnis zur Fahrgastbeförderung)**
Bewegungsbehinderungen	Ja. ggf. Beschränkung auf bestimmte Fahrzeugarten oder Fahrzeuge, ggf. mit besonderen technischen Vorrichtungen gemäß ärztlichem Gutachten, evtl. zusätzlich medizinisch-psychologisches Gutachten und/oder Gutachten eines amtlich anerkannten Sachverständigen oder Prüfers Auflage: regelmäßige ärztliche Kontrolluntersuchungen; können entfallen, wenn Behinderung sich stabilisiert hat.	

KAPITEL

23

Dennis Nowak, begutachtet von Anne-Marie Kirsten

Pneumologie und Arbeitsplatz

23.1 Obstruktive Atemwegserkrankungen: Asthma bronchiale und COPD

Kernaussagen

- Bei etwa 10–15 % aller erwachsenen Asthmatiker besteht ein Arbeitsplatzbezug der Atembeschwerden.
- Der Anteil berufsbedingter Ursachen der COPD bei Nichtrauchern wird auf bis zu 30 % geschätzt.

DEFINITION

Berufskrankheiten

- **BK 4301:** Durch allergisierende Stoffe verursachte obstruktive Atemwegserkrankungen (einschließlich Rhinopathie), die zur Unterlassung aller Tätigkeiten gezwungen haben, die für die Entstehung, die Verschlimmerung oder das Wiederaufleben der Krankheit ursächlich waren oder sein können
- **BK 4302:** Durch chemisch-irritativ oder toxisch wirkende Stoffe verursachte obstruktive Atemwegserkrankungen, die zur Unterlassung aller Tätigkeiten gezwungen haben, die für die Entstehung, die Verschlimmerung oder das Wiederaufleben der Krankheit ursächlich waren oder sein können
- **BK 1315:** Erkrankungen durch Isocyanate, die zur Unterlassung aller Tätigkeiten gezwungen haben, die für die Entstehung, die Verschlimmerung oder das Wiederaufleben der Krankheit ursächlich waren oder sein können

23.1.1 Verdacht auf berufsbedingtes Asthma bronchiale (Berufsasthma)

- Kurze Arbeitsanamnese. Arbeitsplatzassoziierte Symptome wie Husten, bronchiale Enge und Dyspnoe. Folgende Screening-Fragen sind recht sensitiv:
  - Verschlechtern sich Ihre Atemwegsbeschwerden während oder nach bestimmten beruflichen Tätigkeiten/beruflichen Expositionen?
  - Bemerken Sie eine deutliche Besserung Ihrer Atemwegsbeschwerden nach längerer Abwesenheit von Ihrem Arbeitsplatz (Wochenende, Urlaub, Krankheit)?
- Wird mindestens eine Frage bejaht, nach sensibilisierenden und/oder irritativen Arbeitsplatznoxen fragen (➤ Kasten Evidenz).
- Bei Arbeitsplatzallergenen vom Typ I allergologische Diagnostik veranlassen. Für viele Berufsallergene gibt es allerdings keine standardisierten Testmöglichkeiten.
- Versuch der Objektivierung des Arbeitsplatzbezugs der Atemwegsbeschwerden:
  - **Erste Möglichkeit: longitudinale Dokumentation der Lungenfunktion**
    Monitoring mit einem mechanischen oder elektronischen Spirometer bzw. Peak-Flow-Meter. Gleichmäßig über den Tag verteilt sollten mindestens 5 Dreifachmessungen während insgesamt 4–5 Wochen durchgeführt werden. Parallel müssen in einem Tagebuch Angaben zu beruflichen Tätigkeiten und Expositionen bzw. arbeitsfreie Tage, Medikamentenverbrauch und klinische Symptome eingetragen werden. Die Diagnostik ist aufwändig und empfiehlt sich nur bei entsprechender Kooperation des Patienten.
  - **Zweite Möglichkeit: Änderung der Ausprägung der unspezifischen bronchialen Hyperreagibilität**
    Hierfür sollten mit der gleichen Methode jeweils nach ca. 2 Wochen beruflicher Exposition bzw. expositionsfreier Zeit eine Testung durchgeführt werden. Störfaktoren wie Infekte, saisonale Sensibilisierungen, Witterung sind zu berücksichtigen. Eine Änderung um 2 Stufen (hochgradig → geringgradige Überempfindlichkeit, mittelgradige → normale Atemwegsempfindlichkeit) oder eine Änderung der kumulierten Methacholindosis um den Faktor 3 sind als signifikant anzusehen. Wenn möglich, sollten die Messungen ohne Asthmamedikation erfolgen. Zumindest sollte eine Änderung der Medikation im Messzeitraum vermieden werden.

- **Dritte Möglichkeit: arbeitsplatzbezogener/arbeitsplatzsimulierender Inhalationstest (AIT)**
  Eine Indikation für den AIT ist dann zu stellen, wenn klinische Hinweise auf arbeitsbedingtes Asthma aus Arbeitsanamnese, allergologischen Befunden, unspezifischer bronchialer Provokation und/oder Peak-Flow-Monitoring am Arbeitsplatz vorliegen, ein Kausalzusammenhang aus bisherigen Befunden aber nicht eindeutig ableitbar ist. Diese Testung erfolgt aufgrund ihres Aufwands in spezialisierten Zentren meist im Rahmen einer Begutachtung.

EVIDENZ

Berufliche Tätigkeiten/Expositionen, die zu asthmatischen Atemwegserkrankungen führen können

Berufsallergene
Meist Inhalationsallergene natürlichen Ursprungs, Proteine und biologische Agenzien. Grundsätzlich können fast alle ubiquitären Inhalationsallergene zu Berufsallergenen werden. Mehle, Isocyanate, Latex, Persulfate, Aldehyde, Tierallergene, Holzstaub, Metallsalze und Enzyme für 50–90 % aller Berufsallergien der Atemwege verantwortlich, bislang sind etwa 400 unterschiedliche Berufsallergene für die Atemwege bekannt.

Atemwegsirritative Berufsnoxen
Die Expositionshöhe ist für gesundheitlich adverse Effekte entscheidend. Für die Verursachung eines irritativ-toxischen Asthmas sind meist länger währende Expositionen oberhalb des Arbeitsplatzgrenzwerts erforderlich. Irritativ-toxische Effekte von Berufsstoffen, meist Chemikalien, sind den Sicherheitsdatenblättern zu entnehmen. Auch Expositionsspitzen können bei grundsätzlich dauerhafter Einhaltung von Arbeitsplatzgrenzwerten zu Asthmaerkrankungen beitragen.
Die Noxen können in Form von Gasen, Dämpfen, Stäuben oder Rauchen vorkommen und lassen sich folgendermaßen gruppieren:
- Leicht flüchtige organische Arbeitsstoffe: z. B. Acrolein, Ethylenimin, Chlorameisensäurethylester, Formaldehyd, Phosgen u. a.
- Schwer flüchtige organische Arbeitsstoffe: z. B. einige Härter für Epoxidharze, bestimmte Isocyanate, Maleinsäureanhydrid, Naphthochinon, Phthalsäureanhydrid, p-Phenylendiamin u. a.
- Leicht flüchtige anorganische Arbeitsstoffe: z. B. Nitrose Gase, einige Phosphorchloride, Schwefeldioxid u. a.
- Schwer flüchtige anorganische Arbeitsstoffe: z. B. Persulfat, Zinkchlorid, Beryllium und seine Verbindungen, Cadmiumoxid, Vanadiumpentoxid u. a.

CAVE

Ein arbeitsplatzassoziierter Husten kann auf unzureichende Arbeitshygiene (hohe Staubbelastung) hinweisen, ohne dass ein Asthma bronchiale vorliegt. Der Betroffene sollte sich an seinen Betriebsarzt wenden.
Differenzialdiagnosen von Husten (z. B. ösophago-laryngealer Reflux) und anfallsartiger Luftnot (z. B. Vocal Cord Dysfunction, VCD) sollten bedacht werden.
Arbeitsplatzassoziierte Symptome können auch psychosomatischer Genese sein und auf eine Arbeitsplatzunzufriedenheit hinweisen. Auch hier ist Kontakt zum Betriebsarzt ratsam.

23.1.2 Verdacht auf berufsbedingte COPD

Neben Noxen mit spezifischer Toxizität (silikogene Stäube, Cadmium) können auch Stäube und Rauche durch Überlastung der mukoziliären Clearance eine COPD verursachen.

EVIDENZ

Berufliche Tätigkeiten/Expositionen, die zu COPD führen können

Anorganische Stäube/Rauche
Bergbautätigkeiten (Kohle, Quarz), Tunnelbauer, Metallschmelzprozesse, Koksofenarbeiter, Asphaltarbeiter, Zementarbeiter, Schweißer, Cadmiumarbeiter, Passivrauchexponierte (Gastronomie), Personen mit beruflicher Exposition gegenüber Dieselmotoremissionen.

Organische Stäube
Landwirtschaft (Schweine-, Putenmast, seltener Milchviehwirtschaft), Textilindustrie, Arbeiten mit Rohbaumwolle (u. a. Endotoxine), Arbeiten mit Flachs, Jute (u. a. Endotoxine), Arbeiten in der Getreideverladung (u. a. Endotoxine).

Irritativ wirksame Gase
- Ozon, Schwefeldioxid, Chlorgas, Ammoniak, Alkohole, Formaldehyd
- Siehe Auflistung „atemwegsirritative Berufsnoxen" in vorstehendem ➤ Kasten

23.1.3 Mit Asthma oder COPD am Arbeitsplatz

Asthma

Die **Expositionsreduktion** ist die Schlüsselmaßnahme zur Verhütung allergischer und asthmatischer Erkrankungen durch Arbeitsplatzeinflüsse. Patienten mit manifestem Asthma sollte von Tätigkeiten abgeraten werden, die mit einem erhöhten Risiko für eine Verschlimmerung verbunden sind.

Ein positiver Pricktest gegen verbreitete Aeroallergene sowie das Vorliegen einer bronchialen Hyperreagibilität erhöhen die Wahrscheinlichkeit für das Neuauftreten von Asthma. Der individuelle Vorhersagewert ist jedoch zu gering, um diese als alleiniges Entscheidungskriterium zu verwenden.

Wer bereits eine Sensibilisierung und spezifische Symptome gegenüber einem für seinen Beruf relevanten und bei Tätigkeit nicht vermeidbaren Allergen hat, sollte diese Tätigkeit nicht ergreifen. Personen mit anamnestisch erhöhtem Risiko für die Entwicklung einer beruflichen Atemwegsallergie sollten über die ersten zwei Tätigkeitsjahre engmaschig (halbjährlich bis jährlich) nachuntersucht werden. Im Fall des Auftretens von berufsbedingten Erkrankungen sollten unverzüglich Maßnahmen der Sekundärprävention erfolgen.

PATIENTENINFO

Unter www.allergierisiko.de kann auf schnelle Weise das individuelle Risiko von Kindern und Jugendlichen für den Verlauf bestimmter allergischer Erkrankungen bis ins junge Erwachsenenalter berechnet werden, basierend auf großen deutschen Studien (ISAAC und SOLAR).

COPD

Eine Raucherentwöhnung sollte proaktiv und wiederholt angeboten werden. Bei Diskrepanzen zwischen körperlicher Leistungsfähigkeit und körperlicher Belastung am Arbeitsplatz sollte der Betriebsarzt eingeschaltet werden.

Zum Erhalt der Arbeitskraft sollte ein Antrag auf eine stationäre pneumologische Rehabilitation bei der zuständigen Rentenversicherung gestellt werden. Bei dauerhaft eingeschränktem beruflichem Leistungsvermögen sollte an einen Antrag auf Schwerbehinderung gedacht werden.

23.2 Interstitielle Lungenerkrankungen

23.2.1 Berufsbedingte Lungenfibrosen

Kernaussagen

- Bei interstitiellen Lungenerkrankungen ist immer eine gezielte Arbeitsanamnese auch zu zurückliegenden Arbeitstätigkeiten zu erheben, die Latenzzeiten zwischen Exposition und Erkrankung können mehrere Jahrzehnte betragen.
- Die quantitativ wichtigsten berufsbedingten Lungenfibrosen sind Asbestose und Silikose als anorganische Staublungenerkrankungen (Pneumokoniosen).

Die klinische Symptomatik berufsbedingter interstitieller Lungenerkrankungen mit Husten, Belastungsluftnot, Knisterrasseln und Uhrglasnägeln entspricht der Symptomatik und Befundkonstellation interstitieller Lungenerkrankungen anderer Genese. Lungenfunktionsdiagnostisch stellen sich Restriktion, Diffusionsstörung und Minderung der Lungendehnbarkeit dar.

Asbestose

DEFINITION

Berufskrankheiten

- **BK 4103:** Asbeststaublungenerkrankung (Asbestose) oder durch Asbeststaub verursachte Erkrankungen der Pleura

Die Asbestose ist eine generalisierte, basal betonte Lungenfibrose nach meist langjähriger (selten unter 10 Jahre liegender), zumeist massiver Asbestexposition. In ausgeprägten Fällen finden sich zusätzlich zur Restriktion auch irreversible obstruktive Ventilationsstörungen im Bereich der kleinen Atemwege. Heute gibt es nur noch wenige Neuerkrankungen, hingegen ist die Erstdiagnose asbestbedingter Pleuraveränderungen und asbestbedingter Krebserkrankungen wesentlich häufiger.

Radiologie Unregelmäßige kleine Fleckschatten vorrangig in den Unterlappen, Kaudalverlagerung des horizontalen Interlobiums. Oftmals Koinzidenz mit Pleuraplaques (verkalkt oder unverkalkt).

EVIDENZ

Berufliche Tätigkeiten/Expositionen, die zu Asbestose führen können

- Asbestvertrieb
- Asbestisolierung
- Textilherstellung
- Asbestzementindustrie
- Bau- und Abbruchbranche
- Schiffswerften
- Siehe auch den zweiten ➤ Kasten in ➤ Kap. 23.3.

Silikose (BK 4101/4102)

Chronische Bronchitis, chronisch obstruktive Bronchitis und Lungenemphysem sind typische unspezifische Staubinhalationsfolgen, im weiteren Krankheitsverlauf finden sich kombiniert Restriktion und Obstruktion. Silikogene Kieselsäure ist erwiesen humankarzinogen bezüglich Lungenkarzinom. Die Silikotuberkulose ist eine typische Komplikation der Silikose.

Radiologie Bei reinem Quarzstaub finden sich rundliche **regelmäßige** Knötchen bis 2 mm (Schrotkornlunge). Mischstäube mit geringerem Quarzanteil führen zu größeren, unschärferen Knoten (Schneegestöberlunge), wobei Ober- und Mittelfelder betont sind. Es kommt zur Schwielenbildung durch Konfluenz, außerdem Eierschalenhili.

EVIDENZ

Berufliche Tätigkeiten/Expositionen, die zu Silikose führen können

- Bergbau, Tunnel- und Stollenbau
- Steinbruch-, Keramik-, Glasindustrie
- Stahl- und Eisenindustrie, Gießereien (Gussformen aus Quarzsand)
- Steingewinnung und -verarbeitung, Steinmetze
- Sandstrahlarbeiten mit Quarzsand

Weitere seltenere Lungenfibrosen durch anorganische Stäube

DEFINITION

Berufskrankheiten

- **BK 4115:** Lungenfibrose durch extreme und langjährige Einwirkung von Schweißrauchen und Schweißgasen (Siderofibrose)
- **BK 1110:** Erkrankungen durch Beryllium oder seine Verbindungen
- **BK 4107:** Erkrankungen an Lungenfibrose durch Metallstäube bei der Herstellung oder Verarbeitung von Hartmetallen
- **BK 4106:** Erkrankungen der tieferen Atemwege und der Lungen durch Aluminium oder seine Verbindungen

EVIDENZ

Berufliche Tätigkeiten/Expositionen, die gelegentlich zu Lungenfibrosen durch anorganische Stäube führen können

Siderofibrose (BK 4115)
Langjährige sehr hohe Exposition gegenüber Schweißrauchen, Anhaltspunkt: etwa 10-jährige bzw. 15 000-stündige Schweißertätigkeit unter extrem ungünstigen Lüftungsbedingungen.

Berylliose (BK 1110)
Trockene Bearbeitung von Beryllium (Raumfahrt, Spezialteile Kfz), Bearbeitung von Beryll (Halbedelstein). (Anmerkung: Differenzierung von Sarkoidose durch positiven Beryllium-Lymphozytentransformationstest).

Hartmetalllunge (BK 1108)
Durch Exposition gegenüber Stäuben gesinterter Karbide von Wolfram, Tantal, Titan, Niob, Molybdän, Chrom und Vanadium, v. a. in der Werkzeugherstellung.

Aluminose (BK 4106)
Durch Exposition gegenüber Aluminiumpulver (Pyro-Feinschliff), evtl. auch durch Schmelzen von Aluminium.

Exogen-allergische Alveolitis

DEFINITION

Berufskrankheit

- **BK 4201:** Exogen-allergische Alveolitis

Die exogen-allergische Alveolitis wird durch wiederholte Inhalation von Allergenen insbesondere aus Befeuchterwasser, organischen Stäuben oder von Vögeln hervorgerufen. Letztlich kann eine Vielzahl von inhalativen Allergenen, die klein genug sind, die Alveolen zu erreichen, krankheitsauslösend sein. Die resultierende Entzündung des Lungenparenchyms und der terminalen Bronchien lässt sich sowohl auf eine humorale (Typ III) als auch auf eine zelluläre (Typ IV) Immunreaktion zurückführen.

Die manifeste Erkrankung setzt eine Typ-III-Sensibilisierung voraus. Der alleinige Nachweis von spezifischen IgG-Antikörpern ist kein pathologischer Befund, sondern lediglich ein Expositionsmarker. Es ist unklar, welche Risikofaktoren dafür verantwortlich sind, dass es bei einigen sensibilisierten Personen zum Ausbruch der manifesten Erkrankung kommt, bei anderen über viele Jahre jedoch nicht.

Akute Verlaufsform Grippeähnliche Symptomatik mit Schüttelfrost, Gliederschmerzen, Husten, Luftnot und Fieber 4–8(–12) h nach Allergenkontakt. Radiologisch sind während der Symptomatik oftmals milchglasartige Veränderungen darstellbar.

Chronische Verlaufsform Schleichend, uncharakteristisch mit trockenem Husten, Abgeschlagenheit und Belastungsluftnot. Radiologisch sind eine Lungenfibrose, ein Lungenemphysem oder auch Mischformen möglich.

Weitere Diagnosekriterien sind eine typische Histologie (Epitheloidzellen) und eine lymphozytäre Alveolitis in der bronchoalveolären Lavage.

EVIDENZ

Berufliche Tätigkeiten/Expositionen, die zur exogen-allergischen Alveolitis führen können (Auswahl)

Krankheitsbezeichnung	Antigene	Exposition
Farmerlunge	Thermophile Aktinomyzeten, Aspergillus-Arten u. a. Pilze	Landwirtschaft, Gärtner
Taubenzüchterlunge Wellensittichhalterlunge Kanarienvogelhalterlunge (u. a. Vogelhalterlungen)	Proteine aus Vogelkot, -serum, -federn	Vogelzucht, -haltung (Vogelhändler, Tierarzt, Zoowärter, Federleser)
Befeuchterlunge	Thermophile Aktinomyzeten, Aspergillusarten, andere Pilze und Bakterien	Klimaanlagen, Kühlsysteme, Luftbefeuchter (Druckereiarbeiter)
Malzarbeiterlunge	*Aspergillus fumigatus* und *clavatus*	Brauwesen (schimmelige Gerste und Malz)
Käsewäscherlunge	*Penicillium casei* und *frequentans*	Milchverarbeitung (schimmeliger Käse)
Waschmittellunge	*Bacillus subtilis*	Waschmittelherstellung
Kürschnerlunge	tierische Pelzhaare, verschiedene Pilze	Pelzverarbeitung
Holzarbeiterlunge	Holzstaub, Alternariaarten	Holzverarbeitung
Papierarbeiterlunge	Holzstaub, Alternariaarten	Papierverarbeitung

Berufliche Tätigkeiten/Expositionen, die zur exogen-allergischen Alveolitis führen können (Auswahl) *(Forts.)*

Rattenalveolits	Ratten- und Mäuseurin	Tierpfleger, Laborant
Pankreatinpulveralveolitis	Organextrakt	Laborant
Müller-, Bäckerlunge	Schimmeliges Mehl, Korn	Müller, Bäcker
Kornkäferlunge	Kornkäfer	Müller, Bäcker
Fischmehllunge	Fischmehl	Fischverarbeiter, Tierfütterer
Schalentier-Alveolitis	Hummer, Krabbe und andere Schalentiere	Schalentierverarbeiter
Seidenwurm-Alveolitis	Seidenwurm, -spinner	Seidenzüchter und -verarbeiter
Pilzzüchterlunge	Pilzsporen, Bakterien und Schimmelpilze im Pilzkompost	Pilzzüchter
Isocyanat-Alveolitis	Isocyanat-Verbindungen	Chemiearbeiter, Spritzlackierer
Penicillinalveolitis	Penicillin	Pharmaindustrie
Bagassose	Schimmelige Bagasse	Zuckerrohrarbeiter
Korkarbeiterlunge	Schimmeliger Kork	Korkarbeiter
Tabakarbeiterlunge	Schimmelige Tabakblätter	Tabakarbeiter
Obstbauernlunge	Verschimmelte Obstkühlhäuser	Obstbauer
Winzerlunge	Trauben mit Edelfäule	Winzer
Saxophonlunge	Mundstück mit Candidabefall	Saxophonspieler
Perlmutt-alveolitis	Glykoproteine	Perlmuschelbearbeitung
Salamibürsterlunge	Schimmel auf Wursthaut	Salamiherstellung

Hierzulande treten als berufsbedingte Formen die **Farmer- und Befeuchterlunge** am häufigsten auf.

23.2.2 Mit interstitiellen Lungenerkrankungen am Arbeitsplatz

Zum Erhalt der Arbeitskraft sollte ein Antrag auf eine stationäre pneumologische Rehabilitation bei der zuständigen Rentenversicherung gestellt werden. Bei Diskrepanzen zwischen körperlicher Leistungsfähigkeit und körperlicher Belastung am Arbeitsplatz sollte der Betriebsarzt eingeschaltet werden.

Bei dauerhaft eingeschränktem beruflichem Leistungsvermögen sollte an einen Antrag auf Schwerbehinderung gedacht werden. Bei fortschreitendem Krankheitsbild muss auch eine Frühberentung (Antrag auf Erwerbsunfähigkeit bei der Rentenversicherung) erwogen werden.

23.3 Pleuraveränderungen

Wichtig ist die Detektion von Asbest-assoziierten Pleuraveränderungen (umschrieben = Plaques, oder großflächig) (BK 4103). Die Entstehung korreliert nicht mit der Expositionshöhe und stellt auch keinen direkten Risikofaktor für ein asbestbedingtes Lungenkarzinom dar, allerdings einen Risikoindikator. Die Anerkennung von asbestbedingten Pleuraplaques als Berufskrankheit führt jedoch dazu, dass ein danach diagnostiziertes Lungenkarzinom ebenfalls als asbestbedingt anerkannt wird. Typischerweise finden sich asbestbedingte Pleuaplaques auf beiden Lungenseiten vor allem kaudal und dorsal sowie auf den Zwerchfellen (➤ Abb. 23.1). Funktionelle Einschränkungen (Restriktion) sind selten und nur bei ausgedehnten parietalen Plaques mit Ummauerung der Lunge oder bei viszeralen Plaques mit Beteiligung des Lungenparenchyms (Einrollatelektasen) zu erwarten.

EVIDENZ

Berufliche Tätigkeiten/Expositionen, die zu asbestbedingten Pleuraveränderungen führen können

➤ Kasten „Berufliche Tätigkeiten/Expositionen, die zu Asbestose führen können" (➤ Kap. 23.2.1) und „Berufliche Tätigkeiten/Expositionen, die zum Lungenkarzinom führen können" (➤ Kap. 23.4.1)

Differenzialdiagnostisch ist an pleurale Verkalkungen nach Pleuropneumonien und tuberkulösen Lungenerkrankungen zu denken.

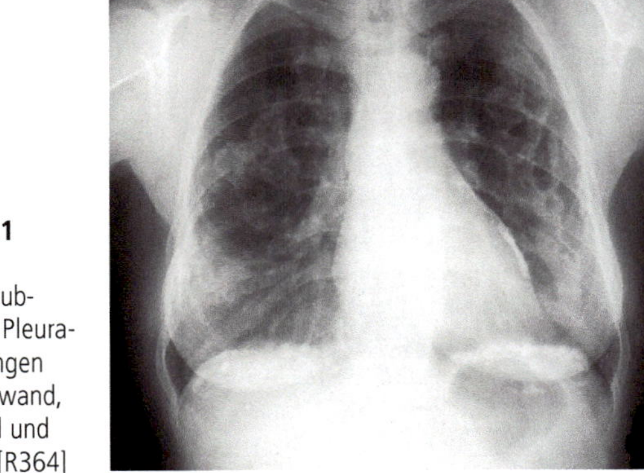

Abb. 23.1 Typische Asbeststaub-bedingte Pleuraverkalkungen auf Brustwand, Zwechfell und Perikard [R364]

23.4 Maligne Erkrankungen

23.4.1 Berufsbedingtes Lungenkarzinom

Kernaussagen

- Bei pneumologischen malignen Erkrankungen ist immer eine gezielte Arbeitsanamnese auch zu lange zurückliegenden Arbeitstätigkeiten zu erheben! Die Latenzzeiten zwischen Exposition und Erkrankung können mehrere Jahrzehnte betragen.
- Asbestbedingte Tumorerkrankungen sind immer noch die häufigsten berufsbedingten Krebserkrankungen.

Das Lungenkarzinom stellt den Prototyp eines durch exogene Noxen verursachten Tumors dar. Bei konservativer Betrachtung ist es daher realistisch, für die in den letzten etwa 15 Jahren bis heute diagnostizierten Lungenkarzinomen zu etwa 10–20 % berufliche Einflüsse anzunehmen. Asbestbedingte Krebserkrankungen (vorrangig Lungenkarzinome und Pleuramesotheliome, seltener Larynxkarzinome und Ovarialkarzinome) machen nach wie vor etwa 80 % des gesamten Berufskrebsgeschehens aus, gefolgt von ionisierenden Strahlen (u. a. Uran und Uranfolgeprodukte).

Maligne entartete Lungennarben nach Tuberkulose als Berufskrankheit (BK 3101) oder nach thorakalen Perforationstraumen als Arbeitsunfallfolge können gleichfalls als Berufskrankheit zur Anerkennung kommen.

Klinik und Diagnostik des berufsbedingten Lungenkarzinoms unterscheiden sich nicht vom Lungenkarzinom anderer Ursachen. In den folgenden beiden ➤ Kästen entspricht die Reihenfolge der Listung im Wesentlichen der Häufigkeit der jeweiligen Berufskrankheit.

DEFINITION

Berufskrankheiten

- **BK 4104:** Lungenkrebs, Kehlkopfkrebs oder Eierstockkrebs
  - in Verbindung mit Asbeststaublungenerkrankung (Asbestose)
  - in Verbindung mit durch Asbeststaub verursachter Erkrankung der Pleura oder
  - bei Nachweis der Einwirkung einer kumulativen Asbestfaserstaub-Dosis am Arbeitsplatz von mindestens 25 Faserjahren [25×10^6 {(Fasern/m^3) × Jahre}]
- **BK 4114:** Lungenkrebs durch das Zusammenwirken von Asbestfaserstaub und polyzyklischen aromatischen Kohlenwasserstoffen bei Nachweis der Einwirkung einer kumulativen Dosis, die einer Verursachungswahrscheinlichkeit von mindestens 50 % nach der Anlage 2 entspricht
- **BK 4112:** Lungenkrebs durch die Einwirkung von kristallinem Siliziumdioxid (SiO_2) bei nachgewiesener Quarzstaublungenerkrankung (Silikose oder Silikotuberkulose)
- **BK 2402:** Erkrankungen durch ionisierende Strahlen
- **BK 4110:** Bösartige Neubildungen der Atemwege und der Lungen durch Kokereirohgase
- **BK 4113:** Lungenkrebs oder Kehlkopfkrebs durch polyzyklische aromatische Kohlenwasserstoffe bei Nachweis der Einwirkung einer kumulativen Dosis von mindestens 100 Benzo(a)pyren-Jahren [(µg/m^3) × Jahre]
- **BK 4109:** Bösartige Neubildungen der Atemwege und der Lungen durch Nickel oder seine Verbindungen
- **BK 1108:** Erkrankungen durch Arsen oder seine Verbindungen
- **BK 1110:** Erkrankungen durch Beryllium oder seine Verbindungen
- **BK 1104:** Erkrankungen durch Cadmium oder seine Verbindungen
- **BK 1310:** Erkrankungen durch halogenierte Alkyl-, Aryl- oder Alkylaryloxide
- **BK 1311:** Erkrankungen durch halogenierte Alkyl-, Aryl- oder Alkylarylsulfide

Es ist wichtig, die verschiedenen möglichen beruflichen Ursachen des Lungenkarzinoms mit dem Patienten durchzugehen. Eine Anamnesehilfe hierzu gibt die Auflistung im folgenden ➤ Kasten.

EVIDENZ

Berufliche Tätigkeiten/Expositionen, die zum Lungenkarzinom führen können

Asbest (BK 4104, 4114)

- Asbestaufbereitung
- Herstellung und Verarbeitung von Asbesttextilprodukten (Garne, Zwirne, Bänder, Schnüre, Seile, Schläuche, Tücher, Packungen, Kleidung etc.)
- Tragen unbeschichteter Asbestarbeitsschutzkleidung
- Herstellung von Asbestzementprodukten, speziell witterungsbeständiger Platten und Baumaterialien, z. B. für Dacheindeckungen, Fassadenkonstruktionen, baulichen Brandschutz, sowie deren Bearbeitung und Reparatur, z. B. Sägen, Bohren, Schleifen
- Herstellung und Bearbeitung von asbesthaltigen Reibbelägen, speziell Kupplungs- und Bremsbelägen, z. B. Tätigkeiten wie Überdrehen, Schleifen, Bohren, Fräsen von Bremsbelägen in Kfz-Reparaturwerkstätten
- Herstellung, Anwendung, Ausbesserung und Entsorgung von asbesthaltigen Spritzmassen zur Wärme-, Schall- und Feuerdämmung (Isolierung)
- Herstellung, Verarbeitung und Reparatur von säure- und hitzebeständigen Dichtungen, Packungen etc., z. B. im Leitungsbau der chemischen Industrie
- Herstellung, Be- und Verarbeitung von Gummi-Asbest(IT)-Produkten, asbesthaltiger Papiere, Pappen und Filzmaterialien
- Verwendung von Asbest als Zusatz in der Herstellung von Anstrichstoffen, Fußbodenbelägen, Dichtungsmassen, Gummireifen, Thermoplasten, Kunststoffharzpressmassen etc.
- Entfernen, z. B. durch Abbrucharbeiten, Reparaturen etc. sowie Beseitigung der vorgenannten asbesthaltigen Produkte
- Umgang mit Mineralien, z. B. Speckstein (Talkum), Gabbro, Diabas etc., die geringe Asbestanteil enthalten (bis 1985 mit Talkum gepuderte Handschuhe im Gesundheitsdienst)

Lungengängiges kristallines Siliziumdioxid (Quarz, Cristobalit, Tridymit) BK 4112

- Staubentwicklung bei der Gewinnung, Be- oder Verarbeitung von Festgesteinen, Schotter, Splitten, Kiesen, Sanden, Sandstein, Quarzit, Grauwacke, Kieselerde (Kieselkreide), Kieselschie-

fer, Quarzitschiefer, Granit, Gneis, Porphyr, Bimsstein, Kieselgur und keramischen Massen
- Gießereien, insbesondere beim Aufbereiten von Formsanden und Gussputzen
- Glasindustrie (Glasschmelzsande), nach dem Aufschmelzen ist das SiO_2 im Glas nur noch im amorphen Zustand vorhanden, dieses ist nicht kanzerogen!
- Emaille- und keramische Industrie (Glasuren und Fritten, Feinkeramik)
- Herstellung feuerfester Steine sowie die Schmucksteinverarbeitung
- Quarzsand bzw. Quarzmehl als Füllstoff (in Farben, Lacken, in keramischen Fliesenmassen, Bestandteil von Einbettmassen für Dental-, Schmuck- und anderen Präzisionsguss, in Gießharzen, Gummi, Farben, Dekorputz, Waschpasten), als Filtermaterial (Wasseraufbereitung)
- Rohstoff, z. B. für die Herstellung von Schwingquarzen, Siliziumcarbid, Silikagel, Silikonen und bei der Kristallzüchtung
- Schleif- und Abrasivmittel (Polier- und Scheuerpasten) oder als Strahlmittel
- Erz- (einschließlich Uranerz-)Bau, Schachthauer sowie Gesteinshauer (auch im Steinkohlenbergbau), Tunnelbauer, Gussputzer, Sandstrahler, Ofenmaurer, Former in der Metallindustrie

Ionisierende Strahlung (BK 2402)
- Erzgewinnung und -verarbeitung insbesondere in Sachsen-Anhalt, Thüringen, Sachsen (v. a. SDAG Wismut)
- Arbeiten mit Uran und Thorium
- Zu Heilzwecken betriebene Radonbäder

Kokereirohgase, polyzyklische aromatische Kohlenwasserstoffe (BK 4110, 4113, 4114)
- **Kokereirohgase klassischerweise in folgenden Betrieben/Betriebsteilen:**
  - Schwelung (450–700 °C) und Verkokung (über 700 °C) von Kohle
  - Füllwagenfahrer, Einfeger (Deckenmann), Steigrohrreiniger, Teerschieber
  - Druckmaschinen-, Kokskuchenführungswagenfahrer, Koksüberleitungsmaschinist
  - Löschwagenfahrer, Türmann, Rampenmann
  - Wartung von Rohgasleitungen, bei Möglichkeit des Freiwerdens von Gasen
  - Teerraffinerien, Elektrographitindustrie, Aluminiumherstellung
  - Eisen-, Stahlerzeugung, Gießereien, Straßenbau, Dachdecker, Schornsteinfeger
- **Polyzyklische aromatische Kohlenwasserstoffe in zahlreichen weiteren Branchen (alphabetisch):**
  - Abbruchbetriebe, Asphaltmischanlagen, Aluminiumindustrie, Bauindustrie, Bootsbau, Böttchereibetriebe, Braunkohlenteer-Raffinerien, Braunkohlenschwelereien, Brikettherstellung, Chemieindustrie, Dachpappenherstellung, Dachdeckerbetriebe, Druckindustrie, Elektrographitindustrie, Feuerungsbau, Feuerfestindustrie, Fischnetzherstellung, Fugenverguss, Gaserzeugung, Gießereiindustrie, Gummiindustrie, Hafenbetriebe, Holzimprägnierung, Hüttenindustrie, Isolierbetriebe, Kfz-Schlosser-Betriebe, Korksteinherstellung, Lackierereien, Metallindustrie, Mineralölraffinerien, optische Industrie, Parkett- und Holzpflasterverlegung, Räuchereien, Schornsteinfeger, Schuhmacher, Stahlerzeugung, Steinkohlenkokereien, Steinkohlenterraffinerien, Straßenbau, Textilindustrie

Nickel, -verbindungen (BK 4109)
- Aufbereitung und Verarbeitung von Nickelerzen zu Nickel oder Nickelverbindungen (auch Arbeiten an nachgeschalteten Staubfiltern) im Bereich der Raffination
- Elektrolytische Abscheidung von Nickel unter Verwendung unlöslicher Anoden
- Herstellen und Verarbeiten von Nickel und Nickelverbindungen in Pulverform
- Herstellen nickelhaltiger Akkumulatoren und Magnete
- Lichtbogenschweißen mit nickelhaltigen Zusatzwerkstoffen in engen Räumen oder ohne örtliche Absaugung in ungenügend belüfteten Bereichen
- Plasmaschneiden von nickelhaltigen Werkstoffen
- Thermisches Spritzen (Flamm-, Lichtbogen-, Plasmaspritzen) mit nickelhaltigen Spritzzusätzen
- Schleifen von Nickel und Legierungen mit erheblichem Nickelgehalt
- Elektrogalvanisation (elektrolytisches Vernickeln von z. B. Eisenoberflächen)
- Fabrikation von nickelhaltigen Spezialstählen (z. B. Ferronickel)
- Plattieren (mechanisches Vernickeln)
- Verwendung von feinverteiltem Nickel als großtechnischer Katalysator in der organischen Chemie (z. B. bei der Fetthärtung)
- Nickeltetracarbonyl: Herstellung von Nickel nach dem MOND-Verfahren

Chrom-VI-Verbindungen (BK 1103)
- Aufschluss von Chromerzen und Herstellung von 6-wertigen Chromverbindungen
- Glanz- und Hartverchromung in der Galvanotechnik
- Anstricharbeiten mit chromhaltigen Korrosionsschutzmitteln in Spritzverfahren
- Brennschneiden, Schweißen und Schleifen von Blechen mit chromhaltigen Anstrichstoffen
- Herstellung und Verwendung von Chrom(VI)-Pigmenten, insbesondere Zink- und Bleichromat, in der Lack-, Farben- und Kunststoffindustrie
- Verwendung von Chrom(VI)-Oxid und Alkalichromaten, z. B. Lithografie, fotografische Industrie, Textil-, Teppich-, Glas- und keramische Industrie
- Herstellung von Feuerwerkskörpern und Zündhölzern sowie von Pflanzenleimen
- Holzimprägnierung, Beizen und Reinigen von Metallen, Gerben von Leder
- Herstellung und Verwendung von Schneidölen, gefärbten Natronlaugen zum Bleichen von Ölen, Fetten und Wachsen, Oxidationsmitteln
- Zement und Bauxit enthalten kleine Mengen 6-wertigen Chroms.

Arsen, -verbindungen (BK 1108)
- Verhüttung und Rösten arsenhaltiger Mineralien
- Verwendung arsenhaltiger Ausgangsstoffe in der Pharmazie, in der chemischen, keramischen und Glasindustrie
- Gerbereien, Kürschnereien (Beizmittel), zoologische Handlungen
- Herstellung und Verwendung arsenhaltiger Schädlingsbekämpfungsmittel
- Beizen von Metallen mit arsenhaltiger Schwefel- oder Salzsäure und Nassbearbeitung von Erzen, Schlacken oder Metallspeisen
- Einwirken von Feuchtigkeit auf Ferrosilicium, das mit Arsen und Phosphiden verunreinigt ist
- Arsentrichlorid zum Beizen und Brünieren von Metallen

Beryllium, -verbindungen (BK 1110)
- Herstellung hochfeuerfester Geräte und Materialien sowie keramischer Farben
- Herstellung von Aluminium-Schweißpulver, Spezialporzellan Glühkörpern, Leuchtstoffen
- Kernreaktor- und Raketentechnik
- Verarbeiten trockener, staubender Berylliumverbindungen, hauptsächlich das Mahlen und Abpacken, in etwas geringerem Maße das Gewinnen des Berylliums aus seinen Erzen und Zwischenprodukten
- Gefährdung auch an Arbeitsplätzen, an denen Beryllium oder seine Verbindungen in Dampfform auftreten

Cadmium, -verbindungen (BK 1104)
- Als Nebenprodukt bei der Zinkgewinnung
- Legierungszusatz beim galvanischen Metallisieren und Akkumulatorenfabrikation
- Herstellung von Kontrollstäben in Atomreaktoren, Cadmiumlegierungen
- Herstellen von Nickel-Cadmium-Akkumulatoren (Stahlakkumulatoren), Cadmium-farbstoffen (Cadmiumgelb, Cadmiumrot), Cadmiumüberzügen mittels Elektrolyse
- Schweißen, Schmelzen und Schneiden von mit Cadmium überzogenen, legierten sowie verunreinigten Metallen
- Goldschmieden

Dichlordimethylether (BK 1310)
- Zwischenprodukte in chemischer Industrie, z. B. für Epoxidharze (Epichlorhydrin)
- Chloralkylierungsmittel (Monochlordimethylether, Dichlordiethylether)
- Pflanzenschutzmittel (Chlorphenole, Chlorkresole), Desinfizientien (Chlorphenole)
- Holzkonservierungsmittel (z. B. Pentachlorphenol)
- Unerwünschtes Nebenprodukt, z. B. Tetrachlordibenzo-p-dioxin bei der Herstellung von Trichlorphenol, Dichlordimethylether, Monochlordimethylether

Dichlordiethylsulfid (LOST) (BK 1311)
- Kampfstoff Schwefellost. Angehörige von Munitionsbergungs- und -beseitigungstrupps: 2,2-Dichlordiethylsulfid auch heute noch gelegentlich als Fundmunition geborgen und vernichtet
- Gelegentlich Pilzbekämpfungsmittel, Milbenbekämpfungsmittel (halogenierte Aryl- und Alkylarylsulfide)

23.4.2 Mesotheliom

DEFINITION

Berufskrankheiten

- **BK 4105:** Durch Asbest verursachtes Mesotheliom des Rippenfells, des Bauchfells oder des Perikards

Das maligne Mesotheliom der Pleura, des Perikards, des Peritoneums und der Tunica vaginalis testis stellt **den** Signaltumor der beruflichen (und umweltbedingten) Asbestexposition dar. Schon kurze, mehrwöchige, Expositionen können für ein Mesotheliom ursächlich sein. Die mittlere Latenzzeit beträgt 50 Jahre.

Bis zu 90 % der Mesotheliomerkrankungen können auf eine Asbestexposition zurückgeführt werden. Daher gilt:

CAVE

Jedes Mesotheliom soll als Verdacht auf Berufskrankheit BK 4105 angezeigt werden.

EVIDENZ

Berufliche Tätigkeiten/Expositionen, die zu Mesotheliomen führen können

Die Arbeitsanamnese umfasst vorrangig die Tätigkeiten, die in der vorstehenden Auflistung unter BK 4104 genannt sind. Da aber auch geringe und kurzzeitige Expositionen gegenüber Asbest hinreichend für die Auslösung von Mesotheliomen sein können, kommen zahlreiche weitere Tätigkeiten im handwerklichen und akademischen Bereich, z. B. während Praktika, hinzu. Auch Bystander-Expositionen sind hinreichend!

KAPITEL

24

Dennis Nowak, begutachtet von Christine Allwang

Psychosomatik und Arbeitsplatz

Kernaussagen

- Psychische Erkrankungen sind Hauptursache für ein vorzeitiges gesundheitsbedingtes Ausscheiden aus dem Erwerbsleben.
- Menschen mit psychischen Erkrankungen sind überdurchschnittlich häufig arbeitslos.

24.1 Psychische Störungen als arbeitsbedingte Erkrankungen

24.1.1 Risikofaktor „Arbeitsstress"

Evidenz für den Zusammenhang psychosozialer Arbeitsbelastungen und depressiver bzw. Angsterkrankungen liegt v. a. für drei **Arbeitsstressmodelle** vor:

- Anforderungs-Kontroll-Modell (demand-control, job strain)
- Modell der Gratifikationskrise (effort-reward imbalance)
- Modell der Organisationsgerechtigkeit (fehlende organisationale Gerechtigkeit)

Auch anhaltend überhöhte Arbeitszeiten und drohender Arbeitsplatzverlust sind als Stressoren erforscht.

EVIDENZ

Das relative Risiko, aufgrund chronischer psychosozialer Arbeitsbelastungen an einer Angst- oder depressiven Störung zu erkranken, ist über alle Studien hinweg um den Faktor 1,5–1,8 erhöht (konservative Schätzung, weil oft nicht alle Stressoren gemessen wurden).

Die Datenlage zu Arbeitsstress und psychischen Störungen sind bei Männern deutlicher und konsistenter als bei Frauen. Der Forschungsstand legt nahe, dass die drei Arbeitsstressmodelle komplementär sind. Das bedeutet, dass das Erkrankungsrisiko noch erheblich höher sein kann, wenn mehrere berufliche Stressfaktoren zusammenkommen.

Arbeitsstress ist auch mit **Absentismus** assoziiert. Bei Beschäftigten, die in ihrem Betrieb die Organisation als gerecht erleben, kommt es in den Folgejahren seltener zu depressiven Symptomen und zu Arbeitsunfähigkeitstagen. Arbeitsunfähigkeit wiederum ist ein Prädiktor für vermehrte depressive Symptome im Folgejahr. Je niedriger die Zufriedenheitswerte, desto größer ist das Erkrankungsrisiko.

CAVE

Arbeitslosigkeit als starker Stressor beeinflusst die psychische Gesundheit negativ – in vergleichbarem Ausmaß wie eine Beschäftigung unter qualitativ schlechten, hochgradig belastenden Arbeitsbedingungen.

24.1.2 Führungsverhalten und Mitarbeitergesundheit

Das Führungsverhalten von Vorgesetzten hat einen relevanten Einfluss auf Wohlbefinden und Arbeitszufriedenheit des Mitarbeiters, auf Leistung, Committent und Irritationen wie

Tab. 24.1 Formen des Führungsverhaltens

Führungsverhalten	... ist gekennzeichnet durch
Mitarbeiterorientiert	Partnerschaftlichkeit, Unterstützung, offene Kommunikation, Betonung zwischenmenschlicher Bedürfnisse
Aufgabenorientiert	Betonung der Verteilung und Strukturierung der Aufgaben sowie der Aufgabenerfüllung
Transaktional	Austausch von Ressourcen, d. h. Belohnung bei Aufgabenerfüllung und Eingreifen bei Abweichungen
Transformational	Glaubwürdigkeit und Vorbildlichkeit, Motivierung durch attraktive Visionen, Anregung zu kreativem unabhängigem Denken, individuelle Unterstützung und Förderung
Laissez-faire („nonleadership")	Meiden von Führungsaufgaben, Abwesenheit der Führungskraft

Stresserleben und Burnout – auch wenn sich die Führungskräfte dessen oft nicht bewusst sind. Eigenschaften und Verhalten von Führungskräften können wie in ➤ Tab. 24.1 gezeigt kategorisiert werden.

EVIDENZ

Es gibt empirische Evidenz für die Wirkung von unterschiedlichem Führungsverhalten auf den psychischen und physischen Gesundheitszustand der Mitarbeiter:

Führungsverhalten als Risikofaktor

- Missbräuchliches Führungsverhalten (abusive supervision, z. B. Bloßstellen, Schikanieren, Ignorieren, ungerechte Behandlung)
- Unzureichende Konfliktbewältigung durch Vorgesetzte
- Ungeduld

Führungsverhalten als gesundheitsförderliche Ressource

- Transformationale, zum Teil auch transaktionale Führung
- Unterstützung durch Vorgesetzte

24.1.3 Psychische Störungen als Berufskrankheit?

Das vorstehend Gesagte lässt immer wieder die Frage aufkommen, ob nicht psychische Folgen belastenden Arbeitsstresses als Berufskrankheit anerkannt werden können oder sollten. Als Berufskrankheiten kommen nur Erkrankungen infrage, die nach den Erkenntnissen der medizinischen Wissenschaft durch besondere Einwirkungen verursacht sind, denen bestimmte Personengruppen durch ihre Arbeit in erheblich höherem Grade als die übrige Bevölkerung ausgesetzt sind. „Besondere Einwirkungen" und „bestimmte Personengruppen" lassen sich im Fall belastenden Arbeitsstresses aber nicht in der Form konkretisieren, dass es gelänge, beispielsweise am Arbeitsplatz verursachten Burnout, Depression oder Angststörungen als klassische Berufskrankheit in die Liste der Berufskrankheiten aufzunehmen.

CAVE

Eine Anerkennung und ggfs. Entschädigung psychischer Störungen als Berufskrankheit ist von der Systematik des Berufskrankheitenrechts her derzeit ausgeschlossen.

24.1.4 Posttraumatische Belastungsstörung und Traumafolgestörungen als Arbeitsunfallfolge

Arbeits- und Wegeunfälle, z. B. Verkehrsunfälle, Raubüberfälle, Bahnsuizide, traumatische Amputationen durch Maschinen, lebensbedrohliche Einklemmungssituationen, auch Vergewaltigungen am Arbeitsplatz, sind potenziell psychisch traumatisierende Ereignisse.

DEFINITION

Psychisches Trauma (ICD-10)

Ereignis von außergewöhnlicher Bedrohung oder mit katastrophalem Ausmaß, das nahezu bei jedem tiefgreifende Verzweiflung auslösen würde

Für die Diagnose einer PTBS wird gefordert, dass ein traumatisches Ereignis tatsächlich erlebt wurde und dass dieses mit einer relevanten subjektiven Belastung einherging, in der Regel erlebt als Todesangst oder extreme Hilflosigkeit (Kriterium A).

Die ICD-10 gibt kein genaues zeitliches Kriterium für die Mindestdauer der Symptomatik vor. Analog zur DSM-5-Klassifikation und wie für die ICD-11 vorgesehen, ist es jedoch sinnvoll, die Diagnose einer posttraumatischen Belastungsstörung erst bei einer Beschwerdedauer von mindestens 4 Wochen zu stellen und vorher die Diagnose einer akuten Belastungsreaktion zu verwenden.

Etwa 50 % aller Menschen werden im Laufe ihres Lebens mit einem gravierenden traumatischen Ereignis konfrontiert. Bei den meisten Betroffenen verschwinden die Symptome von selbst. In Abhängigkeit von der Schwere der traumatischen Belastung, der Häufigkeit des Auftretens traumatischer Ereignisse und der persönlichen Vorgeschichte sowie von inneren und äußeren Ressourcen entwickelt sich etwa bei 5–10 % der von Traumatisierungen betroffenen Personen eine posttraumatische Belastungsstörung. Traumafolgestörungen sind weit verbreitet und weisen eine erhebliche Symptomvielfalt und sehr hohe Überschneidungen mit anderen psychischen Erkrankungen auf.

24.1.5 Betriebliches Fallmanagement bei Traumafolgestörungen

INTERPROFESSIONELLES TEAM

Wenn Betroffene in Folge von Arbeitsunfällen eine akute Belastungsreaktion entwickelt haben, sollte zeitnah eine Beratung, am besten durch einen in der Behandlung von Traumafolgestörungen kompetenten Arzt oder Psychologen angeboten werden.

Bereits ein **kurzes Gespräch** mit dem Ziel der Information über den typischen Verlauf von Reaktionen nach traumatischen Erfahrungen und über die individuellen Möglichkeiten zur Bewältigung von diesen Erlebnissen kann im Sinne einer „Entängstigung" und Normalisierung der Symptomatik sehr hilfreich sein. Es hat sich bewährt, z. B. 14-tägig weitere Termine anzubieten, um eine mögliche Chronifizierung der Symptomatik erkennen und frühzeitig reagieren zu können. Ist die initiale Beschwerdesymptomatik nicht innerhalb von 14 Tagen rückläufig oder entwickeln sich nach einer initialen Latenzphase im weiteren Verlauf die oben aufgeführten typischen Traumafolgebeschwerden, empfehlen sich als nächster

Schritt eine erweiterte Diagnostik und Beratung. Zusätzlich zum (leider längst noch nicht flächendeckenden) Facharzt- und Fachambulanzen-Netz stellt hier das **berufsgenossenschaftliche Psychotherapeuten-Verfahren** eine wichtige Verbesserung der Versorgungssituation dar: Traumatherapeutisch geschulte Psychotherapeuten bieten bei Arbeitsunfällen schnelle Diagnostik und ggf. Behandlung an. Die Liste dieser Psychotherapeuten ist erhältlich über die Landesverbände der Deutschen Gesetzlichen Unfallversicherung.

INTERPROFESSIONELLES TEAM

Kostenträger für die Diagnostik und Therapie der Traumafolgestörungen als (anerkannte) Arbeitsunfallfolge ist der jeweilige Unfallversicherungsträger.

24.1.6 Anpassungsstörung

Psychische Belastungsreaktionen nach Stressoren, die nicht die Kriterien einer außergewöhnlichen oder katastrophalen Belastung erfüllen, werden als Anpassungsstörung (ICD-10 F43.2) klassifiziert. Kennzeichen der Anpassungsstörung ist ein Beginn in engem zeitlichem Zusammenhang mit der psychosozialen Belastung. Das Beschwerdemuster ist unspezifisch und kann depressive Reaktionen, subklinische Angstsymptome, sozialen Rückzug und somatoforme Symptome umfassen. Die Beschwerdedauer ist definitionsgemäß auf maximal 6 Monate nach Ende der belastenden Situation beschränkt, wobei Folgeschäden oder verzögerte Heilungsverläufe oftmals anhaltende unfallbedingte Belastungen darstellen, die auch zu anhaltenden Anpassungsstörungen führen können. Die Unfallabhängigkeit einer Anpassungsstörung ist oft nicht eindeutig zu erkennen, da gleichwertige Lebensereignisse (z. B. Trauerfall, Trennung, Berentung) kurz vor oder aber (kausal oder zufällig) kurz nach dem Unfall vorhanden sein können.

24.2 Spezielle arbeitsbezogene Problematiken

24.2.1 Burnout

Für den Begriff „Burnout“ existiert eine Vielzahl von Definitionen. Am gängigsten ist die von Maslach und Jackson:

DEFINITION

„Burnout“ (Maslach und Jackson, 1972)

Syndrom der emotionalen Erschöpfung, der Depersonalisation und der reduzierten persönlichen Leistung, das bei Individuen auftreten kann, die mit Menschen arbeiten

„Burnout“ (ICD-10, Z 73.0)

Ausgebranntsein, Zustand der totalen Erschöpfung (Z-Codierung: Faktoren, die den Gesundheitszustand beeinflussen und zur Inanspruchnahme des Gesundheitswesens führen)

Folgende Trias beschreibt den Burnout-Begriff:

- **Emotionale Erschöpfung** bedeutet eine gefühlsmäßige Überforderung in der Zusammenarbeit mit Menschen, die sich darin ausdrückt, dass sich die Betroffenen im sozialen Kontakt schwach und in ihrer Arbeitstätigkeit unglücklich fühlen.
- **Reduzierte persönliche Leistungsfähigkeit** bezieht sich auf den Verlust an Tatkraft und das Gefühl einer abnehmenden Kompetenz bezüglich ihrer eigenen Arbeit. Die Betroffenen erleben Angst gegenüber ihrer Arbeit und fühlen sich nicht imstande, ihre Arbeit nach ihren Ansprüchen auszuführen.
- **Depersonalisation** bedeutet die empfundene Unfähigkeit, eine herzliche Beziehung meist zu Klienten aufzubauen. Dies kann im Extremfall zu zynischem Verhalten oder Aggressionen gegenüber den Klienten führen.

CAVE

Es gibt keine medizinische „Diagnose“ Burnout!

Für Burnout gibt es keine verbindlichen Diagnosekriterien, daher keine klinische Diagnose, keine eigenständige Krankheitsentität in der ICD-10-Klassifikation der Erkrankungen. Z 73.0 ist keine Diagnose.

Die kritische Diskussion mit diesen Begrifflichkeiten ist nicht nur von akademischem Interesse, sondern birgt auch eine hohe klinische Relevanz. Während die intensive Debatte um das Burnout-Syndrom in Gesundheitspolitik und Medien zu einer zunehmenden gesellschaftlichen Akzeptanz und zur Entstigmatisierung führt, wird die Abgrenzung zur Depression schwieriger und letztere Diagnose zum Stigma (Burnout als „Ritterschlag des Tüchtigen“ versus Depression als „Versagen des Schwachen“).

CAVE

Risiken des Burnout-Begriffs in der klinischen Perspektive

Die Verwendung des Burnout-Begriffs in der klinischen Individualmedizin birgt die Gefahr einer externalen Kausalattribution. Die Ursache der Beschwerden wird dann vom Betroffenen fast ausschließlich äußeren Faktoren, wie belastenden Arbeitsplatzbedingungen, zugeschrieben und die Motivation, auch eigene Anteile zu erkennen und ggf. im Rahmen einer Therapie zu bearbeiten, ist nicht selten gering.

Der Burnout-Zyklus in zwölf Phasen (Freudenberger und North, 1992)

Phase 1 „Der Zwang sich zu beweisen" Zu Beginn des Burnout-Zyklus besteht häufig ein hoher Ehrgeiz.

Phase 2 „Verstärkter Einsatz" Der Betroffene stellt sehr hohe Anforderungen an sich. Der Einsatz wird kontinuierlich gesteigert.

Phase 3 „Vernachlässigung eigener Bedürfnisse" Eigene Interessen und Bedürfnisse (z. B. Freizeitgestaltung, Unternehmungen mit der Familie etc.) werden aufgrund der erhöhten Einsatzbereitschaft im Beruf mehr und mehr eingeschränkt.

Phase 4 „Verdrängung von Konflikten" Die Vernachlässigung der eigenen Interessen und der Interessen anderer, z. B. der Familie, führt zu Konflikten mit sich selbst und dem näheren Umfeld. Der Betroffene spürt die Konflikte, verdrängt diese jedoch.

Phase 5 „Umdeutung von Werten" Nicht-berufliche Werte wie z. B. Familie oder Freunde verlieren an Bedeutung. Frühere Lebensziele werden umgedeutet und entwertet. Soziale Kontakte werden als unwichtig eingestuft.

Phase 6 „Leugnung der Probleme" Probleme mit Mitmenschen werden nicht mehr wahrgenommen.

Phase 7 „Rückzug" Der Betroffene zieht sich aus dem sozialen Leben zurück. Er spürt eine Orientierungslosigkeit, die das Denken und Handeln bestimmt, die jedoch häufig durch eine zynische Haltung verdeckt wird.

Phase 8 „Beobachtbare Verhaltensänderung" Verhaltensänderungen wie beispielsweise zunehmender emotionaler Rückzug vom Arbeitsgeschehen, fehlende Flexibilität, treten in dieser Phase auf.

Phase 9 „Depersonalisation" Der Betroffene nimmt sich selbst nicht mehr als Person wahr und kann die Bedeutung seiner früheren Werte und Bedürfnisse nicht mehr erkennen. Er hat das Gefühl, nicht mehr er selbst zu sein und nur noch automatisch zu funktionieren.

Phase 10 „Innere Leere" Der Betroffene fühlt sich nutzlos, Angstgefühle oder Suchtverhalten treten auf.

Phase 11 „Depression" Der Betroffene empfindet eine zunehmende Sinnlosigkeit und Desinteresse gegenüber sich selbst und seiner Umwelt. Es besteht eine verzweifelte Stimmung und es können Suizidgedanken auftreten.

Phase 12 „Völlige Erschöpfung" Die totale Erschöpfung wird in der letzten Phase erreicht. Man versteht darunter eine massive körperliche, seelische und geistige Erschöpfung. Psychosomatische Erkrankungen treten gehäuft auf.

Arbeitsanforderungen spielen eine ganz wesentliche Rolle in der Entwicklung des Burnout-Syndroms. Bei den untersuchten Berufszweigen handelt es sich vorwiegend um Arbeitsbereiche, bei denen emotionale Zuwendung und affektive Beziehungen zu Klienten oder Patienten eine besondere Rolle spielen: vorrangig Lehrer und Erzieher, Verwaltung und Management, Justiz und Polizeiarbeit, helfende und soziale Arbeit.

24.2.2 Prävention und Intervention

Die **Sensibilisierung des Einzelnen** und der **betrieblichen Akteure** (Vorgesetzte, Personalverantwortliche) für die Burnout-Problematik stellt eine wichtige Voraussetzung für Interventionen und präventive Maßnahmen dar. Hier kommt auch dem verantwortungsbewussten Betriebsarzt eine wichtige Rolle zu. Man kann zwischen organisationsbezogenen und Individuen-zentrierten Maßnahmen unterscheiden.

- **Organisationsbezogene Maßnahmen:**
  - Führungskräfteschulung, -training
  - Unterstützung durch Vorgesetzte
  - z. B. 360-Grad-Feedback für Führungskräfte
  - Rückzugsmöglichkeiten für Mitarbeiter
- **Individuen-zentrierte Maßnahmen:**
  - Psychoedukation (z. B. Wissensvermittlung über Arbeitsbedingungen und Erschöpfungssymptome)
  - Körperorientierte Techniken (z. B. autogenes Training, progressive Relaxation)
  - Kognitiv-behaviorale Techniken (Erlernen alternativer Bewältigungsmöglichkeiten)
  - Gruppenbezogene Techniken (Supervisionsgruppen, Balint-Gruppen)

CAVE

Bei schlechten, aber beeinflussbaren, verbesserungsfähigen Arbeitsbedingungen kann es nicht der richtige Weg sein, diese unverändert zu lassen und durch alleiniges Resilienztraining gewissermaßen die „Robustheit" der Mitarbeiter zu erhöhen.

24.2.3 Soziale Konflikte, Mobbing

DEFINITION

- **Soziale Konflikte:** wahrgenommene Unvereinbarkeit von Zielen zwischen zwei oder mehreren Personen oder Parteien, vorrangig um materielle Ressourcen oder soziale Belohnungen
- **Mobbing:** systematisches und gezielt unkollegiales, schikanierendes Verhalten am Arbeitsplatz, wiederholt und über einen längeren Zeitraum

Mobbinghandlungen können in verschiedene Kategorien eingeteilt werden:

- **Angriffe auf die Möglichkeiten, sich mitzuteilen:** Zu dieser Kategorie gehören beispielsweise folgende Handlungen: Der Vorgesetzte schränkt die Möglichkeiten ein, sich zu äußern; der/die Gemobbte wird ständig unterbrochen oder es wird ständige Kritik an der Arbeit geübt.
- **Angriffe auf die sozialen Beziehungen:** Man spricht nicht mehr mit dem/der Betroffenen; Versetzung in einen Raum weit ab von den Kollegen.
- **Handlungen, die sich auf das soziale Ansehen auswirken:** Man verbreitet Gerüchte; man verdächtigt jeman-

den, psychisch krank zu sein; man zwingt jemanden, Arbeiten auszuführen, die das Selbstbewusstsein verletzen; man macht sich über eine Behinderung lustig; sexuelle Annäherungen oder verbale sexuelle Angebote.
- **Angriffe auf die Qualität der Berufs- und Lebenssituation:** Man weist dem Betroffenen keine Arbeitsaufgaben zu; man gibt ihm „kränkende" Arbeitsaufgaben; man gibt dem Betroffenen Arbeitsaufgaben, die seine Qualifikation übersteigen, um ihn zu diskreditieren.
- **Angriffe auf die Gesundheit:** Zwang zu gesundheitsschädlichen Arbeiten; Anwendung leichter Gewalt, z. B. um jemandem einen „Denkzettel" zu verpassen; körperliche Misshandlung; sexuelle Handgreiflichkeiten.

Verlauf von Mobbing

Initial sind oft ungenügend ausgetragene Konflikte mit Arbeitsplatzbezug und eine unzureichende Konfliktbearbeitung Auslöser von Mobbinghandlungen. In der Folge kommt es zu systematischen Feindseligkeiten, mit denen der Betroffene isoliert werden soll. Es kann zu psychosomatischen Beschwerden kommen, gefolgt von Arbeitsunfähigkeitszeiten. Die Inanspruchnahme von Ärzten bleibt oft ohne konkreten somatischen Befund. Der Mobbingprozess endet in mehr als der Hälfte der Fälle durch Kündigung bzw. Vertragsauflösung.

Begünstigende Faktoren

CAVE

Mobbing ist durch Multikausalität geprägt mit komplexem Zusammenwirken von persönlichen Beziehungen und institutionellen Rahmenbedingungen. Die Ursachen von Mobbing können in der Person des Täters, in der Person des Opfers und in der Organisation bzw. den entsprechenden Sozialbeziehungen des Arbeitsplatzes begründet sein.

Folgen von Mobbing

- **Gesundheitliche Auswirkungen:**
  - Angststörungen
  - Depression
  - Psychosomatische Störungen: Schlafstörungen, Erschöpfungszustände, Kopfschmerzen, Muskelverspannungen, Magen-Darm-Störungen, Herz-Kreislauf-Probleme
- **Betriebliche Auswirkungen:**
  - Kosten durch Fehlzeiten, Kündigungen, Versetzungen
  - Kosten durch „innere Kündigung"

Prävention und Intervention

INTERPROFESSIONELLES TEAM

Wenn der Patient beim Haus- oder Facharzt über eine betriebliche Mobbingsituation berichtet, kann die **Kontaktaufnahme mit dem Betriebsarzt** zweckmäßig sein, welcher in Kenntnis der firmeninternen Strukturen individuell beraten kann.

Handlungsmöglichkeiten existieren auf verschiedenen Ebenen:
- **Betrieblich:**
  - Schulung von Vorgesetzten bezüglich der Thematik und Problematik Mobbing, Aufklärung aller Beschäftigten im Unternehmen über das Phänomen Mobbing und die möglichen präventiven Maßnahmen, die jeder einzelne am Arbeitsplatz leisten kann. Sensibilisierung für die Ursachen und Folgen
  - Angebote bzw. Verpflichtung zur Mediation im Konfliktfall: Vermittlung von professioneller Hilfe außerhalb des Unternehmens z. B. an Beratungsstellen
  - Einrichtung einer übergeordneten Schlichtungsstelle (geleitet von ausgebildeten Mediatoren, Vertrauenspersonen im Betrieb), Durchführung von Schlichtungsgesprächen
  - Integration einer Dienstvereinbarung, die festlegt, dass Mobbing im Betrieb nicht toleriert wird
- **Vorgesetzte:**
  - Vorgesetzte sollten durch eigenes Verhalten aufzeigen, dass sie Mobbing unter Kollegen nicht tolerieren.
  - Eine Bevorzugung und Benachteiligung bestimmter Mitarbeiter sollte vermieden werden.
  - Vorgesetzte haben die Möglichkeit, Gerüchte vor ihrer weiteren Verbreitung zu unterbinden und hervorzuheben, dass Mobbing im Unternehmen nicht toleriert wird.
- **Kollegen:**
  - Versuch, Mobbing und Mobbingvorstufen im eigenen Arbeitsumfeld wahrzunehmen und zu benennen
  - Bei Mobbing einzugreifen heißt, dem Betroffenen Unterstützung anzubieten und den Vorfall klar zu benennen.
- **Betroffene:**
  - Frühzeitige Kontaktaufnahme und Inanspruchnahme von Unterstützung/Hilfen/Beratung z. B. psychosoziale Beratungsstellen, Beauftragte im Unternehmen, Ansprechpartner im Unternehmen, Kollegen, Anwälte
  - Rechtliches Vorgehen gegen Mobbing: Mobbing ist ein Eingriff gegen das allgemeine Persönlichkeitsrecht (Grundgesetz Artikel 1 und 2).

24.2.4 Arbeitsplatzängste und Arbeitsplatzphobie

Angstauslösende Charakteristika am Arbeitsplatz können sein: soziale Hierarchie und Bewertungen, Rivalitäten zwischen Gleichrangigen, Controlling und Leistungsanforderungen mit den Möglichkeiten des Scheiterns, Bedrohung der Existenzsicherung, aggressive Kunden oder Schüler, Unfallgefahren und anderes. Bei hinreichender Intensität oder Dauer der angstauslösenden Stimuli kann es zur Entwicklung von **akuten und/oder protrahierten Angstreaktionen** kommen.

Angstreaktionen mit Bezug zum Arbeitsplatz entstehen jedoch nicht nur durch Arbeitsplatzfaktoren, sondern können auch **Folge primärer psychischer Erkrankungen** (insbesondere Angsterkrankungen) sein, die sich dann auch in Bezug auf den Arbeitsplatz manifestieren.

Darüber hinaus kann es auch zu **Wechselwirkungen** kommen, bei denen sich die einzelnen Angstkomponenten gegenseitig verstärken.

In der ➤ Abb. 24.1 wird ersichtlich, wie Merkmale des Arbeitsplatzes, vorbestehende psychische Erkrankungen, sonstige Kontext- und Belastungsfaktoren und Bewältigungsressourcen ineinander greifen.

In der Konsequenz einer Arbeitsplatzphobie kann es zu einer Generalisierung des Vermeidungsverhaltens kommen. Bei Annäherung an den Arbeitsplatz kommt es typischerweise zu einem Anstieg der Angst, die für manche Personen auch nur durch vegetative Reaktionen spürbar sein kann. Gegebenenfalls kann sich die Angst bis zur Panik steigern, bei Vermeidung der Situation kommt es zu einem Nachlassen der Angstsymptomatik. Dies hat die Funktion einer sog. **„negativen Verstärkung“,** d. h., das Vermeidungsverhalten wirkt belohnend, da es die Angst reduziert und gleichzeitig verstärkt, da in der Folge die Angst vor einem Wiedereinstieg zunimmt. Die Meidung des Arbeitsplatzes ist sanktionsfrei nur mit einer Arbeitsunfähigkeitsbescheinigung möglich, also einem Vermeidungsverhalten, das damit selbst zu einem pathogenen Faktor werden kann.

CAVE

Die Meidung des Arbeitsplatzes kann zur Chronifizierung der zugrunde liegenden Störung beitragen.

Ausnahmsweise ein therapeutischer Exkurs

Auch wenn in diesem Buch therapeutische Strategien bewusst nicht aufgeführt werden, da sie den organbezogenen Fachdisziplinen und nicht der Arbeitsmedizin zugeordnet sind, muss hier eine Ausnahme gemacht werden, denn: Die bei phobischen Erkrankungen standardgemäß durchzuführenden In-vivo-Expositionsübungen mit der Möglichkeit einer gestuften Annäherung an die angstauslösende Situation ist schwierig, wenn nicht unmöglich. Generell einsetzbare Therapieverfahren sind Situations- und Verhaltensbeschreibungen und -analysen, die Entwicklung von Bewältigungskompetenzen, die Bearbeitung des Anspruchsniveaus, Prinzipien des Reframings und Angstmanagements, Konfliktklärungen oder Expositionen nicht „in vivo“, sondern „in sensu“. Solche Vorstellungsübungen können die Annäherung an die Angst erleichtern und zur Einübung veränderter Reaktionen genutzt werden.

Prävention und Intervention

In psychosomatischen Rehabilitationskliniken berichtet über die Hälfte der Patienten über arbeitsplatzbezogene Angst,

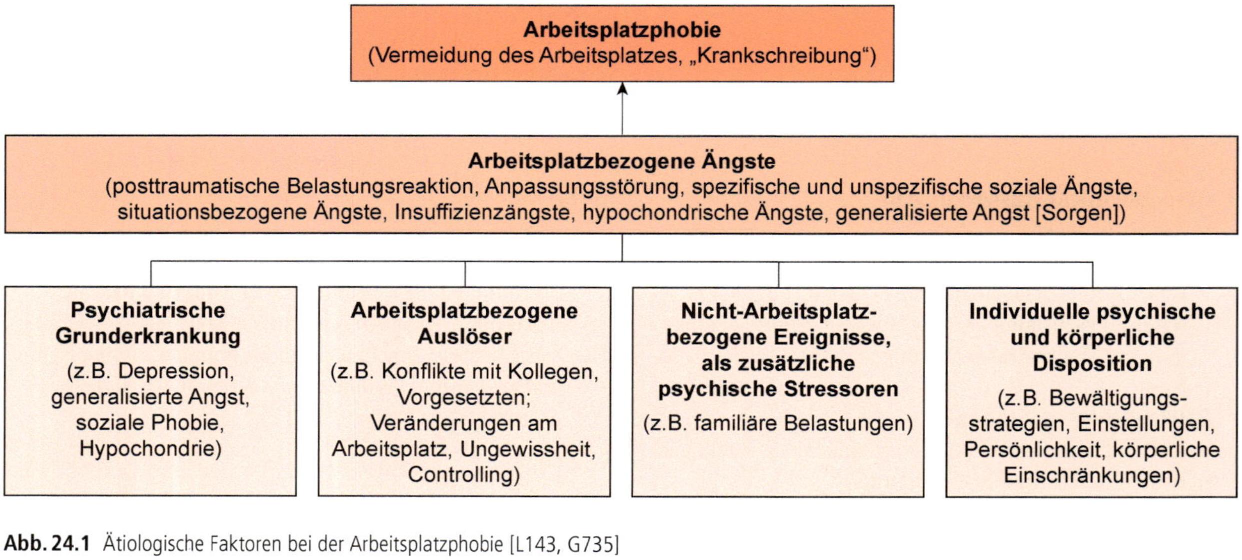

Arbeitsplatzphobie
(Vermeidung des Arbeitsplatzes, „Krankschreibung“)

↑

Arbeitsplatzbezogene Ängste
(posttraumatische Belastungsreaktion, Anpassungsstörung, spezifische und unspezifische soziale Ängste, situationsbezogene Ängste, Insuffizienzängste, hypochondrische Ängste, generalisierte Angst [Sorgen])

Psychiatrische Grunderkrankung (z. B. Depression, generalisierte Angst, soziale Phobie, Hypochondrie)	**Arbeitsplatzbezogene Auslöser** (z. B. Konflikte mit Kollegen, Vorgesetzten; Veränderungen am Arbeitsplatz, Ungewissheit, Controlling)	**Nicht-Arbeitsplatz-bezogene Ereignisse, als zusätzliche psychische Stressoren** (z. B. familiäre Belastungen)	**Individuelle psychische und körperliche Disposition** (z. B. Bewältigungs-strategien, Einstellungen, Persönlichkeit, körperliche Einschränkungen)

Abb. 24.1 Ätiologische Faktoren bei der Arbeitsplatzphobie [L143, G735]

etwa ein Drittel dieser Patienten hat eine Arbeitsplatzphobie. Dies ist eine Herausforderung für Führungskräfte, das Arbeitsumfeld generell „angstfreier“ zu gestalten.

INTERPROFESSIONELLES TEAM

Ein auch in diesem Zusammenhang viel zu selten genutztes sozialmedizinisches Instrument ist das „Betriebliche Eingliederungsmanagement" nach § 167 Sozialgesetzbuch IX (➤ Kap. 4.5.3). Mit Glück und Geschick lässt sich trotz eines möglicherweise unveränderbaren Krankheitszustands mitunter doch noch ein „leidensgerechter" Arbeitsplatz finden, beispielsweise eine reine Bürotätigkeit statt einer Arbeit mit Publikumsverkehr am Schalter.

24.3 Mit psychischen Störungen am Arbeitsplatz

CAVE

Psychische Gesundheit und psychische Krankheit ist kein Ja-Nein-, kein Schwarz-Weiß-Phänomen, sondern ein **Kontinuum der Funktionsfähigkeit.** Diese triviale Feststellung ist bei Vorgesetzten/Führungskräften mitunter wenig bekannt.

24.3.1 Psychosomatische Rehabilitation

Die psychosomatische Rehabilitation ist eine Schlüsseldisziplin, wenn es um den Erhalt und die Wiedererlangung der Beschäftigungsfähigkeit bei Menschen mit psychischen und psychosomatischen Störungen geht. Inhaltlich fokussiert sie entsprechend dem **Empowerment-Ansatz** auf Psychoedukation und auf dem Erlernen von **Bewältigungsstrategien (Coping).** Ziel ist vorrangig, die (Re-)Integration an den Arbeitsplatz trotz eventuell fortbestehender gesundheitlicher Beeinträchtigungen zu ermöglichen.

24.3.2 Leistungsfähigkeit im Erwerbsleben

Psychische Störungen können sich – mehr noch als andere Erkrankungen, die primär körperliche Funktionen beeinträchtigen, auf Aktivitäten und Teilhabe der Betroffenen auswirken. Erschwerend kommt neben den krankheitsbedingten Störungen von Aktivitäten und Teilhabe hinzu, dass es nach wie vor eine ablehnende gesellschaftliche Haltung gegenüber Menschen mit psychischen Störungen gibt.

EVIDENZ

50 % der Menschen mit chronischen psychischen Störungen im erwerbsfähigen Alter gehen keiner Erwerbstätigkeit nach. Psychische Erkrankungen sind damit Hauptursache für ein vorzeitiges gesundheitsbedingtes Ausscheiden aus dem Erwerbsleben.

Während die Zahl der Neuberentungen wegen schizophrener, schizotyper und wahnhafter Störungen über die Jahre gesehen stabil geblieben ist, nehmen affektiven Störungen wie z. B. Depression und auch Angststörungen kontinuierlich zu.

24.3.3 Berufliche Eingliederung von psychisch kranken Menschen

Effektive berufliche Rehabilitation beginnt an den Übergängen von Schule, Ausbildung und Beruf. Beginnende psychische Probleme im Kindes- und Jugendalter können ganz erhebliche Auswirkungen auf die schulische und berufliche Ausbildung haben und die Chancen auf einen Ausbildungs- und Arbeitsplatz verringern.

Die Berufsberatung für psychisch kranke Jugendliche und Erwachsene sollte individuell in Abhängigkeit von Diagnose und Schweregrad erfolgen, ggf. in Zusammenarbeit mit einem arbeitsmedizinischen Institut. Hilfreich ist auch das Portal: www.talentplus.de/.

INTERPROFESSIONELLES TEAM

Eine erfolgreiche berufliche Rehabilitation benötigt die Zusammenarbeit von behandelnden Ärzten, Rehabilitationsträgern und bei Patienten in bestehenden Arbeitsverhältnissen auch Betriebsärzten. Das Rehabilitationssystem in Deutschland ist kompliziert und zergliedert. Der Teilhabekompass der Deutsche Gesellschaft für Psychiatrie und Psychotherapie, Psychosomatik und Nervenheilkunde (DGPPN) ist eine Orientierungshilfe für alle Ärzte und Therapeuten: www.teilhabekompass.de/.

Die Ziele der beruflichen Rehabilitation sind abhängig von der individuellen Belastbarkeit. Die sozialmedizinische Beurteilung der Leistungsfähigkeit orientiert sich an den Begutachtungsempfehlungen der Rentenversicherungsträger.

- **Temporäre Maßnahmen:**
  - Unterstützte Beschäftigung
  - Berufsbildungswerke
  - Berufsförderungswerke
  - Berufliche Trainingszentren
  - Rehabilitationseinrichtung für psychisch Kranke (RPK)
- **Langfristige Maßnahmen:**
  - Erhalt des Arbeitsplatzes (z. B. durch begleitende Hilfen, Arbeitsplatz erhaltendes Case-Management) ggf. mit behinderungsgerechter Gestaltung des Arbeitsplatzes
  - Beschäftigung auf einem anderen Arbeitsplatz (z. B. berufliche Anpassung, Weiterbildung)
  - Integration in den besonderen Arbeitsmarkt (Werkstatt für behinderte Menschen)

EVIDENZ

Auch für psychisch kranke Menschen hat Arbeit eine gesundheitsförderliche Wirkung mit positiven Effekten auf Gesundheit, Lebensqualität und Zufriedenheit.

24.3.4 Arbeitsfähigkeit bei psychischen Störungen

Grundsätzlich liegt die Entscheidung über Arbeitsfähigkeit bzw. Arbeitsunfähigkeit bezüglich der zuletzt ausgeübten Tätigkeit bei dem die Diagnose stellenden und den Betroffenen behandelnden Arzt.

Die Entscheidung basiert jedoch nicht nur auf einem Abgleich der diagnostizierten gesundheitlichen Einschränkung mit dem Anforderungsprofil der beruflichen Tätigkeit, sondern auch auf einer Einschätzung von **Selbst- und Drittgefährdung.**

Während sich die Notwendigkeit einer Arbeitsunfähigkeit bei einer subjektiv nicht beeinträchtigenden aber infektiösen Windpockenerkrankung zum Schutz von Kollegen, Kunden etc. meist problemlos vermitteln lässt, ist dies bei psychischen Störungen in Kombination mit verminderter Fähigkeit zur Selbsteinschätzung oder fehlender Krankheitseinsicht problematischer.

Kommt der Arzt zu dem Schluss, dass der Patient aufgrund einer gesundheitlichen Einschränkung bestimmte berufliche Tätigkeiten nicht ausüben darf, so muss er seinen Patienten explizit darauf hinweisen und sollte dies auch schriftlich dokumentieren. Der Arzt sollte ggf. den Patienten darüber informieren, dass ein Mitarbeiter die arbeitsvertragliche Nebenpflicht hat, seinem Arbeitgeber für seinen Arbeitsplatz relevante gesundheitliche Einschränkungen mitzuteilen **(Offenbarungspflicht).**

Zusätzlich kann er seinen Patienten mit einem ausführlichen Befundbericht zur freiwilligen Beratung an den zuständigen Betriebsarzt verweisen. Dabei sollte er erwähnen, dass die ärztliche Schweigepflicht auch für Betriebsärzte gilt.

Hat der behandelnde Arzt den Verdacht, dass der Patient dem Arbeitgeber die von ihm ausgestellte Arbeitsunfähigkeitsbescheinigung oder die von ihm schriftlich dokumentierten Einschränkungen von bestimmten beruflichen Tätigkeiten nicht aushändigt, muss er eine Risikoabwägung bezüglich des Brechens seiner Schweigepflicht zum Schutz höherwertiger Rechtsgüter vornehmen. Ein Weg aus dieser schwierigen Situation ist, dass der Arzt die ihm bekannten Umstände anonymisiert der Ärztekammer als seiner Berufsaufsichtsbehörde mitteilt und um Beratung bittet, ob ein rechtfertigender Notstand nach § 34 StGB vorliegt oder nicht.

24.3.5 Fahreignung bei psychischen Störungen

➤ Tab. 24.2

Tab. 24.2 Auszug aus Anlage 4 Fahrerlaubnisverordnung – psychische Störungen

	Fahrerlaubnis für „Privatfahrer": Klassen A, A1, A2, B, BE, AM, L, T (d. h., Pkw bis 3,5 t, Krafträder)	Fahrerlaubnis für „Berufsfahrer": Klassen C, C1, CE, C1E, D, D1, DE, D1E, FzF (d. h., Kfz über 3,5 t und Fahrerlaubnis zur Fahrgastbeförderung)
Organische Psychosen		
Akute organische Psychosen	Nein	Nein
Nach Abklingen organischer Psychosen	Ja, abhängig von der Art und Prognose des Grundleidens, wenn bei positiver Beurteilung des Grundleidens keine Restsymptome und kein chronisches hirnorganisches Psychosyndrom Auflage: Nachuntersuchung	
Leichtes chronisches hirnorganisches Psychosyndrom	Ja, abhängig von Art und Schwere Auflage: Nachuntersuchung	Ausnahmsweise ja Auflage: Nachuntersuchung
Schwer	Nein	Nein
Schwere Altersdemenz und schwere Persönlichkeitsveränderungen durch pathologische Alterungsprozesse	Nein	Nein
Leichte Intelligenzstörungen/geistige Behinderung	Ja, wenn keine Persönlichkeitsstörung	
Schwere Intelligenzstörungen/geistige Behinderung	Ausnahmsweise ja, wenn keine Persönlichkeitsstörung (Untersuchung der Persönlichkeitsstruktur und des individuellen Leistungsvermögens)	
Affektive Psychosen		
Bei allen Manien und sehr schweren Depressionen	Nein	Nein
Nach Abklingen der manischen Phase und der relevanten Symptome einer sehr schweren Depression	Ja, wenn nicht mit einem Wiederauftreten gerechnet werden muss, ggf. unter medikamentöser Behandlung Auflage: regelmäßige Kontrollen	Ja bei Symptomfreiheit Auflage: regelmäßige Kontrollen
Bei mehreren manischen oder sehr schweren depressiven Phasen mit kurzen Intervallen	Nein	Nein

Tab. 24.2 Auszug aus Anlage 4 Fahrerlaubnisverordnung – psychische Störungen *(Forts.)*

	Fahrerlaubnis für „Privatfahrer": Klassen A, A1, A2, B, BE, AM, L, T (d. h., Pkw bis 3,5 t, Krafträder)	**Fahrerlaubnis für „Berufsfahrer": Klassen C, C1, CE, C1E, D, D1, DE, D1E, FzF (d. h., Kfz über 3,5 t und Fahrerlaubnis zur Fahrgastbeförderung)**
Nach Abklingen der Phasen	Ja, wenn Krankheitsaktivität geringer und mit einer Verlaufsform in der vorangegangenen Schwere nicht mehr gerechnet werden muss Auflage: regelmäßige Kontrollen	Nein
Schizophrene Psychosen		
Akut	Nein	Nein
Nach Ablauf	Ja, wenn keine Störungen nachweisbar sind, die das Realitätsurteil erhebliche beeinträchtigen	Ausnahmsweise ja, nur unter besonders günstigen Umständen
Bei mehreren psychotischen Episoden	Ja Auflage: regelmäßige Kontrollen	Ausnahmsweise ja, nur unter besonders günstigen Umständen Auflage: regelmäßige Kontrollen

KAPITEL

25 Suchtmedizin, „Gehirn-Doping" und Arbeitsplatz

Dennis Nowak, begutachtet von Kristin Hupfer

Kernaussagen

- Arbeitsstress kann eine Mitursache für Substanzkonsum sein.
- Ein strukturiertes Vorgehen ist bei Abhängigkeitsstörungen wichtig.
- Alle für vermeintliches Neuroenhancement („Gehirndoping") benutzten Pharmaka haben Nebenwirkungen und toxikologische Risiken.

25.1 Abhängigkeitsstörungen als arbeitsbedingte Erkrankungen

25.1.1 Risikofaktor „Arbeitsstress"

Arbeitsstress als Mitursache für Substanzkonsum

Verhaltensbezogene Risikofaktoren werden durch Arbeitsstress begünstigt. Während für einzelne Risiken bisher relativ schwache Zusammenhänge belegt wurden (Alkoholkonsum, Zigarettenrauchen, körperliche Inaktivität bzw. Übergewicht), konnten für das Auftreten von **Mustern kumulierter gesundheitsschädigender Verhaltensweisen** in verschiedenen Studien starke Zusammenhänge nachgewiesen werden. Danach ist das Risiko, zugleich drei oder mehr der genannten Risiken aufzuweisen, bei Männern und Frauen mit gratifikationskritischen Erfahrungen um 40 % gegenüber denjenigen erhöht, die frei von Arbeitsstress sind.

CAVE

Gratifikationskrisen können ein Auslöser von erhöhtem Alkoholkonsum sein.

Substanzkonsum als Selbstmedikation

Depressionen und Angststörungen können zur Selbstmedikation durch Alkohol oder Drogen verleiten. Bezüglich der Auslösung von missbräuchlichem Konsum ist die Datenlange uneinheitlich.

25.1.2 Mit Abhängigkeitsstörungen am Arbeitsplatz: Alkohol

Selbst ein nur in der Freizeit überhöhter Alkoholkonsum kann sich durch eine verminderte Arbeitsleistung allmählich bemerkbar machen. Die Übergänge von riskantem Konsum über Missbrauch zur Abhängigkeit entwickeln sich fließend.

Mögliche Auffälligkeiten im Arbeitsverhalten

- Nachlassen von Kreativität, Motivation und Arbeitsfreude
- Unzuverlässigkeit (bzgl. Absprachen, Terminen u. a.)
- Einzelne Fehltage, durch Dritte entschuldigt, kurzfristig erbetene Einzelurlaubstage
- Verspätungen, Verschwinden vom Arbeitsplatz, Überziehen der Pausen
- Fehlerhafte Arbeitsergebnisse oder Arbeitsrückstände
- Konzentrationsverminderung, Gedächtnislücken, Nervosität, Vergesslichkeit
- Verschlechterung der Leistungsfähigkeit, kompensatorisch evtl. periodische Überaktivität
- Anlegen von Alkohol- bzw. Drogenverstecken
- Klagen über wechselnde körperliche Beschwerden

Mögliche Auffälligkeiten im Sozialverhalten

- Schwankungen zwischen Euphorie und Depression
- Schwanken zwischen Aggressivität und Überangepasstheit
- Schwanken zwischen Selbstüberschätzung und Selbstmitleid
- Nicht Eingestehen von Fehlern, Schuldverschiebung, Kränkbarkeit

- Suchen von Verbündeten, die ins Vertrauen gezogen werden
- Erpresserisches Verhalten, Suizidandrohungen
- Familien-Clinch, Rückzug aus dem Bekanntenkreis
- Vernachlässigung von Verpflichtungen
- Aufgabe alter Hobbys
- Verlust ethischer und moralischer Grundsätze
- Geldprobleme

Betriebliche Hilfsprogramme

Im Rahmen der betrieblichen Suchtprävention gibt es Stufenpläne für das konkrete Vorgehen der Vorgesetzten. Neben der Festlegung, wie im Falle der suchtmittelbedingten Beeinträchtigung im Betrieb gehandelt werden soll, legt der Betrieb in solchen „Betriebs- oder Dienstvereinbarungen Suchtmittel" fest, ob ein Alkoholverbot am Arbeitsplatz bestehen soll, wer Ansprechpartner für Suchtfragen ist und wie im Rahmen der betrieblichen Gesundheitsförderung über dieses Thema aufgeklärt wird. Sanktionierungen von suchtmittelauffälligen Mitarbeitern sind meist an einem 5-stufigen Vorgehen orientiert.

Erstes Gespräch Der Vorgesetzte eröffnet dem Betroffenen die von ihm wahrgenommenen bzw. vermuteten Zusammenhänge zwischen Verletzung arbeitsvertraglicher Pflichten und dem Alkoholkonsum.

Zweites Gespräch Vom Vorgesetzten werden erneute Pflichtverletzungen dargelegt. Das Gespräch wird dokumentiert. Ein nächstes Konfliktgespräch und ggf. die Abmahnung werden angekündigt. Die Inanspruchnahme einer psychosozialen Beratung bzw. Suchtberatung und der Kontakt zu einer Selbsthilfegruppe werden empfohlen.

Drittes Gespräch Bei weiteren arbeitsvertraglichen Pflichtverletzungen wird der Betroffene im erweiterten Teilnehmerkreis (Personalabteilung, Betriebsrat, evtl. Betriebsarzt, Sozialberatung) damit konfrontiert, die erste Abmahnung wird ausgesprochen und eine weitere bei fehlender Veränderung des Fehlverhaltens angedroht. Der Betroffene wird aufgefordert, Hilfe (Beratungsstelle, Selbsthilfegruppe, Klinikbehandlung, Reha) in Anspruch zu nehmen. Das Gesprächsprotokoll kommt zur Personalakte.

Es können verschiedene Auflagen (Krankmeldung ab dem ersten Krankheitstag, keine spontane Gewährung von Urlaubstagen, Einschränkung der flexiblen Arbeitszeit, allmorgendliches Gespräch mit Vorgesetzten vor der Arbeitsaufnahme etc.) verhängt werden.

Viertes Gespräch Bei fehlender Verhaltensänderung und fortgesetzter Auflagenmissachtung wird in der erweiterten Runde wie beim dritten Gespräch die zweite Abmahnung ausgesprochen. Wird trotz weiterbestehendem Fehlverhalten eine Behandlung weiterhin abgelehnt, so wird kurzfristig (ca. nach 1–4 Wochen) ein weiteres Gespräch vereinbart.

Fünftes Gespräch Bei weiteren Verstößen gegen arbeitsrechtliche Verpflichtungen und die Auflagen aus dem vierten Gespräch wird die Kündigung ausgesprochen. Einige Betriebe sichern eine Wiedereinstellung nach erfolgreicher Therapie zu.

Aufgaben des Betriebsarztes in der betrieblichen Suchtprävention

Die Aufgaben des Betriebsarztes in der betrieblichen Suchtprävention sind in ➤ Abb. 25.1 dargestellt.

Beurteilung der aktuellen Eignung des am Arbeitsplatz alkoholisierten Mitarbeiters durch Betriebsarzt/Hausarzt

Die Beurteilung der aktuellen Eignung kann auf freiwilliger Basis durch den Betriebsarzt, alternativ auch durch einen anderen Arzt des Vertrauens erfolgen, der sich in seiner Beurteilung neben der orientierenden neuropsychologischen Untersuchung auf medizinische Tests stützen kann **(Alkometertestung):**

- **Atemalkoholtest** bietet sich an zur freiwilligen Testung im Sinne der Entlastung von einem konkret durch Vorgesetzte geäußerten Verdacht auf aktuellen Alkoholkonsum und könnte für diesen Zweck vom Betriebsarzt vorgehalten werden.

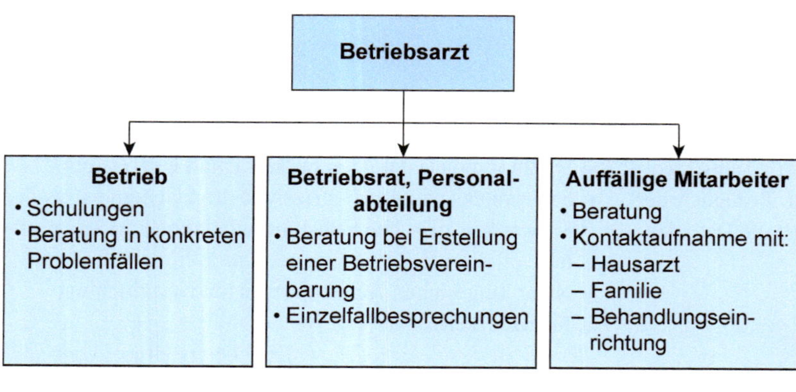

Abb. 25.1 Aufgaben des Betriebsarztes in der betrieblichen Suchtprävention [L143, G734]

- **EtG** (Ethylglucuronid) ist das direkte Stoffwechselprodukt des Alkohols und kann gleichfalls als Nachweis vorangegangenen Alkoholkonsums verwendet werden. EtG wird im Gegensatz zum Blutalkohol vom Körper langsamer abgebaut und daher mit zeitlicher Verzögerung über den Urin ausgeschieden. EtG kann nach vorangegangenem Alkoholkonsum bis zu 24 h im Plasma und bis zu 4 Tagen im Urin nachweisbar sein.
- **CDT** (Carbohydrate-Deficient-Transferrin) ist ein sehr spezifischer Laborparameter zur Identifizierung von chronisch erhöhtem Alkoholkonsum. Ein erhöhter Alkoholgenuss von täglich mehr als ca. 50–60 g reinem Alkohol über einen Zeitraum von mindestens 1–2 Wochen bewirkt einen Anstieg des CDT. Ein normaler Wert schließt jedoch einen chronisch erhöhten Alkoholkonsum nicht aus. Eine Normalisierung erhöhter CDT-Werte ist nach einer Alkoholabstinenz von ca. 2–4 Wochen zu erwarten.

CAVE

Diese Tests sind freiwillig.

Ist der Mitarbeiter allerdings nicht zur Testung bereit, kann es gleichwohl arbeitsrechtlich legitim sein, eine Alkohol-bedingte Beeinträchtigung als gegeben anzusehen, sofern entsprechende Indizien vorliegen. Der Vorgesetzte spricht dann für diesen Tag ein Beschäftigungsverbot aus. Das ist auch ohne Hinzuziehung eines Arztes möglich, empfehlenswert ist dann aber die Anwesenheit von Zeugen, wie z. B. dem Vertrauensmann oder Betriebsrat.

25.1.3 Mit Abhängigkeitsstörungen am Arbeitsplatz: Medikamente

In Deutschland sind etwa 1,4–1,5 Millionen Menschen von ärztlich verschriebenen Medikamenten abhängig. Wie bei Alkohol wird zwischen schädlichen Gebrauch und Abhängigkeit differenziert.

Beispiel

Einstiegsfragen bei einem Verdacht auf schädlichen Gebrauch von Medikamenten

- Bei welchen Beschwerden oder Störungen neigen Sie dazu, diese mit Medikamenten zu behandeln?
- Nehmen Sie hin und wieder zur Verbesserung Ihres allgemeinen Befindens oder Ihrer Stimmung Medikamente ein?
- Haben Sie schon mal die Erfahrung gemacht, dass diese Beschwerden wieder schlimmer geworden sind, sobald Sie die Medikamente weggelassen haben?

Tranquilizer und Hypnotika Typische Symptome sind Einschränkung von Reaktions- und Leistungsvermögen, Gedächtnis- und Merkfähigkeit, Schwindelgefühl, Müdigkeit, Muskelschwäche und Koordinationsstörungen (mit daraus folgendem Sturz- und Unfallrisiko) sowie Gefühlsverflachung und Unterschätzung von Gefahren. Bei Benzodiazepinen kann sich bereits bei Dosierungen im therapeutischen Bereich eine schwere körperliche Abhängigkeit entwickeln. Die Niedrigdosisabhängigkeit ist dadurch gekennzeichnet, dass keine Dosissteigerung erfolgt.

Analgetika (zentral und/oder peripher wirksam) Typische Symptome sind Dauerkopfschmerz und eine psychische Stimulation mit Unruhe und Reizbarkeit. Ist nach länger dauerndem Gebrauch eine Gewöhnung eingetreten, rufen die im Entzug auftretenden vegetativen Symptome, insbesondere der Entzugskopfschmerz, ein starkes Bedürfnis nach erneuter Einnahme des Mittels hervor.

Antidepressiva und Neuroleptika Typische Symptome sind Beeinträchtigung des Reaktionsvermögens, ggf. auch bei sachgemäßer Anwendung, Antriebsminderung oder Antriebssteigerung bis zur Selbstüberschätzung, zentralnervöse Begleiterscheinungen wie Schwindel, Störungen der Psychomotorik und Koordination.

MERKE

Die 4-K-Regel zur Vermeidung von Medikamentenabhängigkeit

- **Klare** Indikation (das Medikament nur einnehmen, wenn eine medizinische Notwendigkeit besteht)
- **Kleinste** notwendige Dosis
- **Kurze** Anwendung (maximal 14 Tage)
- **Kein** abruptes Absetzen

25.1.4 Mit Abhängigkeitsstörungen am Arbeitsplatz: illegale Drogen

Missbrauch oder Abhängigkeit von illegalen Drogen ist in der deutschen Bevölkerung im Vergleich zu Alkohol etwa 10-mal seltener anzutreffen. Am häufigsten fallen im Arbeitsleben Teenager bzw. junge Erwachsene mit einem exzessiven Cannabiskonsum auf. Seltener zeigt sich ein begründeter Verdacht auf den Konsum stimulierender illegaler Drogen wie Amphetamin, Metamphetamin oder Kokain und noch wesentlich seltener trifft man auf älter gewordene Drogenabhängige. Nahezu die Hälfte der Opiatabhängigen ist inzwischen in einem Methadonprogramm; gut adaptierte Substitutionspatienten fallen betrieblich oft gar nicht auf. Wenn Defizite auftreten, dann meist durch die Folgen eines Beigebrauchs.

Bezüglich der Eignungsbeurteilung gilt analog das für Alkohol Dargestellte, das Drogenscreening findet **mit Einverständnis des Mitarbeiters** im Urin statt. Um eine Beeinträchtigung der Arbeitsfähigkeit durch Drogenkonsum nachzuweisen, ist analog zur Alkometertestung allerdings eine Gaschromatographie/Massenspektrometrie (GC/MS)-Untersuchung auf die Wirksubstanz aus dem Blut erforderlich, das Ergebnis liegt dann erst ca. 2 Wochen später vor und kann daher letztlich nur zur nachträglichen arbeitsrechtlichen Aufarbeitung der Situation dienen.

INTERPROFESSIONELLES TEAM

- Im Fall einer Substitutionstherapie von Opioidabhängigen, z. B. mit Methadon, ist eine enge Abstimmung zwischen Betriebsarzt und behandelndem Arzt mit Befreiung von der Schweigepflicht hinsichtlich der Ergebnisse der dortigen Drogenscreenings unerlässlich, um sicherzugehen, dass die notwendige Compliance besteht.
- Allerdings: Die meisten missbräuchlichen Drogenkonsumenten sind nicht in ärztlicher Behandlung. In diesen Fällen können individuelle einzelvertraglich vereinbarte Konsumkontrollen geeignet sein, das Abstinenzverhalten zu unterstützen.

25.1.5 Exkurs: Gehirn-Doping am Arbeitsplatz

DEFINITION

Doping

Doping am Arbeitsplatz beschreibt die systematische Einnahme körperfremder Substanzen, um eine Leistungssteigerung bei der Ausübung der beruflichen Tätigkeit zu erreichen, ohne dass der Medikamentengebrauch hier medizinisch indiziert ist. Umgangssprachlich wird von „Gehirndoping", „Mind-Doping", „Brain booster" und „Enhancement" gesprochen.

Anders als im Leistungssport unterliegt „Doping am Arbeitsplatz" keinen Sanktionen, denn ein Dopingreglement gibt es nur für den Wettkampfsport. Im Fokus stehen dabei Psycho- und Neuropharmaka mit Zulassung zur Therapie von alters- und krankheitsbedingten kognitiven Beeinträchtigungen (➤ Tab. 25.1, ➤ Tab. 25.2).

CAVE

- Alle für vermeintliches Neuroenhancement benutzten Pharmaka haben Nebenwirkungen und toxikologische Risiken. Dazu gehört bei den Stimulanzien bei Gesunden auch die Gefahr der Abhängigkeit. Alle Risiken und Nebenwirkungen können sich nur durch einen Nutzen rechtfertigen, dessen Nachweis im Sinne von Neuroenhancement allerdings fehlt. Lediglich bei Methylphenidat war bei Gesunden eine stimulierende Wirkung festzustellen, die in etwa dem einer Tasse starken Kaffees entsprach.
- Risiken und Nebenwirkungsrate steigen deutlich mit Frequenz, Dauer und Dosis der konsumierten Substanzen und sind substanzspezifisch zu betrachten.

Tab. 25.1 Substanzen zur Verbesserung der kognitiven Fähigkeiten (nach DAK Gesundheitsreport 2009, 2015)

Wirkstoff/-klasse	Anwendungsgebiete	Wirkung	Nebenwirkungen evtl. mit Arbeitsplatzrelevanz
Psychostimulanzien			
Methylphenidat	Hyperkinetische Störung bzw. Aufmerksamkeitsdefizit/Hyperaktivitätsstörung (AD/HS) bei Kindern ab 6 Jahren und Weiterführung der Therapie bei Jugendlichen im Rahmen einer therapeutischen Gesamtstrategie. Inzwischen auch bei Erwachsenen zugelassen	Steigerung der Konzentrationsfähigkeit, Leistungs- und Entscheidungsbereitschaft, Unterdrückung von Müdigkeit	Schlafstörungen, Nervosität, Kopfschmerzen, Inappetenz, Magen-Darm-Beschwerden, bei Überdosierung Euphorie
Modafinil	Narkolepsie mit und ohne Kataplexie, off-label bei Schlafapnoe, Schichtarbeiter-Syndrom, chronisches Müdigkeitssyndrom	Verbessert die Wachheit und Vigilanz (Daueraufmerksamkeit) während des Tages	Nervosität, Kopfschmerzen, ungeeignet zum Ausgleich chronischen Schlafmangels
Antidementiva			
Piracetam	Chronische hirnorganisch bedingte Leistungsstörungen im Rahmen eines therapeutischen Gesamtkonzepts bei demenziellen Syndromen mit Gedächtnis-, Konzentrations-, Denkstörungen, vorzeitiger Ermüdbarkeit, Antriebs-, und Motivationsmangel, Affektstörungen	Verbesserung kognitiver Fähigkeiten durch Anregung des Hirnstoffwechsels	„smart drug", laut Cochrane-Review relativ wirkungslos
Donepezil, Rivastigmin, Galantamin (alle Cholinesterasehemmer)	Leichte bis mittelschwere Alzheimer-Demenz	Verzögert das Fortschreiten der Verschlechterung der geistigen und Alltagskompetenzen	Übelkeit, Erbrechen, Durchfall
Memantin	Moderate bis schwere Alzheimer-Demenz	Verbesserung von Lernen, Erinnern und der Fähigkeit zur Alltagsaktivität	Schwindel, Verstopfung, RR-Anstieg, Kopfschmerzen, Müdigkeit

Tab. 25.2 Substanzen zur Verbesserung des psychischen Wohlbefindens (nach DAK Gesundheitsreport 2009, 2015)

Wirkstoff/-klasse	Anwendungsgebiete	Wirkung	Nebenwirkungen evtl. mit Arbeitsplatzrelevanz
Antidepressiva (selektive Serotonin-Wiederaufnahmehemmer)			
Citalopram, Fluoxetin und andere selektive Serotonin-Wiederaufnahmehemmer (SSRI)	Mittelgradige oder schwere depressive Episode, Zwangsstörungen, Essstörungen wie Bulimie	Wirkt stimmungsaufhellend und steigert Antrieb/Handlungsbereitschaft	Unruhe, Angst, Desorientiertheit, Schlafstörungen, Störungen der Sexualfunktionen
β-Rezeptorenblocker			
z. B. Metoprolol	Hypertonie, Herzinsuffizienz, ischämische bzw. koronare Herzkrankheiten, Migräneprophylaxe, Angststörungen (off-label use)	Hemmung der aktivierenden Wirkung von Adrenalin und Noradrenalin und damit Dämpfung des stimulierenden Effekts des Sympathikus auf das Herz	Impotenz bei Männern, Schwindel

25.1.6 Fahreignung bei Abhängigkeitsstörungen

➤ Tab. 25.3, ➤ Tab. 25.4

Tab. 25.3 Auszug aus Anlage 4 Fahrerlaubnisverordnung – Alkohol

Alkohol	Fahrerlaubnis für „Privatfahrer": Klassen A, A1, A2, B, BE, AM, L, T (d. h. Pkw bis 3,5 t, Krafträder)	Fahrerlaubnis für „Berufsfahrer": Klassen C, C1, CE, C1E, D, D1, DE, D1E, FzF (d. h. Kfz über 3,5 t und Fahrerlaubnis zur Fahrgastbeförderung)
Missbrauch: Das Führen von Fahrzeugen und die Fahrsicherheit beeinträchtigender Alkoholkonsum können nicht hinreichend sicher getrennt werden.	Nein	Nein
Nach Beendigung des Missbrauchs	Ja, wenn die Änderung des Trinkverhaltens gefestigt ist	Ja, wenn die Änderung des Trinkverhaltens gefestigt ist
Abhängigkeit	Nein	Nein
Nach Abhängigkeit (Entwöhnungsbehandlung)	Ja, wenn die Abhängigkeit nicht mehr besteht und in der Regel 1 Jahr Abstinenz nachgewiesen ist	

Tab. 25.4 Auszug aus Anlage 4 Fahrerlaubnisverordnung – Betäubungsmittel, andere psychoaktiv wirkende Stoffe und Arzneimittel

Betäubungsmittel, andere psychoaktiv wirkende Stoffe und Arzneimittel	Fahrerlaubnis für „Privatfahrer": Klassen A, A1, A2, B, BE, AM, L, T (d. h. Pkw bis 3,5 t, Krafträder)	Fahrerlaubnis für „Berufsfahrer": Klassen C, C1, CE, C1E, D, D1, DE, D1E, FzF (d. h. Kfz über 3,5 t und Fahrerlaubnis zur Fahrgastbeförderung)
Einnahme von Betäubungsmitteln im Sinne der Betäubungsmittelgesetzes (ausgenommen Cannabis)	Nein	Nein
Regelmäßige Einnahme von Cannabis	Nein	Nein
Gelegentliche Einnahme von Cannabis	Ja, wenn Trennung von Konsum und Fahren und kein zusätzlicher Gebrauch von Alkohol oder anderen psychoaktiv wirkenden Stoffen, keine Störung der Persönlichkeit, kein Kontrollverlust	
Abhängigkeit von Betäubungsmitteln im Sinne des Betäubungsmittelgesetzes oder von anderen psychoaktiv wirkenden Stoffen	Nein	Nein
Missbräuchliche Einnahme (regelmäßig übermäßiger Gebrauch) von psychoaktiv wirkenden Arzneimitteln und anderen psychoaktiv wirkenden Stoffen	Nein	Nein
Nach Entgiftung und Entwöhnung	Ja, nach einjähriger Abstinenz	Ja, nach einjähriger Abstinenz
Dauerbehandlung mit Arzneimitteln		
Vergiftung	Nein	Nein
Beeinträchtigung der Leistungsfähigkeit zum Führen von Kraftfahrzeugen unter das erforderliche Maß	Nein	Nein

KAPITEL

26 Urologie und Arbeitsplatz

Dennis Nowak, begutachtet von Ulrike Zwergel

Kernaussagen

- Berufsbedingte entzündliche und maligne Erkrankungen der Harnwege und Harnblase können durch aromatische Amine und polyzyklische aromatische Kohlenwasserstoffe verursacht werden.

DEFINITION

Berufskrankheiten

- **BK 1301:** Schleimhautveränderung, Krebs oder andere Neubildungen der Harnwege durch aromatische Amine
- **BK 1321:** Schleimhautveränderungen, Krebs oder andere Neubildungen der Harnwege durch polyzyklische aromatische Kohlenwasserstoffe bei Nachweis der Einwirkung einer kumulativen Dosis von mindestens 80 Benzo(a)pyren-Jahren [(µg/m^3) × Jahre].

26.1 Entzündliche Schleimhautveränderungen

Entzündliche Veränderungen der Schleimhäute von Harnwegen und Blase, ggf. mit okkulter oder sichtbarer Hämaturie, können beruflich verursacht werden durch:

- Aromatische Amine
- Polyzyklische aromatische Kohlenwasserstoffe (PAK)

26.2 Papillome und Karzinome des Urothels

Papillome und Urothelkarzinome, die sich mit Mikro- oder Makrohämaturie manifestieren, können beruflich verursacht werden durch:

- Aromatische Amine
- Polyzyklische aromatische Kohlenwasserstoffe (PAK)

DEFINITION

Für entzündliche Schleimhautveränderungen, Papillome und v. a. Urothelkarzinome relevante aromatische Amine

- Beta-Naphthylamin
- Benzidin
- 4-Aminodiphenyl
- o-Toluidin
- 4-Chlor-o-Toluidin

Sukzessive Verbote bis 1993 (o-Toluidin 2013). Früherer Einsatz in chemischer Industrie als Vorläufersubstanzen zur Herstellung von Azofarbstoffen oder Isocyanaten bzw. Polyurethanen, in Friseurchemikalien oder als Härter für Epoxidharze. Inkorporierte Azofarbstoffe setzen durch reduktive Spaltung wieder aromatische Amine frei.

EVIDENZ

Berufliche Tätigkeiten/Expositionen, die zu entzündlichen Schleimhautveränderungen, Papillomen und Urothelkarzinomen führen können

Expositionen gegenüber aromatischen Aminen

- Gummiindustrie (Alterungsschutz, Vulkanisierungsbeschleuniger) Beta-Naphthylamin bis Ende ca. 1990, o-Toluidin bis 2013
- Textilindustrie (Azofarbstoffe bis 1972)
- Lederindustrie (Azofarbstoffe bis ca. 2000)
- Friseure (Haarfarben bis 1978)
- Maler, Lackierer (Azofarbstoffe bis 1960, Holzschutz [Carbolineum] bis 1992)
- Parkettleger (Steinkohleteerhaltiger Kleber bis ca. 1970)
- Straßenbau, Dachdecker (Teerprodukte bis ca. 1970)
- Kokereiarbeiter (Teerprodukte)
- Schreiner (Azofarbstoffe in Holzbeizen bis ca. 1975)
- Gießereien (pyrolytische Zersetzung polyurethangebundener Sandkerne: PUR-Cold-Box-Verfahren)
- Eingefärbte Kraftstoffe und Schmierfette (bis ca. 1990)

Expositionen gegenüber polyzyklischen aromatischen Kohlenwasserstoffen (PAK)

- Kokereirohgase klassischerweise in folgenden Betrieben/Betriebsteilen:
  - Schwelung (450–700 °C) und Verkokung (über 700 °C) von Kohle

  - Füllwagenfahrer, Einfeger (Deckenmann), Steigrohrreiniger, Teerschieber
  - Druckmaschinen-, Kokskuchenführungswagenfahrer, Koksüberleitungsmaschinist
  - Löschwagenfahrer, Türmann, Rampenmann
  - Wartung von Rohgasleitungen, bei Möglichkeit des Freiwerdens von Gasen
  - Teerraffinerien, Elektrographitindustrie, Aluminiumherstellung
  - Eisen-, Stahlerzeugung, Gießereien, Straßenbau, Dachdecker, Schornsteinfeger
- Polyzyklische aromatische Kohlenwasserstoffe in zahlreichen weiteren Branchen (alphabetisch):
  - Abbruchbetriebe, Asphaltmischanlagen, Aluminiumindustrie, Bauindustrie, Bootsbau, Böttchereibetriebe, Braunkohlenteer-Raffinerien, Braunkohlenschwelereien, Brikettherstellung, Chemieindustrie, Dachpappenherstellung, Dachdeckerbetriebe, Druckindustrie, Elektrographitindustrie, Feuerungsbau, Feuerfestindustrie, Fischnetzherstellung, Fugenverguss, Gaserzeugung, Gießereiindustrie, Gummiindustrie, Hafenbetriebe, Holzimprägnierung, Hüttenindustrie, Isolierbetriebe, Kfz-Schlosser-Betriebe, Korksteinherstellung, Lackierereien, Metallindustrie, Mineralölraffinerien, optische Industrie, Parkett- und Holzpflasterverlegung, Räuchereien, Schornsteinfeger, Schuhmacher, Stahlerzeugung, Steinkohlenkokereien, Steinkohlenterraffinerien, Straßenbau, Textilindustrie

26.3 Mit urologischen Erkrankungen am Arbeitsplatz

Zum Erhalt der Arbeitskraft sollte ein Antrag auf eine stationäre Rehabilitation bei der zuständigen Rentenversicherung gestellt werden. Bei Diskrepanzen zwischen körperlicher Leistungsfähigkeit und körperlicher Belastung am Arbeitsplatz sollte der Betriebsarzt eingeschaltet werden.

Bei dauerhaft eingeschränktem beruflichem Leistungsvermögen sollte an einen Antrag auf Schwerbehinderung gedacht werden. Bei fortschreitendem Krankheitsbild muss auch eine Frühberentung (Antrag auf Erwerbsunfähigkeit bei der Rentenversicherung) erwogen werden.

Die sozialmedizinische Einschätzung erfolgt entsprechend der Aufstellung in der „Sozialmedizinischen Begutachtung für die Gesetzliche Rentenversicherung", differenziert nach den funktionellen Einschränkungen bei den einzelnen Krankheitsbildern: Harnsteine, Urogenitalinfektionen, Harninkontinenz, Harnblasenentleerungsstörungen, Nierentumoren, Harnblasenkarzinom, Prostatakarzinom, Hodentumoren.

KAPITEL

27 Zu guter Letzt: Umweltmedizinische Aspekte am Arbeitsplatz

Dennis Nowak, begutachtet von Gerhard Andreas Wiesmüller

Kernaussagen

- Umweltmedizinische Erkenntnisse basieren auf toxikologischen und auf epidemiologischen Daten.
- Vom medizinischen Zugang her gibt es zwei Ansätze:
  - **Präventivmedizinisch-hygienisch** mit bevölkerungsbezogenem Ansatz
  - **Klinische** Umweltmedizin mit individualmedizinischer Betreuung von Patienten mit Beschwerden oder auffälligen Untersuchungsbefunden, die von ihnen selbst oder ärztlicherseits mit Umweltfaktoren in Verbindung gebracht werden
- Der zweite Ansatz ist Gegenstand des vorliegenden Kapitels.

Vom Menschen unabhängige Umweltkrisen gibt es seit Jahrmillionen – Vulkanausbrüche, Meteoriteneinschläge, Kometenschauer, Eiszeiten und andere. Seit Beginn der Industrialisierung spielen bei Umweltkatastrophen zusätzlich menschliche und technische Fehler eine Rolle. Hier sind sowohl am Unfallort Tätige, Aufräumtrupps als auch langfristig Umweltexponierte betroffen.

Beispiel

Umweltmedizinische Katastrophen

- Seveso (Italien), 10.7.1976: Austritt von Dioxin → Chlorakne, Fehlbildungen ↑
- Bhopal (Indien), 3.12.1984: Austritt von Methylisocyanat → 500 000 Verletzte, wohl 15 000 Tote
- Tschernobyl (Sowjetunion, heute Ukraine), 26.4.1986: Reaktorunfall → Strahlenkrankheit, Schilddrüsentumoren ↑, Zahl der Toten strittig

Bei den meisten klinisch-umweltmedizinischen Fragestellungen, so auch bei denen mit Arbeitsplatzbezug, geht es heute um die Risikobewertung von **Mischexpositionen im Niedrigdosisbereich.** Hierbei gibt es zwei Probleme:

- Die gesundheitliche Risikobewertung beschäftigt sich ganz überwiegend mit der Evaluierung von Einzelsubstanzen und nimmt bei Kombinationswirkungen oft vereinfachend einen additiven Effekt an. Mit zunehmender Komplexität von Stoffgemischen zeigen sich jedoch auch **antagonistische** oder **synergistische Effekte,** sodass u. U. eine niedrigere oder höhere Toxizität als bei der bloßen Addition der Effekte der Einzelsubstanzen resultiert.
- Menschen reagieren unterschiedlich empfindlich auf chemische und physikalische Einflüsse aus der Umwelt. Arbeits- und umweltmedizinische Grenzwerte gelten prinzipiell für Gesunde, nicht für „Hyper-Suszeptible".
- Gesteigerte Empfindlichkeiten sind aus der Allergologie gut bekannt und dokumentiert, während sich umweltmedizinische Krankheitsbilder wie Multiple Chemikalienüberempfindlichkeit oder Mobilfunk-Sensitivität bislang dem wissenschaftlichen Nachweis entziehen.

27.1 Diagnostik in der Umweltmedizin

Die **sorgfältige, detaillierte** und **umfassende Beschwerde-, Symptom- und Umweltanamnese** ist – wie in der Arbeitsmedizin die Arbeitsanamnese (➤ Kap. 10) – das Kernstück der Diagnostik. Die Vielfalt der Beschwerdekonstellationen und der Szenarien erlaubt kein starres Vorgehen. Ein praxisnahes Schema, welches einerseits „Toxen und Noxen", andererseits zugleich und initial (!) aber auch somatische, somatoforme und andere psychiatrische Störungen mit Umweltbezug berücksichtigt, ist in ➤ Abb. 27.1 dargestellt.

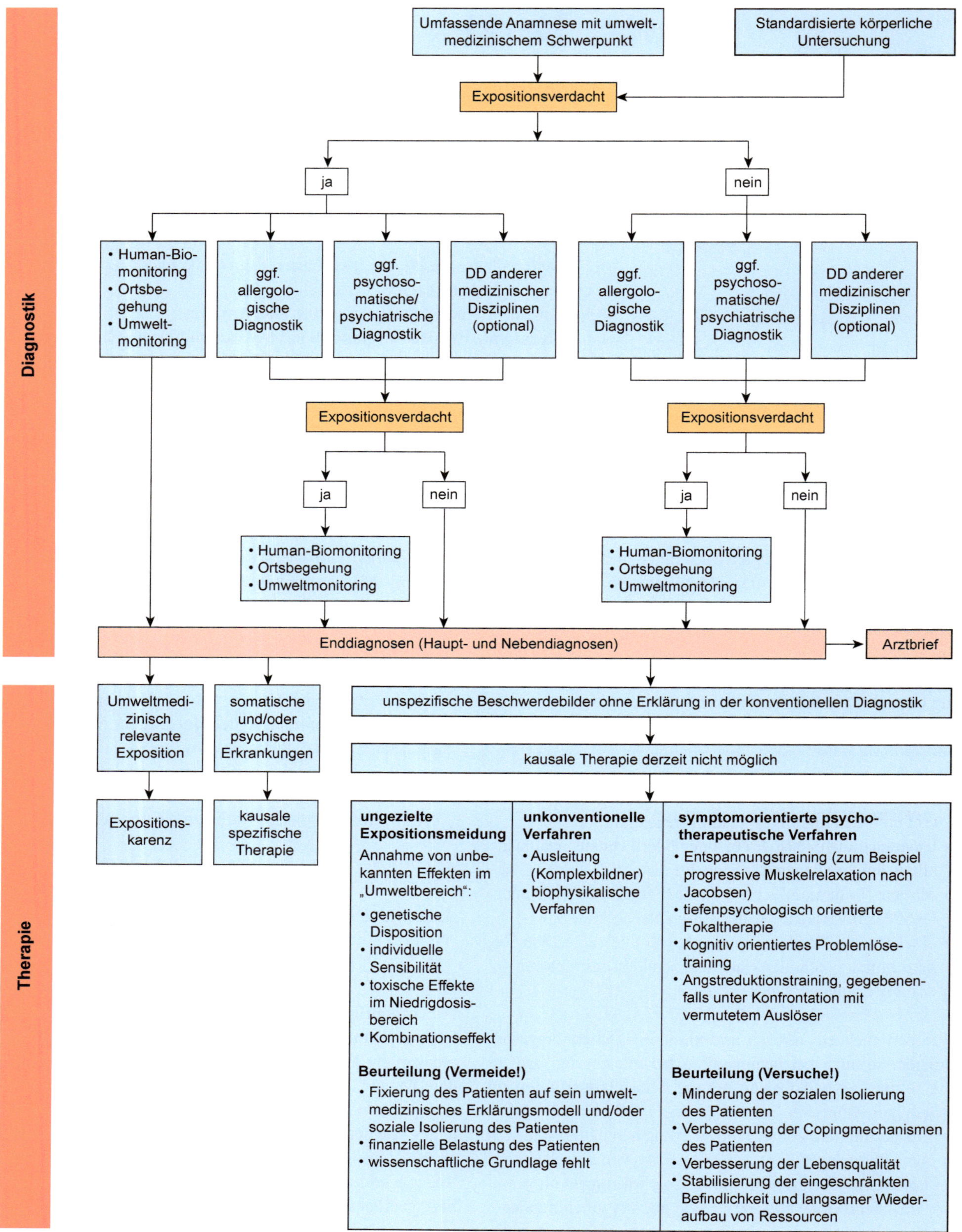

Abb. 27.1 Untersuchungsgang und Therapiemöglichkeiten in der Umweltmedizin [L143, G733]

27.1.1 Umweltanamnese

Bei der gezielten Umweltanamnese haben sich folgende 4 „W-Fragen" bewährt:

Wo? (Expositionsort) Wohninnenraum, Wohnumfeld, Arbeitsplatz, Kindergarten/Schule, Kraftfahrzeuginnenraum etc.
Woher? (Quellen) Abfall, Altlast/Deponie, Baustoffe, Bedarfsgegenstände, Bekleidung/Schmuck, Dentalwerkstoffe, Industrie/Gewerbe, Raumausstattung, Verkehr, Strom-, Wärme- und Wasserversorgung etc.
Wie? (Medien/Belastungspfad) Trinkwasser, Oberflächenwasser, Badewasser, Boden, Außenluft, Innenraumluft, Lebensmittel, zahnärztliche Werkstoffe etc.
Was? (Belastungsfaktoren) Allergene, Amalgam, Asbest, künstliche Mineralfasern, Staub, Dämpfe, Gase, Rauche, Dioxine, elektromagnetische Felder, Formaldehyd, Raumklima, Holzschutzmittel, Gerüche, Lärm, Pflanzenbehandlungs-/Schädlingsbekämpfungsmittel, Lösungsmittel, Schwermetalle, Ozon, PCB, Radioaktivität, Schimmelpilze, UV-Strahlung etc.

27.1.2 Human-Biomonitoring

Das Human-Biomonitoring, also die Bestimmung von Gefahrstoffen, deren Metaboliten und biologischen Effektparametern in humanbiologischen Materialien hat sich als bedeutendes diagnostisches Instrument etabliert. Es kommt in der Umweltmedizin im Wesentlichen in folgenden **Situationen** zum Einsatz:

- Erweiterte Diagnostik „umweltmedizinischer" Patienten zur Abklärung der Frage, ob ihre Erkrankung oder gesundheitliche Beanspruchung in Verbindung mit einer erhöhten Gefahrstoff-Exposition stehen könnte
- Untersuchung einzelner Personen oder Personengruppen, ohne klinische Beanspruchung, für die der Verdacht einer erhöhten Gefahrstoffexposition besteht
- Untersuchung von Bevölkerungsgruppen im Rahmen epidemiologischer Studien zur Gefahrstoffbelastung zu einem bestimmten Zeitpunkt oder im zeitlichen Verlauf sowie zur Abklärung möglicher Einflussfaktoren. Hieraus können auch Referenz- und Grenzwerte gewonnen werden.

Bei der Bewertung von Human-Biomonitoring-Werten sind folgende Definitionen wichtig:

DEFINITION

Human-Biomonitoring

Referenzwert
Der Referenzwert für einen chemischen Stoff in einem Körpermedium (z. B. Blut, Urin) ist ein Wert, der aus einer Reihe von entsprechenden Messwerten einer Stichprobe aus einer definierten Bevölkerungsgruppe nach einem vorgegebenen statistischen Verfahren abgeleitet wird. Es handelt sich dabei um einen rein statistisch definierten Wert, der die Konzentration dieses Stoffes im betreffenden Körpermedium für diese Bevölkerungsgruppe zum Zeitpunkt der Durchführung der Untersuchung beschreibt. Im Allgemeinen wird dabei das 95. Perzentil der Konzentrations-Häufigkeitsverteilung in einer solchen Bevölkerungsstichprobe als Referenzwert verwendet. Er dient der Einordnung eines Messwerts, eine gesundheitliche Bewertung kann jedoch nicht abgeleitet werden.

Human-Biomonitoring (HBM) I-Wert
Er entspricht der Konzentration eines Stoffes in einem Körpermedium, bei dessen Unterschreitung nach dem aktuellen Stand der wissenschaftlichen Erkenntnis nicht mit einer gesundheitlichen Beeinträchtigung zu rechnen ist und sich somit kein Handlungsbedarf ergibt. Eine Überschreitung von HBM I sollte Anlass sein, den Befund durch weitere Messungen zu kontrollieren, sowie bei Bestätigung des Werts der Ursache für die Erhöhung nachzugehen und ggf. für die Überschreitung verantwortliche Belastungsquellen, soweit unter Wahrung der Verhältnismäßigkeit sinnvoll, zu mindern oder zu eliminieren.

Human-Biomonitoring (HBM) II-Wert
Dieser Wert wird definiert als die Konzentration eines Stoffes in einem Körpermedium, bei deren Überschreitung eine für den Betroffenen als relevant anzunehmende gesundheitliche Beeinträchtigung möglich ist. Bei Überschreitung von HBM II sind eine umweltmedizinische Betreuung und Beratung des Betroffenen zu veranlassen und möglichst umgehend Maßnahmen zur Minderung der Belastung zu ergreifen.

Biologischer Grenzwert (BGW)
Es handelt sich um den Grenzwert für beruflich Exponierte für die toxikologisch-arbeitsmedizinisch abgeleitete Konzentration eines Stoffes, seines Metaboliten oder eines Beanspruchungsindikators im entsprechenden biologischen Material. Er gibt an, bis zu welcher Konzentration die Gesundheit von Beschäftigten im Allgemeinen nicht beeinträchtigt wird. Wie bei den Arbeitsplatzgrenzwerten (AGW) wird in der Regel eine Stoffbelastung von maximal 8 h täglich und 40 h wöchentlich zugrunde gelegt.

CAVE

Human-Biomonitoring
Die Überschreitung des (statistischen) Referenzwerts hat per se keine gesundheitliche Aussagekraft.

27.2 Umweltmedizin am Arbeitsplatz

Umweltassoziierte Gesundheitsstörungen kommen auch am Arbeitsplatz vor – teilweise beruflich isoliert, teilweise beruflich und privat als Manifestationsort unter mehreren.

27.2.1 Sick-Building-Syndrom (SBS)

Das Sick-Building-Syndrom gehört zu den **gebäudebezogenen Gesundheitsstörungen:** Nutzer eines Gebäudes, die über Befindlichkeitsstörungen an Augen, oberen und unteren Atemwegen, Haut und mitunter ZNS klagen, erfüllen die Klassifikation eines Sick-Building-Syndroms.

Das Fehlen einer präziseren Definition lässt das Phänomen kritisch betrachten. Als mögliche Ursachen werden physikalische, chemische, biologische, psychosoziale und personengebundene Einflussfaktoren diskutiert. Meist liegt ein **multifaktorielles Geschehen** vor (z. B. Arbeitsplatzunzufriedenheit mit Klagen über Raumklima, Ausgasungen aus Möbeln oder Teppichen, Großraumbüros mit Klimamonotonie, geringe Wertschätzung, geringer Handlungsspielraum, monotone Tätigkeit, ungünstige Ergonomie, persönliche Disposition und psychosoziale Gegebenheiten).

CAVE

Sick-Building-Syndrom

Auch wenn das Sick-Building-Syndrom kein ursächlich klar definiertes Phänomen ist, kann es zu Arbeitsunfähigkeitszeiten mitunter epidemischen Ausmaßes führen.

Das **praktische Vorgehen** beinhaltet eine Abschätzung von Prävalenz, Verteilungsmuster und Art der Beschwerden sowie eine technische Charakterisierung des Gebäudes mit Prüfung des Wartungszustands der technischen Anlagen, v. a. einer vorhandenen Klimaanlage. Ein „Runder Tisch" mit internen Vertretern (Betroffene, Betriebsleitung, Betriebsrat, Sicherheitsfachkraft, Betriebsarzt, möglichst Betriebspsychologe) und externen Vertretern (Klimaingenieur, Arbeitsmediziner, Hygieniker) ermöglicht oft ein pragmatisches zielorientiertes Vorgehen.

INTERPROFESSIONELLES TEAM

Präventive Tipps zur Vermeidung von SBS-Problemen:

- Regelmäßige Reinigung des Gebäudes und Wartung der Klimaanlage
- „Freie" Beeinflussung des Raumklimas durch Gebäudenutzer
- Minimierung relevanter Fremdstoffe in der Innenraumluft (kein Passivrauch, keine stark emittierenden Teppichkleber oder Möbel, keine „Raumluftverbesserer", konsequentes Lüften v. a. nach Renovierungsmaßnahmen)
- Ernstnehmen der subjektiv gefundenen Raumluftqualität und der gesundheitlichen Beschwerden
- Adäquate fachärztliche Diagnostik von erkrankten Gebäudenutzern
- Grundsätze der Arbeitspsychologie beachten: Hoher Handlungsspielraum und hohe Wertschätzung minimieren das Risiko eines SBS.

27.2.2 Building-Related Illness (BRI)

Building-Related Illness bezeichnet definierte Krankheitsbilder, die in **Abhängigkeit vom Aufenthalt in einem Gebäude** auftreten und für die Ursache und Pathophysiologie bekannt sind. Hierzu zählen u. a.:

- Gebäudebezogene Infektionskrankheiten, z. B. Legionellose
- Gebäudebezogene immunologische Erkrankungen, z. B. exogen-allergische Alveolitis
- Gebäudebezogene Krebserkrankungen, z. B. Lungenkrebs durch geogenes Radon

27.2.3 Multiple Chemikalienüberempfindlichkeit (MCS)

DEFINITION

Die multiple Chemikalienüberempfindlichkeit oder Multiple Chemical Sensitivity (MCS) ist durch eine von den Betroffenen subjektiv erlebte Überempfindlichkeit schon auf kleinste Konzentrationen vieler unterschiedlicher Chemikalien charakterisiert, die in der alltäglichen Lebensumwelt angetroffen werden, ohne dass Allergien gegen oder Intoxikationen durch die entsprechenden Stoffe nachgewiesen werden können.

Ätiologie und Pathogenese von MCS sind trotz jahrzehntelanger Forschungsaktivitäten in diesem Bereich nicht eindeutig geklärt und Gegenstand kontroverser Diskussionen. Da objektive organpathologische oder abnorme Laborbefunde bei den Patienten meist nicht vorliegen bzw. nicht erhoben werden können, es kein einheitliches Beschwerdemuster gibt, und sich die – unspezifischen – Beschwerden nahezu ausschließlich im subjektiven Bereich abspielen, hat MCS bislang nicht den Status einer eigenen medizinischen Entität erlangt. Die „Diagnose" einer MCS sagt nichts über die Kausalität aus. Doppelblinde Provokationsstudien sprechen gegen einen kausalen Zusammenhang zwischen chemischen Auslösern und Symptomen.

Die Patienten nehmen ihre Beschwerden als bedrohlich wahr, sodass sie medizinische Hilfe und oft die Legitimation als „Umweltkranke" suchen, die sie aber in der klassischen naturwissenschaftlich orientierten Hochschulmedizin nicht finden. Viele Patienten nehmen weite Wege und hohe Kosten in Kauf, um sich beraten und/oder behandeln zu lassen. „Life style changes" wie Umzug, Trennung, Ernährungsumstellung, sozialer Rückzug führen – oft nur vorrübergehend – zu einer Entlastung von der befürchteten Bedrohung, haben aber erhebliche soziale und finanzielle Folgen. Dies führt meistens zu einem Circulus vitiosus.

Viele Studien beschreiben eine hohe psychiatrische Komorbidität, hauptsächlich mit somatoformen, depressiven und Angststörungen. Es existieren nur wenige valide Therapiestudien. Basierend auf der Annahme einer Konditionierung der Beschwerden könnten kognitiv-behaviorale Techniken mit Erlernen von Coping-Strategien und eine verhaltenstherapeutische Desensibilisierung hilfreich sein.

27.2.4 Mobilfunk-Sensitivität

Einzelne Menschen berichten, athermische Effekte des Mobilfunks – sowohl von Mobilfunkmasten als auch von Mobiltelefonen – wahrnehmen zu können und abhängig von der Exposition unter unspezifischen Körperbeschwerden zu leiden. Wissenschaftliche Belege für einen Zusammenhang zwischen Mobilfunkfrequenzen und Befinden, Schlafqualität, Aufmerksamkeitsleistung existieren bislang nicht (Stand bei Drucklegung). Doppelt verblindete Expositionsstudien ergaben bislang keinen Beleg für die Existenz einer objektivierbaren Mobilfunk-Sensitivität.

Ein mehrgleisiges pragmatisches Vorgehen ist mitunter von Nutzen:

- Reduktion der vermeidbaren Feldbelastung (Geräte mit niedrigen Spezifischen Absorptions-Raten [SAR-Werten] wählen, Headset verwenden, möglichst Festnetztelefon verwenden)
- Psychotherapie zur Stärkung der Ressourcen

27.2.5 Beschwerden durch Drucker- und Kopierer-Emissionen („Tonerkrankheit")

Im Umgang mit Laserdruckern und Kopierern sind als mögliche belastende Komponenten einerseits der **pulverförmige Toner,** andererseits die beim Betrieb der Geräte auftretenden **Emissionen** zu unterscheiden. Eine relevante Exposition gegenüber Tonerstaub tritt in der Regel lediglich bei der Gerätewartung oder im Herstellungsprozess auf; hier können die Gesamtstaubwerte durchaus erhebliche Konzentrationen erreichen.

Die beim Betrieb von Laserdruckgeräten auftretenden Konzentrationen partikulärer Emissionen (meist Ultrafeinstaub) sind in Abhängigkeit von Druckermodell und räumlicher Umgebung sehr variabel, bei stark emittierenden Geräten können kurzzeitige Konzentrationsspitzen von über 100 000 Partikeln pro cm^3 erreicht werden.

Beim Drucken und Kopieren, insbesondere mit extrem hohem Durchsatz und in nicht belüfteten Räumen, kann es zu intermittierenden Reizerscheinungen der Schleimhäute kommen. Die Frage nach der chronisch potenziell krankmachenden Wirkung von Drucker- und Kopiereremissionen ist nach wie vor Gegenstand der Diskussion, die aktuelle epidemiologische Forschung zeigt bislang keine chronischen gesundheitlichen Effekte. Publizierte Kasuistiken sind sehr heterogen, wenig überzeugend und stellen bis dato keinen schlüssigen Kausalzusammenhang mit chronischen Krankheitsbildern dar.

CAVE

Auch wenn bislang ein chronisch krankmachender Effekt von Drucker- und Kopiereremissionen nicht gezeigt werden konnte,

- scheint es klug, Patienten mit Drucker-assoziierten Beschwerden von den sie belastenden Geräten zu trennen, um betriebliche Eskalationen zu vermeiden. Frühzeitiges Einschalten des Betriebsarztes ist sinnvoll.
- heißt es nicht, dass solche Effekte ausgeschlossen sind – Augen auf für Neues!
- sollte man unter Präventivaspekten emissionsarme Drucker wählen (z. B. Blauer Engel).

27.2.6 Beschwerden durch Emissionen von Schimmelpilzen, Toxic-Mould-Syndrom

Schimmelpilzwachstum im Innenraum ist als ein potenzielles Gesundheitsrisiko zu betrachten, auch ohne dass ein quantitativer und/oder kausaler Zusammenhang zwischen dem Vorkommen einzelner Arten und Gesundheitsbeschwerden gesichert werden kann. Abgesehen von der allergischen bronchopulmonalen Aspergillose (ABPA) und den durch Schimmelpilze kausal verursachten Mykosen liegen lediglich ausreichende Evidenzen für folgende Assoziationen von Feuchte-/Schimmelschäden und unterschiedlichen Gesundheitseffekten vor: allergische Atemwegserkrankungen, Asthma (Manifestation, Progression, Exazerbation), allergische Rhinitis, exogen-allergische Alveolitis, Begünstigung von Atemwegsinfekten/Bronchitis.

Das Infektionsrisiko von den in Innenräumen vorkommenden Schimmelpilzarten ist für gesunde Personen gering. Das sensibilisierende Potenzial ist im Vergleich zu anderen inhalativen Umweltallergenen wie Pollen oder Tierepithelien als deutlich geringer einzuschätzen.

CAVE

Besonders gegenüber Schimmelpilzexpositionen zu schützende Personen

Besonders zu schützende Risikogruppen bezüglich eines Infektionsrisikos sind Personen unter Immunsuppression (nach der Einteilung der Kommission für Krankenhaushygiene und Infektionsprävention [KRINKO] beim Robert Koch-Institut [RKI]) und Personen mit Mukoviszidose (zystischer Fibrose) sowie bezüglich eines Sensibilisierungs-/Allergierisikos Asthmatiker und Personen mit Mukoviszidose.

Ob Schimmelpilze im Einzelfall im Innenraum **Toxine** bilden, hängt von Umgebungs- und Wachstumsbedingungen und hier v. a. vom Substrat ab. Nach aktuellem Wissensstand liegen die Mykotoxinkonzentrationen auch bei starkem Schimmelbefall in Innenräumen deutlich unterhalb der Wirkschwellen für spezifische toxische Effekte. Bei Schimmelbefall können Reizungen der Schleimhaut der Augen und Atemwege auftreten. Von **Geruchswirkungen und/oder Befindlichkeitsstörungen** kann bei Feuchte-/Schimmelschäden im Innenraum grundsätzlich jeder betroffen sein. Hierbei handelt es sich nicht um eine Gesundheitsgefährdung im engeren Sinne, sondern um eine (vermeidbare) Belästigung. Prädisponierende Faktoren für Geruchswirkungen können genetische und hormonelle Einflüsse, Prägung, Kontext und Adaptationseffekte sein. Prädisponierende Faktoren für Befindlichkeitsstörungen können Umweltbesorgnisse, -ängste, -konditionierungen und -attributionen sowie eine Vielzahl von Erkrankungen sein.

CAVE

Schimmel als hygienisches Problem

Schimmelbefall in Innenräumen ist ein hygienisches Problem und sollte – unabhängig von Symptomen der Raumnutzer – Anlass sein, die Ursache zu finden und zu beheben.

Die rationale Diagnostik beinhaltet die Anamnese, eine körperliche Untersuchung, eine konventionelle Allergiediagnostik (Prick, spezifische IgE bei Asthma/Rhinitis, spezifische IgG bei Verdacht auf exogen allergische Alveolitis oder Verdacht auf bronchopulmonaler Aspergillose), Lungenfunktionsdiagnostik, ggf. Provokationstestungen. Hinsichtlich Mykotoxine existieren zurzeit keine brauchbaren und validierten Testverfahren, die in der klinischen Diagnostik eingesetzt werden könnten.

CAVE

Vorsicht mit Attesten

Vorsicht mit medizinisch fragwürdigen Attesten, „ein sofortiger Auszug aus der schimmelbelasteten Wohnung" sei dringend erforderlich. Kommt es zum Streitfall mit dem Vermieter, bleibt der Patient oft auf den Hotel- und Umzugskosten sitzen. Klüger ist ein dem medizinischen Risiko angepasstes und nicht überstürztes Vorgehen.

27.2.7 Aerotoxisches Syndrom

Unter diesem Begriff werden mögliche Gesundheitsschädigungen diskutiert, die durch **Verunreinigung der Atemluft** in **der Kabine von Passagierflugzeugen** ausgelöst werden können. Angeschuldigt werden Triebwerksölbestandteile oder deren thermische Zersetzungsprodukte, die über die Triebwerkszapfluft ins Flugzeuginnere gelangen und geruchlich als „smell events" oder „fume events" wahrnehmbar sind. Sensorisch wird von „Öl/alten Socken/Käse(füßen)" gesprochen.

Toxikologisch ist eine Exposition gegenüber geringsten Dosen von flüchtigen organischen Verbindungen, Aldehyden und Organophosphaten nicht auszuschließen. Der Verdacht, dass potenziell neurotoxische ortho-Isomere des Tricresylphophats (o-TCP) ursächlich sein könnten, hat sich in Biomonitoringuntersuchungen bei Flugpersonal nach „fume events" bislang nicht bestätigt. Der Vergleich von Messungen in der Kabinenluft mit den jeweiligen Richtwerten etc. macht plausible Aufnahmen von Stoffmengen mit Gesundheitsbeeinträchtigungen oder einem Krankheitsbild im Sinne eines „Aerotoxisches Syndrom" unwahrscheinlich.

Beschäftigte mit solchen Beschwerden können sich über die arbeitsmedizinischen Dienste der Fluggesellschaften auch bzgl. eines qualitätsgesicherten Human-Biomonitorings in Abstimmung mit der Berufsgenossenschaft Verkehrswirtschaft, Post-Logistik und Telekommunikation beraten lassen.

27.3 Therapie in der Umweltmedizin

Eine Therapie in der Umweltmedizin setzt voraus, dass der Kausalzusammenhang zwischen angeschuldigter Einwirkung und Krankheitsbild naturwissenschaftlich zu bejahen ist. Deshalb müssen vor einer Therapieentscheidung einige Fragen geklärt werden:

- Unter welchen Symptomen leidet der Betreffende und wie stark ist er klinisch beeinträchtigt?
- War eine Exposition mit einer Noxe/einem Allergen vorhanden?
- Hat die Noxe einmalig oder chronisch eingewirkt?
- Ist die Noxe geeignet, Erkrankungen oder Beeinträchtigungen beim Menschen hervorzurufen?
- Ist der betreffende Mensch durch die Noxe belastet (ggf. Human-Biomonitoring)?
- Besteht ein kausaler Zusammenhang zwischen den Beschwerden und der Belastung?
- Welche anderen Krankheitsursachen kommen in Betracht? Wurden diese bereits ausgeschlossen?

Therapien in der Umweltmedizin lassen sich in Beratung, Expositionsverminderung/-karenz, symptomatische Behandlung und Kausaltherapie (z. B. gezielte Antidotbehandlung, Hyposensibilisierung, psychotherapeutische Verfahren) unterteilen. Oft ist schon eine fundierte Beratung über naturwissenschaftliche Dosis-Wirkungs-Beziehungen und über gesicherte/nicht gesicherte Kausalzusammenhänge geeignet, unbegründete Sorgen der Patienten zu zerstreuen. In welchem Ausmaß eine Expositionsverminderung realistisch ist, hängt von den Gegebenheiten des Einzelfalls ab.

Bei umweltmedizinischen Problemen am Arbeitsplatz ist es in aller Regel sinnvoll, den Kontakt zwischen Hausarzt/Facharzt und Betriebsarzt herzustellen. So lassen sich oftmals pragmatische Lösungen erreichen, ohne dass der Umweg über Atteste und Personalabteilungen mit mitunter schwer voraussehbaren Folgen geht (➤ Kap. 5).

27.4 Alternative Umweltmedizin

Es gibt eine ganze Reihe von naturwissenschaftlich nicht validierten Diagnostik- und Therapiemethoden in der Umweltmedizin, die deshalb richtigerweise auch nicht zum Leistungskatalog der Gesetzlichen Krankenversicherung zählen, weil sie die Trias „ausreichend, zweckmäßig und wirtschaftlich“ nicht erfüllen.

EVIDENZ

Denkfehler in der alternativen Umweltmedizin

- Ignorieren des Kausalitätsprinzips
- Ignorieren von Dosis-Wirkungs-Beziehungen
- Ignorieren der Existenz somatoformer/psychischer Störungen
- Ignorieren des Placebo-Effekts nicht validierter Interventionen

Zu diesen nicht belegten Verfahren zählen u. a. (Stand bei Drucklegung):

- **Diagnostische** Verfahren ohne Validierung bei umweltmedizinischen Fragestellungen am einzelnen Patienten:
  - Lymphozytentransformationstest (validiert bislang nur für Beryllium und Hypersensitivitätsreaktionen auf bestimmte Medikamente)
  - Bestimmung von genetischen Polymorphismen (Sequenzvariationen) von Fremdstoff-metabolisierenden Enzymen
  - Bestimmung von Xenobiotika in Körperflüssigkeiten nach Chelatbildner-Therapie
    - ohne Ausgangswert,
    - wenn der Ausgangswert unter HBM-2-Wert liegt und keine klassischen Vergiftungssymptome vorliegen.
  - Bioresonanzdiagnostik
  - Pendeln
  - Zytokinfreisetzung nach Inkubation von Körperzellen (aus Blut, Rektumschleimhautbiopsien u. a.) mit Arbeits- und Umweltnoxen
  - IgG_4-Bestimmung auf Nahrungsmittel
- **Therapeutische** Verfahren ohne Validierung bei umweltmedizinischen Fragestellungen am einzelnen Patienten:
  - Supplementierung von Fremdstoff-metabolisierenden Enzymsystemen
  - Eigenbluttherapie mit oder ohne vorangegangene Behandlung („Detoxifikation“)
  - Chelatbildner-Therapien ohne klassische Intoxikations-Symptome, also ohne Indikation
  - Karenz gegenüber Nahrungsmitteln/Xenobiotika/Arbeitsstoffen, die in für individualmedizinisch nicht validierten Diagnose-Verfahren (wie z. B. IgG_4-Bestimmung, Lymphozytentransformationstest, Zytokinbestimmung nach Inkubation *in vitro)* „positiv“ waren

CAVE

Risiken der alternativen Umweltmedizin

- Iatrogene Fixierung von Ursache-Wirkungs-Beziehungen ohne naturwissenschaftliche Kausalität
- Fernhalten der Patienten von evidenzbasierten Therapien, z. B. psychosomatischen Interventionen
- Finanzielle Schädigung z. B. Ausnutzung der Notlage/Verzweiflung der Patienten durch extensive Privatliquidation für nicht evidenzbasierte Leistungen

Insofern scheint es geboten, die wissenschaftsbasierte Diagnostik und Therapie von Krankheiten und Syndromen, die wir derzeit nicht umfassend erklären können, weiterzuentwickeln, um Patienten zu helfen und vor Schaden durch nicht belegte Diagnostik und Therapie zu schützen.

28 Anhang

Berufskrankheiten-Verdachtsanzeige

ÄRZTLICHE ANZEIGE BEI VERDACHT AUF EINE BERUFSKRANKHEIT

1 Name und Anschrift der Ärztin/des Arztes

2 Empfänger/-in

3 Name, Vorname der versicherten Person			**4** Geburtsdatum Tag Monat Jahr
5 Straße, Hausnummer		Postleitzahl	Ort
6 Geschlecht ☐ Männlich ☐ Weiblich	**7** Staatsangehörigkeit		**8** Ist die versicherte Person verstorben? ☐ Nein ☐ Ja, am Tag Monat Jahr

9 Fand eine Leichenöffnung statt? Wenn ja, wann und durch wen?

10 Welche Berufskrankheit(en) kommt/kommen in Betracht? (ggf. BK-Nummer/BK-Nummern)

11 Krankheitserscheinungen, Beschwerden der versicherten Person, Ergebnis der Untersuchung mit Diagnose (Befundunterlagen bitte beifügen), Angaben zur Behandlungsbedürftigkeit

12 Wann traten die Beschwerden erstmals auf?

13 Erkrankungen oder Bereiche von Erkrankungen, die mit dem Untersuchungsergebnis in einem ursächlichen Zusammenhang stehen können

14 Welche gefährdenden Einwirkungen und Stoffe am Arbeitsplatz bzw. welche Tätigkeiten werden für die Entstehung der Erkrankung als ursächlich angesehen? Welche Tätigkeiten übt/übte die versicherte Person wie lange aus?

15 Besteht Arbeitsunfähigkeit? Wenn ja, voraussichtlich wie lange?

16 In welchem Unternehmen ist oder war die versicherte Person zuletzt tätig? In welchem Unternehmen war die versicherte Person den unter Nummer 14 genannten Einwirkungen und Stoffen zuletzt ausgesetzt?

17 Krankenkasse (Name, PLZ, Ort)

18 Behandlung: Name und Anschrift der Ärztin/des Arztes oder des Krankenhauses (soweit bekannt auch Telefon-Nr. und/oder Fax-Nr.)

19 Die/der Unterzeichnende bestätigt, die versicherte Person über den Inhalt der Anzeige und den Empfänger/die Empfängerin (Unfallversicherungsträger oder für den medizinischen Arbeitsschutz zuständige Landesbehörde) informiert zu haben.

20 Datum	Ärztin/Arzt	Telefon-Nr. für Rückfragen
Bankverbindung	IBAN	

28.1 Muster einer ärztlichen Anzeige bei Verdacht auf eine Berufskrankheit [W221]

Liste der Berufskrankheiten

Stand: 4. Verordnung zur Änderung der Berufskrankheitenverordnung, Bundesratsdrucksache 5/2017	
BKV-Nr.	**Krankheiten**
1	Durch chemische Einwirkungen verursachte Krankheiten
11	Metalle oder Metalloide
1101	Erkrankungen durch Blei oder seine Verbindungen
1102	Erkrankungen durch Quecksilber oder seine Verbindungen
1103	Erkrankungen durch Chrom oder seine Verbindungen
1104	Erkrankungen durch Cadmium oder seine Verbindungen
1105	Erkrankungen durch Mangan oder seine Verbindungen
1106	Erkrankungen durch Thallium oder seine Verbindungen
1107	Erkrankungen durch Vanadium oder seine Verbindungen
1108	Erkrankungen durch Arsen oder seine Verbindungen
1109	Erkrankungen durch Phosphor oder seine anorganischen Verbindungen
1110	Erkrankungen durch Beryllium oder seine Verbindungen
12	Erstickungsgase
1201	Erkrankungen durch Kohlenmonoxid
1202	Erkrankungen durch Schwefelwasserstoff
13	Lösungsmittel, Schädlingsbekämpfungsmittel (Pestizide) und sonstige chemische Stoffe
1301	Schleimhautveränderung, Krebs oder andere Neubildungen der Harnwege durch aromatische Amine
1302	Erkrankungen durch Halogenkohlenwasserstoffe
1303	Erkrankungen durch Benzol, seine Homologe oder durch Styrol
1304	Erkrankungen durch Nitro- oder Aminoverbindungen des Benzols oder seiner Homologe oder ihrer Abkömmlinge
1305	Erkrankungen durch Schwefelkohlenstoff
1306	Erkrankungen durch Methylalkohol (Methanol)
1307	Erkrankungen durch organische Phosphorverbindungen
1308	Erkrankungen durch Fluor oder seine Verbindungen
1309	Erkrankungen durch Salpetersäureester
1310	Erkrankungen durch halogenierte Alkyl-, Aryl- oder Alkylaryloxide
1311	Erkrankungen durch halogenierte Alkyl-, Aryl- oder Alkylarylsulfide
1312	Erkrankungen der Zähne durch Säuren
1313	Hornhautschädigungen des Auges durch Benzochinon
1314	Erkrankungen durch paratertiär-Butylphenol
1315	Erkrankungen durch Isocyanate, die zur Unterlassung aller Tätigkeiten geführt haben, die für die Entstehung, die Verschlimmerung oder das Wiederaufleben der Krankheit ursächlich waren oder sein können
1316	Erkrankung der Leber durch Dimethylformamid
1317	Polyneuropathie oder Enzephalopathie durch organische Lösungsmittel oder deren Gemische
1318	Erkrankungen des Blutes, des blutbildenden und des lymphatischen Systems durch Benzol
1319	Larynxkarzinom durch intensive und mehrjährige Exposition gegenüber schwefelsäurehaltigen Aerosolen
1320	Chronisch-myeloische oder chronisch-lymphatische Leukämie durch 1,3-Butadien bei Nachweis der Einwirkung einer kumulativen Dosis von mindestens 180 Butadien-Jahren (ppm × Jahre)
1321	Schleimhautveränderungen, Krebs oder andere Neubildungen der Harnwege durch polyzyklische aromatische Kohlenwasserstoffe bei Nachweis der Einwirkung einer kumulativen Dosis von mindestens 80 Benzo(a)pyren-Jahren [(µg/m^3) × Jahre]

Stand: 4. Verordnung zur Änderung der Berufskrankheitenverordnung, Bundesratsdrucksache 5/2017 *(Forts.)*

BKV-Nr.	Krankheiten
2	Durch physikalische Einwirkungen verursachte Krankheiten
21	Mechanische Einwirkungen
2101	Erkrankungen der Sehnenscheiden oder des Sehnengleitgewebes sowie der Sehnen- oder Muskelansätze, die zur Unterlassung aller Tätigkeiten gezwungen haben, die für die Entstehung, die Verschlimmerung oder das Wiederaufleben der Krankheit ursächlich waren oder sein können
2102	Meniskusschäden nach mehrjährigen andauernden oder häufig wiederkehrenden, die Kniegelenke überdurchschnittlich belastenden Tätigkeiten
2103	Erkrankungen durch Erschütterung bei Arbeit mit Druckluftwerkzeugen oder gleichartig wirkenden Werkzeugen oder Maschinen
2104	Vibrationsbedingte Durchblutungsstörungen an den Händen, die zur Unterlassung aller Tätigkeiten gezwungen haben, die für die Entstehung, die Verschlimmerung oder das Wiederaufleben der Krankheit ursächlich waren oder sein können
2105	Chronische Erkrankungen der Schleimbeutel durch ständigen Druck
2106	Druckschädigung der Nerven
2107	Abrissbrüche der Wirbelfortsätze
2108	Bandscheibenbedingte Erkrankungen der Lendenwirbelsäule durch langjähriges Heben oder Tragen schwerer Lasten oder durch langjährige Tätigkeiten in extremer Rumpfbeugehaltung, die zur Unterlassung aller Tätigkeiten gezwungen haben, die für die Entstehung, die Verschlimmerung oder das Wiederaufleben der Krankheit ursächlich waren oder sein können
2109	Bandscheibenbedingte Erkrankungen der Halswirbelsäule durch langjähriges Tragen schwerer Lasten auf der Schulter, die zur Unterlassung aller Tätigkeiten gezwungen haben, die für die Entstehung, die Verschlimmerung oder das Wiederaufleben der Krankheit ursächlich waren oder sein können
2110	Bandscheibenbedingte Erkrankungen der Lendenwirbelsäule durch langjährige, vorwiegend vertikale Einwirkung von Ganzkörperschwingungen im Sitzen die zur Unterlassung aller Tätigkeiten gezwungen haben, die für die Entstehung, die Verschlimmerung oder das Wiederaufleben der Krankheit ursächlich waren oder sein können
2111	Erhöhte Zahnabrasionen durch mehrjährige quarzstaubbelastende Tätigkeit
2112	Gonarthrose durch eine Tätigkeit im Knien oder vergleichbare Kniebelastung mit einer kumulativen Einwirkungsdauer während des Arbeitslebens von mindestens 13.000 Stunden und einer Mindesteinwirkungsdauer von insgesamt einer Stunde pro Schicht
2113	Druckschädigung des Nervus medianus im Karpaltunnel (Karpaltunnel-Syndrom) durch repetitive manuelle Tätigkeiten mit Beugung und Streckung der Handgelenke, durch erhöhten Kraftaufwand der Hände oder durch Hand-Arm-Schwingungen
2114	Gefäßschädigung der Hand durch stoßartige Krafteinwirkung (Hypothenar-Hammer-Syndrom und Thenar-Hammer-Syndrom)
2115	Fokale Dystonie als Erkrankung des zentralen Nervensystems bei Instrumentalmusikern durch feinmotorische Tätigkeit hoher Intensität
22	Druckluft
2201	Erkrankungen durch Arbeit in Druckluft
23	Lärm
2301	Lärmschwerhörigkeit
24	Strahlen
2401	Grauer Star durch Wärmestrahlung
2402	Erkrankungen durch ionisierende Strahlen
3	Durch Infektionserreger oder Parasiten verursachte Krankheiten sowie Tropenkrankheiten
3101	Infektionskrankheiten, wenn der Versicherte im Gesundheitsdienst, in der Wohlfahrtspflege oder in einem Laboratorium tätig oder durch eine andere Tätigkeit der Infektionsgefahr in ähnlichem Maße besonders ausgesetzt war
3102	Von Tieren auf Menschen übertragbare Krankheiten
3103	Wurmkrankheit der Bergleute, verursacht durch *Ankylostoma duodenale* oder *Strongyloides stercoralis*
3104	Tropenkrankheiten, Fleckfieber

Stand: 4. Verordnung zur Änderung der Berufskrankheitenverordnung, Bundesratsdrucksache 5/2017 *(Forts.)*

BKV-Nr.	Krankheiten
4	Erkrankungen der Atemwege und der Lungen, des Rippenfells und Bauchfells und der Eierstöcke
41	Erkrankungen durch anorganische Stäube
4101	Quarzstaublungenerkrankung (Silikose)
4102	Quarzstaublungenerkrankung in Verbindung mit aktiver Lungentuberkulose (Siliko-Tuberkulose)
4103	Asbeststaublungenerkrankung (Asbestose) oder durch Asbeststaub verursachte Erkrankung der Pleura
4104	Lungenkrebs oder Kehlkopfkrebs oder Eierstockkrebs in Verbindung mit Asbeststaublungenerkrankung (Asbestose) in Verbindung mit durch Asbeststaub verursachter Erkrankung der Pleura oder bei Nachweis der Einwirkung einer kumulativen Asbestfaserstaubdosis am Arbeitsplatz von mindestens 25 Faserjahren [25×10^6 ({Fasern/m³} × Jahre)]
4105	Durch Asbest verursachtes Mesotheliom des Rippenfells, des Bauchfells oder des Perikards
4106	Erkrankungen der tieferen Atemwege und der Lungen durch Aluminium oder seine Verbindungen
4107	Erkrankungen an Lungenfibrose durch Metallstäube bei der Herstellung oder Verarbeitung von Hartmetallen
4108	Erkrankungen der tieferen Atemwege und der Lungen durch Thomasmehl (Thomasphosphat)
4109	Bösartige Neubildungen der Atemwege und der Lungen durch Nickel oder seine Verbindungen
4110	Bösartige Neubildungen der Atemwege und der Lungen durch Kokereirohgase
4111	Chronische obstruktive Bronchitis oder Emphysem von Bergleuten unter Tage im Steinkohlebergbau bei Nachweis der Einwirkung einer kumulativen Dosis von in der Regel 100 Feinstaubjahren [(mg/m³) × Jahre]
4112	Lungenkrebs durch die Einwirkung von kristallinem Siliziumdioxid (SiO_2) bei nachgewiesener Quarzstaublungenerkrankung (Silikose oder Siliko-Tuberkulose)
4113	Lungenkrebs oder Kehlkopfkrebs durch polyzyklische aromatische Kohlenwasserstoffe bei Nachweis der Einwirkung einer kumulativen Dosis von mindestens 100 Benzo(a)pyren-Jahren [(µg/m³) × Jahre]
4114	Lungenkrebs durch das Zusammenwirken von Asbestfaserstaub und polyzyklischen aromatischen Kohlenwasserstoffen bei Nachweis der Einwirkung einer kumulativen Dosis, die einer Verursachungswahrscheinlichkeit von mindestens 50 Prozent nach der Anlage zu dieser Berufskrankheit entspricht
4115	Lungenfibrose durch extreme und langjährige Einwirkung von Schweißrauchen und Schweißgasen – (Siderofibrose)
42	Erkrankungen durch organische Stäube
4201	Exogen-allergische Alveolitis
4202	Erkrankungen der tieferen Atemwege und der Lungen durch Rohbaumwoll-, Rohflachs- oder Rohhanfstaub (Byssinose)
4203	Adenokarzinome der Nasenhaupt- und Nasennebenhöhlen durch Stäube von Eichen- oder Buchenholz
43	Obstruktive Atemwegserkrankungen
4301	Durch allergisierende Stoffe verursachte obstruktive Atemwegserkrankungen (einschließlich Rhinopathie), die zur Unterlassung aller Tätigkeiten gezwungen haben, die für die Entstehung, die Verschlimmerung oder das Wiederaufleben der Krankheit ursächlich waren oder sein können
4302	Durch chemisch-irritativ oder toxisch wirkende Stoffe verursachte obstruktive Atemwegserkrankungen, die zur Unterlassung aller Tätigkeiten gezwungen haben, die für die Entstehung, die Verschlimmerung oder das Wiederaufleben der Krankheit ursächlich waren oder sein können
5	Hautkrankheiten
5101	Schwere oder wiederholt rückfällige Hauterkrankungen, die zur Unterlassung aller Tätigkeiten gezwungen haben, die für die Entstehung, die Verschlimmerung oder das Wiederaufleben der Krankheit ursächlich waren oder sein können
5102	Hautkrebs oder zur Krebsbildung neigende Hautveränderungen durch Ruß, Rohparaffin, Teer, Anthracen, Pech oder ähnliche Stoffe
5103	Plattenepithelkarzinome oder multiple aktinische Keratosen der Haut durch natürliche UV-Strahlung
6	Krankheiten sonstiger Ursache
6101	Augenzittern der Bergleute

Literatur

Entsprechend dem Charakter eines praxisbezogenen Lehrbuchs wird hier ganz vorrangig weiterführende deutschsprachige Literatur zitiert.

1 Zusammenarbeit von Betriebsarzt und behandelnden Ärzten/Reha-Ärzten

Bertelsmann Stiftung. Ärzte und Betrieb: Gemeinsam für die Gesundheit. Ein neues Konzept für eine bessere Gesundheitsvorsorge. Gütersloh: Bertelsmann Stiftung 2009

Bundesministerium für Arbeit und Soziales. Schritt für Schritt zurück in den Job. Betriebliche Eingliederung nach längerer Krankheit – was Sie wissen müssen. September 2016. www.bmas.de/SharedDocs/Downloads/DE/PDF-Publikationen/a748-betriebliche-eingliederung.pdf?__blob=publicationFile&v=5 (Zugriff 1.2.2018)

Deutsche Rentenversicherung. Informationen zur stufenweise Wiedereingliederung. G0832. www.deutsche-rentenversicherung.de/Allgemein/de/Inhalt/5_Services/04_formulare_und_antraege/_pdf/G0832.pdf?__blob=publicationFile&v=14 (Zugriff 1.2.2018)

Schöller A. Zusammenarbeit von Betriebsärzten mit Allgemeinmedizinern und Fachärzten. In: Kraus T, Letzel S, Nowak D (Hrsg.): Der chronische Kranke im Erwerbsleben – Orientierungshilfe für Ärzte in Klinik, Praxis und Betrieb. Landsberg: Ecomed, 2010: S. 34–57

World Health Organisation (WHO)/Deutsches Institut für Medizinische Dokumentation und Information (DIMDI). ICF – Internationale Klassifikation der Funktionsfähigkeit, Behinderung und Gesundheit. 2005

2 Aufgaben des Betriebsarztes

Deutsche Gesetzliche Unfallversicherung e. V. (DGUV). Leitfaden für Betriebsärzte zu Aufgaben und Nutzen betriebsärztlicher Tätigkeit. 2., vollständig überarbeitete Aufl. 2014. www.dguv.de/medien/inhalt/praevention/praev_gremien/arbeitsmedizin/produkte/leitfaeden/leitfaden_nutzen.pdf (Zugriff 1.2.2018)

3 Eignungsuntersuchungen

Bundesministerium für Arbeit und Soziales. Zum Thema Eignungsuntersuchungen (Stand: 30.7.2014). www.bmas.de/SharedDocs/Downloads/DE/Thema-Arbeitsschutz/zum-thema-eignungsuntersuchungen.pdf?__blob=publicationFile (Zugriff 1.2.2018)

Deutsche Gesellschaft für Kardiologie. Positionspapier Fahreignung bei kardiovaskulären Erkrankungen. Der Kardiologe 2010; 4: 441–73

Deutsche Gesetzliche Unfallversicherung e.V. (DGUV). Eignungsuntersuchungen in der betrieblichen Praxis. DGUV Information 250-010. April 2015. http://publikationen.dguv.de/dguv/pdf/10002/250-010.pdf (Zugriff 1.2.2018)

4 Einschränkungen der Arbeitsfähigkeit, Arbeitsunfähigkeit

Drambyan Y et al., Gesundheit fördern Arbeitsfähigkeit erhalten. Wegweiser & Checkliste für Ärztinnen & Ärzte sowie medizinisches Fachpersonal. April 2013. www.wegweiser-arbeitsfaehigkeit.de/images/Aerzte_Handlungsanleitung.pdf (Zugriff 1.2.2018)

5 Atteste, Eignungs- und Vorsorgebescheinigungen

Mohr T. Vorsicht beim Ausstellen von Attesten. Hamburger Ärzteblatt 2015; 22–3

6 Berufsberatung von Jugendlichen

Radon K, Nowak D, Vogelberg Ch, Rueff F. Berufsberatung allergiekranker Jugendlicher. Ein systematisches Review. Dtsch Arztebl Int 2016; 113(31–32): 519–24

Institut der deutschen Wirtschaft e.V., Wege zur beruflichen Teilhabe. Zwischen Schule und Beruf. www.rehadat-bildung.de/de (Zugriff 1.2.2018)

7 Mutterschutz am Arbeitsplatz

Bundesministerium für Familie, Senioren, Frauen und Jugend. Leitfaden zum Mutterschutz. 2018. www.bmfsfj.de/bmfsfj/service/publikationen/leitfaden-zum-mutterschutz/73756 (Zugriff 1.2.2018)

Bundesministerium für Familie, Senioren, Frauen und Jugend. Arbeitgeberleitfaden zum Mutterschutz. 2018. www.bmfsfj.de/blob/121856/c61d70e218f6a258d13b4a23ed017e13/mutterschutz---arbeitgeberleitfaden-data.pdf (Zugriff 1.2.2018)

8 (Schwer-)Behinderung und Arbeit

Bundesministerium für Arbeit und Soziales. Ratgeber für Menschen mit Behinderungen. 2017. www.bmas.de/SharedDocs/Downloads/DE/PDF-Publikationen/a712-ratgeber-fuer-behinderte-mens-390.pdf?__blob=publicationFile (Zugriff 1.2.2018)

9 Arbeitsunfall, Wegeunfall, Berufskrankheit

Deutsche Gesetzliche Unfallversicherung e. V. (DGUV). Arbeitsunfälle. www.dguv.de/de/versicherung/arbeitsunfaelle/index.jsp (Zugriff 1.2.2018)

10 Arbeitsanamnese in 2 Minuten

Müller M. Arbeitsanamnese. In: Letzel S, Nowak D. Handbuch der Arbeitsmedizin. Landsberg: Ecomed, A III-3.1.1: S. 1–18 (2. Erg. Lfg. 5/2007)

11 Angiologie und Arbeitsplatz

Spallek M, Weiß S, von Gall F et al. Hypothenar-Hammer-Syndrom und Thenar-Hammer-Syndrom als Berufskrankheit (BK 2114). Zentralblatt für Arbeitsmedizin, Arbeitsschutz und Ergonomie 2017; 67: 230–3

Deutsche Gesellschaft für Angiologie – Gesellschaft für Gefäßmedizin e. V. DGA-Ratgeber: Die Gefäßerkrankung Raynaud-Phänomen. April 2011

12 Dermatologie und Arbeitsplatz

Arbeitsgemeinschaft für Berufs- und Umweltdermatologie (ABD) in der Deutschen Dermatologischen Gesellschaft (DDG) und der Deutschen Gesellschaft für Arbeits- und Umweltmedizin (DGAUM). S1-Leitlinie Berufliche Hautmittel. 2014, www.awmf.org/uploads/tx_szleitlinien/013-056l_S1_Berufliche_Hautmittel_2014-10_verlaengert.pdf (Zugriff 1.2.2018)

Berufsgenossenschaft für Gesundheitsdienst und Wohlfahrtspflege. Beurteilung der Auswirkung von Allergien bei der Minderung der Erwerbsfähigkeit im Rahmen der BK 5101. Stand 01/2015

Bundesministerium für Arbeit und Sozialordnung. Wissenschaftliche Begründung zur Berufskrankheit 5103. Gemeinsames Ministerialblatt 12.8.2013, 671–693, www.baua.de/DE/Angebote/Rechtstexte-und-Technische-Regeln/Berufskrankheiten/pdf/Begruendung-5103.pdf?__blob=publicationFile&v=4 (Zugriff 1.2.2018)

Deutsche Gesetzliche Unfallversicherung e. V. (DGUV). DGUV-Arbeitshilfe. „Hautkrebs durch UV-Strahlung“. Hautkrebs durch UV-Strahlungsexposition Eine Hilfestellung für die UV-Träger. Stand 25. September 2013. www.dguv.de/medien/inhalt/versicherung/berufskrankheiten/hauterkrankungen/hautkrebs/dguv_arbeitshilfe_hautkrebs.pdf (Zugriff 1.2.2018)

Deutsche Gesetzliche Unfallversicherung e. V. (DGUV). Honorare in der Berufsdermatologie Ein Leitfaden für die Abrechnung von A bis Z. 2017. http://abd.dermis.net/orgs/abd/content/PDFs/honorarleitfaden12510.pdf (Zugriff 1.2.2018)

Deutsche Gesetzliche Unfallversicherung e. V. (DGUV). DGUV-Verfahrensbeschreibung – Hautarztverfahren – Verfahrensbeschreibung der Deutschen Gesetzlichen Unfallversicherung. Stand 3. Juli 2014. www.dguv.de/medien/inhalt/versicherung/berufskrankheiten/hauterkrankungen/dguv_hautarztverfahren.pdf (Zugriff 1.2.2018)

Geier J. Aktuelle Kontaktallergene in der Berufsdermatologie – wie erfolgt eine zielführende Diagnose? Allergologie 2012; 35: 229–36

Geier J. Frühzeitige Erkennung allergener Stoffe bei beruflicher und nicht-beruflicher Exposition (FaSt). Abschlussbericht des IVDK. 2016

13 Diabetologie und Arbeitsplatz

Bergenstal RM et al. ASPIRE In-Home Study Group. Threshold-based insulin-pump interruption for reduction of hypoglycemia. N Engl J Med 2013; 369(3): 224–32

Rinnert K. Diabetes. In: Der chronische Kranke im Erwerbsleben – Orientierungshilfe für Ärzte in Klinik, Praxis und Betrieb. Landsberg: Ecomed, 2010: S. 143–71

14 Gynäkologie und Arbeitsplatz

Bundesministerium für Familie, Senioren, Frauen und Jugend. Arbeitgeberleitfaden zum Mutterschutz. 2018. www.bmfsfj.de/blob/121856/c61d70e218f6a258d13b4a23ed017e13/mutterschutz-arbeitgeberleitfaden-data.pdf (Zugriff 1.2.2018)

Bundesministerium für Familie, Senioren, Frauen und Jugend. Leitfaden zum Mutterschutz. 2018. www.bmfsfj.de/bmfsfj/service/publikationen/leitfaden-zum-mutterschutz/73756 (Zugriff 1.2.2018)

Deutsche Vereinigung zur Bekämpfung der Viruskrankheiten (DVV e.V.) und Gesellschaft für Virologie (GfV e.V.) Labordiagnostik schwangerschaftsrelevanter Virusinfektionen. S2k-Leitlinie 2014. www.rki.de/DE/Content/InfAZ/AWMF-Leitlinie_Schwangerschaftsrelevante_Virusinfektionen.html (Zugriff 01.02.2018)

Travis et. al. Night Shift Work and Breast Cancer Incidence: Three Prospective Studies and Meta-analysis of Published Studies. JNCI J Natl Cancer Inst 2016; 108(12): djw169

15 Hämato-Onkologie und Arbeitsplatz

Bundesministerium für Arbeit und Soziales (BMAS). Wissenschaftliche Begründung zur Berufskrankheit Nummer 1318, „Erkrankungen des Blutes, des blutbildenden und des lymphatischen Systems durch Benzol“. 1. September 2007 – IVa 4–45222 – GMBl 49–51/2007, S. 974 ff. www.baua.de/DE/Angebote/Rechtstexte-und-Technische-Regeln/Berufskrankheiten/pdf/Begruendung-1318.pdf?__blob=publicationFile (Zugriff 1.2.2018)

Henry J, Prager HM. MdE-Bemessung bei der Berufskrankheit Nr. 1318. ASU Arbeitsmed Sozialmed Umweltmed 2016; 51: 211–8

16 Hals-Nasen-Ohrenheilkunde und Arbeitsplatz

Deutsche Gesetzliche Unfallversicherung e. V. (DGUV). Leitfaden für Betriebsärzte zur Beschäftigung von Schwerhörigen und Gehörlosen in Lärmbereichen. 2011. www.dguv.de/medien/inhalt/praevention/praev_gremien/arbeitsmedizin/produkte/leitfaeden/leit_schwerhoerige.pdf (Zugriff 1.2.2018)

Deutsche Gesetzliche Unfallversicherung e. V. (DGUV). Präventionsleitlinie „Gehörschutz für Personen mit Hörminderung“. Dezember 2011. www.dguv.de/medien/fb-psa/de/regelwerk/leitlinien/praevleit_hoermind.pdf (Zugriff 1.2.2018)

Erdmann R, Bräutigam D. Deutscher Schwerhörigenbund e. V. Ratgeber 7. Der schwerhörige oder ertaubte Mitarbeiter. Informationen für Arbeitgeber und Kollegen. 7. Aufl. 2016

Moscato G et al. AACI position paper on occupational rhinitis. Respiratory Research 2009; 10: 16

17 Infektiologie und Arbeitsplatz

Alpers K, Stark W, Hellenbrand A. Zoonotische Infektionen beim Menschen. Bundesgesundheitsbl – Gesundheitsforsch – Gesundheitsschutz 2004; 47: 622–32

Bleich A, Nicklas W. Zoonosen bei Maus und Ratte als Labor- und Heimtiere. Tierärztl. Wochenschr 2008; 121: 241–55

Bundesministerium für Gesundheit und soziale Sicherung Merkblatt zur BK 3102. Von Tieren auf Menschen übertragbare Krankheiten. 2013 www.baua.de (Zugriff 1.2.2018)

Deutsche Vereinigung zur Bekämpfung der Viruskrankheiten (DVV). Empfehlungen zur Prävention der nosokomialen Übertragung von Hepatitis B Virus (HBV) und Hepatitis C Virus (HCV) durch im Gesundheitswesen Tätige. www.dvv-ev.de/TherapieempfMerkbl/hbvhcv.pdf (Zugriff 1.2.2018)

Deutsche Vereinigung zur Bekämpfung der Viruskrankheiten (DVV) e. V.und Gesellschaft für Virologie (GfV) e. V. Prävention der nosokomialen Übertragung von humanem Immunschwächevirus (HIV) durch HIV-positive Mitarbeiterinnen und Mitarbeiter im Gesundheitswesen. Bundesgesundheitsbl 2012; 55: 937–43

Deutz A. Wenn Tiere krank machen. Ärztemagazin 23, 2016: 12–5 www.wildtier.at/index.php?option=com_docman&task=doc_download&gid=43&Itemid=26 (Zugriff 1.2.2018)

Deutz A, Fuchs K, Steineck Th, Köfer J. Zoonosen bei heimischen Wildtieren – Wissensstand, Forschungsbedarf und Vorbeugemaßnahmen. Aus dem Tiergesundheitsdienst der Fachabteilung für das Veterinärwesen beim Amt der Steiermärkischen Landesregierung in Graz, dem Institut für Angewandte Statistik und Systemanalyse der Joanneum Research in Graz und dem For-

schungsinstitut für Wildtierkunde und Ökologie der Veterinärmedizinischen Universität Wien. 2000. www.wildtier.at/index.php?option=com_docman&task=doc_download&gid=30&Itemid=26 (Zugriff 1.2.2018)
Kommission für Krankenhaushygiene und Infektionsprävention (KRINKO) beim Robert Koch-Institut. Infektionsprävention im Rahmen der Pflege und Behandlung von Patienten mit übertragbaren Krankheiten Empfehlung der Kommission für Krankenhaushygiene und Infektionsprävention (KRINKO) beim Robert Koch-Institut. Bundesgesundheitsbl 2015; 58: 1151–70
Ochmann U, Nowak, D. HIV am Arbeitsplatz Welche beruflichen Probleme können für HIV-Infizierte entstehen? MMW – Fortschritte der Medizin 2016; 158(2): 22.
Robert Koch-Institut. RKI-Ratgeber für Ärzte. Titel? Nur im internet? www.rki.de/DE/Content/Infekt/EpidBull/Merkblaetter/merkblaetter_node.html (Zugriff 1.2.2018)
Robert Koch-Institut. Steckbriefe seltener und importierter Infektionskrankheiten. Berlin 2011. www.rki.de (Zugriff 1.2.2018)
Rothe K, Tsokos M, Handrick W. Animal and human bite wounds. Dtsch Arztebl Int 2015; 112: 433–43
Sing A, Höller Ch, Rinder H. Empfehlungen zur Wiederzulassung in Gemeinschaftseinrichtungen. Bayerisches Landesamt für Gesundheit und Lebensmittelsicherheit. März 2014. www.lgl.bayern.de/downloads/gesundheit/hygiene/doc/wiederzulassung_ge_06_2013.pdf (Zugriff 1.2.2018)
Winkelmann A et al. Immuntherapien und infektiologische Probleme bei Multipler Sklerose. Der Nervenarzt 2015; 86: 960–70

18 Kardiologie und Arbeitsplatz

Bongarth Ch, Mosler C. Herz-Kreislauf-Erkrankungen. In: Hallier E, Letzel S, Nowak D (Hrsg.): Medizinische und berufliche Rehabilitation. Landsberg: Ecomed, 2013
Deutsche Rentenversicherung. Leitlinien für die sozialmedizinische Begutachtung. Sozialmedizinische Beurteilung von Menschen mit koronarer Herzkrankheit. 2015. www.deutsche-rentenversicherung.de/Allgemein/de/Inhalt/3_Infos_fuer_Experten/01_sozialmedizin_forschung/downloads/sozmed/begutachtung/leitlinien_rehabeduerftigkeit_khk_langfassung_pdf.pdf?__blob=publicationFile&v=9 (Zugriff 1.2.2018)
Kroidl RF, Schwarz S, Lehnigk B. Kursbuch Spiroergometrie. Stuttgart, New York: Georg Thieme Verlag, 3. Aufl. 2014
Numé AK et al. Syncope and Motor Vehicle Crash Risk A Danish Nationwide Study. JAMAInternMed 2016; 176(4): 503–10
Schneider M, Scholl J. Herz-Kreislauf-Erkrankungen. In: Kraus T, Letzel S, Nowak D (Hrsg.): Der chronisch Kranke im Erwerbsleben. Landsberg: Ecomed, 2010
Siegrist J. Arbeitswelt und stressbedingte Erkrankungen. München: Elsevier, 2015

19 Nephrologie und Arbeitsplatz

Syversen T, Kaur P. Die Toxikogie des Quecksilbers und seiner Verbindungen. Perspectves in Medicine 2014; 2: 133–50
Bundesministerium für Arbeit und Soziales (BMAS). Wissenschaftliche Stellungnahme zu der Berufskrankheit Nr. 1104 der Anlage 1 zur Berufskrankheiten-Verordnung „Erkrankungen durch Cadmium oder seine Verbindungen“. 20. Januar 2014. ASU 10, 2014

20 Neurologie und Arbeitsplatz

Caito S, Aschner M. Neurotoxicity of metals. Handb clin Neurol 2015; 131: 169–89
Deutsche Rentenversicherung. Leitlinien für die sozialmedizinische Begutachtung. Sozialmedizinische Beurteilung bei neurologischen Krankheiten. 2010. www.deutsche-rentenversicherung.de/Allgemein/de/Inhalt/3_Infos_fuer_Experten/01_sozialmedizin_forschung/downloads/sozmed/begutachtung/leitlinie_sozialmed_beurteilung_neurologie.pdf?__blob=publicationFile&v=3 (Zugriff 1.2.2018)
Deutsche Gesetzliche Unfallversicherung. Berufliche Beurteilung bei Epilepsie und nach erstem epileptischen Anfall. Jahr? http://publikationen.dguv.de/dguv/pdf/10002/250-001.pdf (Zugriff 1.2.2018)
Klotz K et al. Gesundheitliche Auswirkungen einer Aluminiumexposition. The health effects of aluminum exposure. Dtsch Arztebl Int 2017; 114(39): 653–9

21 Ophthalmologie und Arbeitsplatz

Bundesanstalt für Arbeitsschutz und Arbeitsmedizin (BAuA). Gutes Sehen im Büro Brille und Bildschirm – perfekt aufeinander abgestimmt. Verlag? 2. korrigierte Auflage, 2015. www.baua.de/DE/Angebote/Publikationen/Praxis/A93.pdf?__blob=publicationFile&v=4 (Zugriff 1.2.2018)
Petersen J. Bildschirmarbeitsplatz. In: Seidler A, Euer U, Letzel S, Nowak D (Hrsg.) Gesunde Gestaltung von Büroarbeitsplätzen. Landsberg: Ecomed, 2015

22 Orthopädie und Arbeitsplatz

Bolm-Audorff U, Brandenburg S, Brüning T et al. Medizinische Beurteilungskriterien zu bandscheibenbedingten Berufskrankheiten der Lendenwirbelsäule (I). Trauma Berufskrankh 2005; 7: 211–52
Bundesärztekammer, Kassenärztliche Bundesvereinigung, Arbeitsgemeinschaft der Wissenschaftlichen Medizinischen Fachgesellschaften (Hrsg.): Nationale Versorgungs Leitlinie Nicht-spezifischer Kreuzschmerz, 2. Aufl. (2017). www.leitlinien.de/nvl/kreuzschmerz/ (Zugriff 1.2.2018)
Deutsche Rentenversicherung. Leitlinien zur Rehabilitationsbedürftigkeit bei Erkrankungen des Stütz- und Bewegungsapparates. 2005. www.deutsche-rentenversicherung.de/cae/servlet/contentblob/208338/publicationFile/2068/leitlinien_rehabeduerftigkeit_stuetz_bewegungsapparat_langfassung_pdf.pdf (Zugriff 1.2.2018)
Kiesel J, Schwarze M. Muskuloskeletale Erkrankungen. In: Hallier E, Letzel S, Nowak D. Medizinische und berufliche Rehabilitation. Landsberg: Ecomed, 2013
Raspe H. Rückenschmerzen. In: Robert Koch-Institut (Hrsg.) Gesundheitsberichterstattung des Bundes 2012, Heft 53
Schiltenwolf M, Henningsen P. Muskuloskelettale Schmerzen. Diagnostizieren und Therapieren nach biopsychosozialem Konzept. Köln: Deutscher Ärzte-Verlag, 2006
Spallek M. Muskel-Skelett-Erkrankungen. In: Kraus T, Letzel S, Nowak D. Der chronisch Kranke im Erwerbsleben. Landsberg: Ecomed, 2010

23 Pneumologie und Arbeitsplatz

Buhl R et al. S2k-Leitlinie zur Diagnostik und Therapie von Patienten mit Asthma. Pneumologie 2017; 71: 849–919

Lommatzsch M, Virchow, J Ch. Schweres Asthma. Definition, Diagnostik und Therapie. Dtsch Arztebl Int 2014; 111(50): 847–55
Ochmann U, Nowak D. Wann soll der Pneumologe an ein Berufsasthma denken? Der Pneumologe 2015; 12(4): 292–9
Matthys H. Alveolitiden,Granulomatosen,Lungenfibrosen. Der Internist 2000. 41: 467–79
Nowak D, Ochmann U. Berufliche Risiken für Asthmatiker: „Tatort“ Arbeitsplatz Dtsch Arztebl 2016; 113(8): 22
Sennekamp J, Lehmann E, Joest M. Berufsbedingte exogen-allergische Alveolitis. ASU Arbeitsmed Sozialmed Umweltmed 2015; 50: 38–52

24 Psychosomatik, Psychiatrie und Arbeitsplatz

Angerer P, Glaser J, Gündel H, Henningsen P, Lahmann C, Letzel S, Nowak D (Hrsg.). Psychische und psychosomatische Gesundheit in der Arbeit. Landsberg: Ecomed, 2014
Freudenberger HJ, North G. Burnout bei Frauen. Über das Gefühl des Ausgebranntseins. Frankfurt (Main): Krüger, 1992
Glaser J, Kühnl A. Führung und Mitarbeitergesundheit. In: Angerer P, Glaser J, Gündel H, Henningsen P, Lahmann C, Letzel S, Nowak D (Hrsg.): Psychische und psychosomatische Gesundheit in der Arbeit. Landsberg: Ecomed, 2014
Gühne U, Riedel-Heller St G. Die Arbeitssituation von Menschen mit schweren psychischen Erkrankungen in Deutschland. Im Auftrag von Gesundheitsstadt Berlin e. V. und der Deutschen Gesellschaft für Psychiatrie und Psychotherapie, Psychosomatik und Nervenheilkunde (DGPPN). 2015.
Linden M, Muschalla B. Arbeitsplatzängste und Arbeitsplatzphobie und ihre Auswirkungen auf die berufliche Partizipation. In: Angerer P, Glaser J, Gündel H, Henningsen P, Lahmann C, Letzel S, Nowak D (Hrsg.): Psychische und psychosomatische Gesundheit in der Arbeit. Landsberg: Ecomed, 2014
Maslach C, Jackson SE. Burnout in Health Professions: A Social Psychological Analysis. In: Sander G, Suls J (Hrsg): Social Psychology of Health and Illness. Hillsdale: Erlbaum, 1982: S. 227–51.
Sack M, Hausteiner-Wiehle C. Traumafolgestörungen. In: Angerer P, Glaser J, Gündel H, Henningsen P, Lahmann C, Letzel S, Nowak D (Hrsg.): Psychische und psychosomatische Gesundheit in der Arbeit. Landsberg: Ecomed, 2014
Zepf KI. Soziale Konflikte, Mobbing. In: Angerer P, Glaser J, Gündel H, Henningsen P, Lahmann C, Letzel S, Nowak D (Hrsg.): Psychische und psychosomatische Gesundheit in der Arbeit. Landsberg: Ecomed, 2014
Zepf KI, Lahmann C. Burnout. In: Angerer P, Glaser J, Gündel H, Henningsen P, Lahmann C, Letzel S, Nowak D (Hrsg.): Psychische und psychosomatische Gesundheit in der Arbeit. Landsberg: Ecomed, 2014

25 Suchtmedizin, „Gehirn-Doping“ und Arbeitsplatz

Bundesärztekammer in Zusammenarbeit mit der Arzneimittelkommission der deutschen Ärztschaft. Medikamente – schädlicher Gebrauch und Abhängigkeit. Leitfaden für die ärztliche Praxis. 2007. www.bundesaerztekammer.de/fileadmin/user_upload/downloads/LeitfadenMedAbhaengigkeit.pdf (Zugriff 1.2.2018)
Deutsche Hauptstelle für Suchtfragen (DHS) e. V. Suchtprobleme am Arbeitsplatz. Eine Praxishilfe für Personalverantwortliche. 11. Aufl., 2016. www.dhs.de/fileadmin/user_upload/pdf/Broschueren/Suchtprobleme_am_Arbeitsplatz.pdf (Zugriff 1.2.2018)
Hupfer K. Abhängigkeitsstörungen. In: Kraus T, Letzel S, Nowak D. Der chronisch Kranke im Erwerbsleben. Landsberg: Ecomed, 2010
Hupfer K. Suchtmittelproblematik. In: Letzel S, Nowak D. Handbuch Arbeitsmedizin. Landsberg: Ecomed, 21. erg. Lfg., 2011

26 Urologie und Arbeitsplatz

Arbeitsgemeinschaft der Wissenschaftlichen Medizinischen Fachgesellschaften e.V. (AWMF), Deutsche Krebsgesellschaft e.V. (DKG) und Deutsche Krebshilfe (DKH). S3-Leitlinie Früherkennung, Diagnose, Therapie und Nachsorge des Harnblasenkarzinoms. Langversion 1.1, November 2016. www.awmf.org/uploads/tx_szleitlinien/032-038ol_l_S3_Harnblasenkarzinom_2016-12.pdf (Zugriff 1.2.2018)

27 Zu guter Letzt: Umweltmedizinische Aspekte am Arbeitsplatz

Hausteiner C, Bornschein S, Nowak D, Henningsen P. Psychosomatik der umweltbezogenen Gesundheitsstörungen. Psychotherapeut 2007; 52: 373–85
Herr C, Otterbach I, Nowak D et al. Klinische Umweltmedizin. Dtsch Ärztebl. 2008; 105: 523–31
Schmitz-Spanke S, Nesseler T, Letzel S, Nowak D (Hrsg.). Umweltmedizin – Neue Erkenntnisse aus Wissenschaft und Praxis. Landsberg: Ecomed, 2017

Allgemein weiterführende Literatur

Hallier E, Letzel S, Nowak D. Medizinische und berufliche Rehabilitation. Landsberg: Ecomed, 2013
Letzel S, Nowak D. Handbuch der Arbeitsmedizin – Arbeitsphysiologie, Arbeitspsychologie, Klinische Arbeitsmedizin, Prävention. Loseblattsammlung. Landsberg: Ecomed, 2018
Triebig G, Kentner M, Schiele R (Hrsg.) Arbeitsmedizin – Handbuch für Theorie und Praxis. Stuttgart: Gentner Verlag, 3. Aufl., 2011
Verband Deutscher Rentenversicherungsträger. Sozialmedizinische Begutachtung für die Gesetzliche Rentenversicherung. Heidelberg: Springer Verlag, 7. Aufl., 2011

Register